심장재활을 위한 운동과 생활요법

심장재활을 위한 운동과 생활요법

요제프 니바우어Josef Niebauer 엮음

임도선 고려대학교 순환기내과 교수 외 옮김

고려대학교출판부
KOREA UNIVERSITY PRESS

Cardiac Rehabilitaion Manual
by Josef Niebauer

Translation from English lanugage edition.

Published by arrangement with Springer-Verlag GmbH, Germany.

옮긴이 서문

심장학 분야는 건강한 삶을 추구하는 인류의 염원에 발맞추어 눈부시게 발전하였습니다.

과거의 심장병은 치료 불가능하여 사망률이 높았지만 현재는 수술과 심장조영술, 스텐트시술 등 혈관중재술을 통하여 심장질환의 치료율은 높아져 가고 있습니다.

그러나 심장질환은 급성기를 넘겨 치료가 잘 되었다 할지라도 관리가 제대로 안 될 경우 심장질환의 재발률이 높은 작금의 상황은 안타까운 현실입니다. 과거에는 심장병에 부담스러운 운동이나 동작을 금지하였으나 현재에는 심장병 환자들에게도 운동을 비롯한 생활습관 개선을 적극 권장함으로써 더욱 빠른 회복을 돕고 이차 재발을 예방합니다. 심장재활이 환자의 생존율을 높이고, 관상동맥질환의 위험요인을 감소시킨다는 결과는 많은 연구를 통해 입증이 되었고, 현재 의료 선진국의 환자들은 의무적으로 심장재활 프로그램을 통한 치료를 받고 있는 추세입니다.

이러한 심장재활의 유익함과 중요성에도 불구하고 우리나라는 심장재활에 관심이 있어도 이 분야를 공부하려는 학생들과 전문인을 위한 서적이 미비합니다. 또한 심장재활에 관한 정보, 체계, 프로그램과 전문가 역시 부족한 현실입니다.

이 책의 내용은 교과서적인 원론보다는 증례 위주로 이루어졌습니다. 구체적인 환자의 케이스를 수록하여 심장재활 전문가와 의사들에게 환자들의 재활에 도움을 주고 실제적인 지침이 되도록 고안되었습니다.

따라서 이 번역서가 심장재활에 종사하는 모든 분들에게 도움이 될 뿐 아니라 나아가 심장재활 전문인력의 배출에 이바지할 수 있길 바라며, 이 책의 번역자들도 앞으로도 많은 임상경험과 근거 중심의 연구에 매진하여 더욱 좋은 활동을 하길 기대합니다.

임도선

고려대학교 안암병원 순환기내과 교수
(사) 심혈관 건강증진 연구원 대표이사

서문

심장질환은 산업화된 나라들에서 여전히 가장 빈번한 사망 원인이다. 또한 심장질환은 생존자에게도 종종 심각한 신체적, 신경학적 장애를 남기기도 한다. 치유법이 없기는 하지만, 관상동맥질환을 예방하거나—즉, 1차 예방—또는 병의 진행을 늦추기 위해—즉 2차 예방—많은 조치들이 가능할 수 있다. 두 가지 모두 생활 습관과 관련된 교정 가능한 위험인자들을 막아 냄으로써 이루어질 수 있다.

사실, 최근의 가이드라인에 따르면 약물 치료보다 위험인자들을 개선하려는 노력이 먼저 필요하다. 이러한 위험 인자들은 다음과 같다.

- 신체활동의 저하
- 흡연
- 고 콜레스테롤혈증
- 고 중성지방혈증
- 낮은 고밀도 콜레스테롤
- 동맥 고혈압
- 고혈당

일례로 신체활동의 저하는 환자뿐만 아니라 건강한 사람에서도 사망과 질병의 가장 강력한 예측인자로 인식되고 있다.

동맥경화의 진행과 혈관 손상을 막기 위해 약물 치료를 동시에 시작하는 경우가 있다. 모든 의사들은 약을 잘 처방하기 위해 훌륭한 교육과정을 거친다. 심지어 제약회사로부터 최신 정보를 제공받기도 한다. 그러나 아직까지 운동 치료의 중요성에 대해 간과하는 것 같다. 게다가 다이어트 요법에 대해서도 우리에겐 아무런 정보가 없다. 우리는 신빙성 있는 최신 정보를 직접 얻기 위해 노력하고 있다. 이 책이 부족한 부분을 채워 줄 것이다.

약물 치료를 시작할 때 우리는 환자들에게 생활 습관을 바꾸라고 말한다. 그러나, 이것의 정확한 의미는 무엇인가? 생활 습관 변화는 어떤 결과를 낳을 것인가? 그리고, 무엇보다 건강에 도움이 되지 않는 현재의 행동들을 중단할 수 있도록 환자들을 도울 사회 기반 시설이 만들어져 있는가? 환자들뿐 아니라 우리들에게도 매우 부담이 되는 일인데, 이는 EUROASPIRE 연구에서 알 수 있듯이 많은 의사들이 생활 습관 변화를 권유조차도 하지 않기 때문으로, 사실 그들은 세부적인 내용을 잘 모르기도 하다.

운동이 필요하기는 하지만, 일상생활의 많은 즐거움을 포기해야 하므로 환자들에게 납득시키기 쉽지 않다. 실제로 대다수는 건강에 도움이 안 되는 생활 습관을 지속하고 있고, 바꾸기를 원하지 않는다. 운동을 시작한다 하더라도 심장질환이 발병한 직후에야 의사의 충고를 받아들인다. 동시에 이러한 변화들은 환자의 동의가 있어야 오래 지속될 수 있다. 환자들에게는 격려뿐 아니라 실제로 생활을 변화시킬 사회 기반 시설도 필요하다.

실제로 외래 심장재활 시설이 부족한 거의 모든 나라들에서 현재의 지침대로 시작뿐 아니라 지속적인 운동을 유지할 편리한 사회 기반 시설이 필요하다. 이런 시설들은 운동에 잘 참여할 수 있도록 집에서 가까워야 하고 영양 상담이나 심리 치료와 관련된 강의가 일주일에 여러 번 포함되어 있어야 한다. 그래야 오래 지속되는 생활 습관 변화들이 환자의 일상생활에 녹아 들 수 있다. 이런 시설들은 특히 직장으로 복귀를 원하거나 최소한의 병가만을 바라는 환자들에게 보장되어야 한다.

외래 심장재활 시설 망이 증가해야 할 뿐 아니라, 일반 병원들도 외래 심장재활 프로그램을 만들어서 환자들이 생활 습관을 실제로 바꿀 수 있는 기회를 주어야 한다. 병원들이 단지 혈관을 넓히고 연결해 주는 치료에만 집중하고 심장 재활에 관심이 없다면 이는 충분한 치료가 될 수 없다.

이런 것이 이루어지지 않는 다면 약국이 없는 곳에서 약을 처방하는 것과 비슷한 상황이라고 할 수 있다.

그러나, 더 좋은 사회 기반 시설을 가진다고 하더라도 의사들의 더 많은 학습이 요구된다. 불행하게도 심장재활에 경험이 있는 의사들이 너무나 적고, 의과대학이나 수련

기간 동안 전혀 배우지 못하는 경우가 많다.

심장재활센터 또는 병원에서 일하는 일부 의사들만이 운동 처방을 어떻게 하는지 무엇을 권유해야 하는지 알고 있다. 저자의 경우 환자를 위해 무엇이 최선인지 직접 환자들을 치료하면서 어렵게 배워야 했다. 또한 공저자들 중 몇 분도 심장재활에서 일한 경력뿐 아니라 여러 시행 착오를 통해 경험을 쌓아 왔다. 이러한 배경을 바탕으로 심장재활에 대해 좀더 배우기를 원하는 사람들에게 충고와 지식을 전해 줄 수 있기를 바란다.

심장재활은 정체되어 있는 것이 아니라 점차 중요성이 증가하고 있으며 비용 효과적인 측면에서도 좋은 치료법이다.

심장재활 프로그램이 수적으로나 질적으로 증가하고 있고 우수한 전문가들이 점점 더 많이 필요하다. 더 많은 의사들이 적절한 훈련을 받고 환자들에게 평생 동안 지속해야 할 지침을 효과적으로 권고할 수 있어야 한다. 이 책의 목적은 의사들에게 깊이 있으나 손쉽게 찾을 수 있는 정보를 제공하여 환자들의 주요한 문제점들을 빠르게 조절하고 적절한 프로그램을 설계하고 권고할 수 있게 하는 것이다. 이 책은 흥미로우나 이국적인 증례들을 보여 주는 것을 줄이고, 외래 또는 입원 심장재활에서 환자들이 매일 시행하는 치료 부분에 집중하였다.

모든 저자들은 유럽심장학회의 심장 예방과 재활에 대한 모임의 핵심적인 구성원들이다. 그들의 전문 지식은 모든 종류의 심장병을 포함할 뿐 아니라 유럽 전역의 병원들로부터 심장재활에서 다양한 측면의 도전에 기여하고 있다.

우리의 바람은 이 책이 심장재활의 일반적인 내용들을 제시하고 개개 환자별로 특이한 점을 치료하는 방법을 가르침으로써 이 책을 읽는 독자들의 지식을 뛰어넘는 데 작지만 의미 있는 공헌을 하는 것이다.

이 책은 우선 일반적인 운동 검사와 운동의 원칙들과 영양과 심리적인 지지에 대해 다룬다. 적절한 수준으로 이러한 심장재활의 기초를 쌓은 뒤 가장 흔한 심장병들을 다룬다. 증례들은 당뇨가 있던 없던 간에 증상이 있는 관상동맥질환, 심근경색 또는 재관류 치료, 심장 관련 기구를 사용하던 하지 않던 간에 비교적 안정적인 심부전 등이 포함된다. 그 다음, 선천성 심장병, 판막 수술, 파행이 있는 말초동맥질환 환자에서 심장재활로 마무리된다.

내용은 교과서 스타일이 아니고, 증례 발표에 가깝다. 각각의 장은 특별한 환자에게 초점을 맞추어 적절한 진단법이나 치료법에 대해 찬성과 반대를 토의한다. 게다가 의사들에게 환자를 이끄는 데 도움이 되도록 실제적인 안내가 되도록 고안되었다.

대부분의 의사들에게 익숙한 내과적 약물 치료는 일차 또는 이차 예방의 관점에서 설명하였고 국내와 국제적인 의학 협회의 최신 지침에 따랐다.

운동 치료가 시작된 것은 오래되었으나 무시되어 왔다. 하지만 앞으로 심장재활 치료의 한 축으로 주목받을 것이다. 사망과 질병의 감소뿐 아니라, 삶의 질이 증진된 것은 의사들과 환자들이 이 복합 치료 방법을 잘 적용하였기 때문이다. 심혈관질환의 교정 가능한 위험인자의 대부분은 이러한 생활 습관 변화에 의해 치료될 수 있다. 그럼에도 불구하고 실제 일상생활에서는 심장에 좋은 식이와 운동의 이점에 대해서는 무시되고 약물 치료에만 관심이 집중되어 왔다. 중장기 위험 모두를 조절하기 위해서 생활 습관 변화는 위험 인자를 줄이기 위한 일차적인 치료이다. 신체적인 활동과 심장에 좋은 영양의 중요성은 몇 개의 장에서 다루어 질 것이다.

심혈관질환의 일차 예방과 이차 예방은 모든 교정 가능한 위험 인자들과 약물 치료에 초점을 맞출 필요가 있다.

운동은 필수 불가결한 것이 되었다. 단지 소수의 환자들에게만 매일 매일의 일상이 되어서는 안 된다. 더 많은 심장재활 프로그램이 시작되어야 하고 의사들은 적절하게 환자들의 단계에 맞추어 의뢰하고 치료할 수 있도록 훈련되어야 한다. 우리는 이 책을 읽는 사람들의 지식을 넓히고 그로 인해 일차와 이차 예방이 보다 효율적으로 이루어 질 수 있으리라 믿는다.

2010년 5월
요제프 니바우어

차례

필진

Steven Amandels
Rehabilitation Sciences, Research Group Cardiovascular Rehabilitation, Leuven, Belgium

Paul Bennett, PhD
Department of Psychology, Swansea University, Swansea, UK

Werner Benzer, MD
Department of Interventional Cardiology, Academic Hospital, Feldkirch, Austria

Jan E.A. Berger
Heart Centre, Rehabilitation and Health Centre, Virga Jesse Hospital, Hasselt, Belgium

Birna Bjarnason-Wehrens, PhD
Institute for Cardiology and Sports Medicine, German Sport University Cologne, Cologne, Germany

Paul Dendale, MD
Department of Cardiology, Jessa Hospital, University of Hasselt, Hasselt, Belgium

Gernot Diem, MD
University Institute of Sports Medicine, Prevention and Rehabilitation, Paracelsus Medical University, Institute of Sports Medicine of the State of Salzburg, Salzburg, Austria

Sigrid Dordel, Dipl. Sportl.
Institute for School Sports and School Development, German Sports University, Cologne, Germany

Helmut Gohlke, MD
Chefarzt Abt. Klinische Kardiologie II Herz-zentrum, Bad Krozingen, Germany

Martin Halle, MD
Division of Prevention, Rehabilitation and Sports Medicine, Department of Internal Medicine, University Hospital, Klinikum rechts der Isar, Technische Universitaet Muenchen, Munich, Germany

Miguel Mendes, MD
Department of Cardiology, Hospital de Santa Cruz–CHLO, Carnaxide, Portugal

Josef Niebauer, MD, PhD, MBA
Institute of Sports Medicine of the State of Salzburg, University Institute of Sports Medicine, Prevention and Rehabilitation, Paracelsus Medical University, Lindhofstr., Salzburg, Austria

David Niederseer, MD, BSc
University Institute of Sports Medicine,

Prevention and Rehabilitation, Paracelsus Medical University, Institute of Sports Medicine of the State of Salzburg, Salzburg, Austria

Massimo F. Piepoli, MD, PhD
Heart Failure Unit, Cardiology, Guglielmo da Saliceto Hospital, Piacenza, Italy

Dana Pop, MD, PhD
University of Medicine and Pharmacy, "Iuliu Hatienganu" Rehabilitation Hospital, Cluj-Napoca, Romania

Sabine Schickendantz, MD
Department of Pediatric Cardiology, University of Cologne, Cologne, Germany

Jean-Paul Schmid, MD
Cardiovascular Prevention and Rehabilitation, Swiss Cardiovascular Centre Bern, Bern University Hospital, Bern, Switzerland

Narayanswami Sreeram, MD, PhD
Heart Center, University Hospital of Cologne, Cologne, Germany

Frank Vandereyt, Dipl. Psych.
Licentiaat psychologie, psychotherapeut Cardiac Rehabilitation, Virga Jesse Hospital, Hasselt, Belgium

Konrad Brockmeier, MD
Department of Pediatric Cardiology, Heart Center, University Hospital of Cologne, Cologne, Germany

Luc Vanhees, PhD
Research Group Cardiovascular Rehabilitation, Department of Rehabilitation Sciences, Biomedical Sciences, K.U. Leuven, Leuven, Belgium

Dumitru Zdrenghea, MD, PhD
University of Medicine and Pharmacy "Iuliu Hatienganu" Rehabilitation Hospital, Cluj-Napoca, Romania

1부

심장재활 입문

심장재활을 위한 운동검사의 일반적인 원리 1

Miguel Mendes

1.1
서론

심장재활 프로그램(Cardiac Rehabilitation Program, CRP)에 참여하기 전에 모든 환자는 개인의 증상 및 혈액검사, 의료상담, 좌심실 기능(일반적인 심장초음파 검사)의 평가, 운동검사(exercise test, ET)를 포함한 임상 평가와 심혈관계 위험인자를 평가한다. 특별한 경우에는, 24시간 심전도 검사, 부하 심초음파, 심근 관류 스캔 또는 관상동맥혈관 촬영과 같은 추가적인 검사를 시행해야 한다.[1-5]

운동검사(ET)는 기능적인 용량(functional capacity), 최대(maximal) 또는 최대하(sub maximal) 운동 시 심박수(HR)와 혈압(BP)의 혈역학적 적응, 잔류 심근허혈(residual myocardial ischemia), 부정맥 유발 또는 악화와 관련된 필수적인 정보를 얻을 수 있기 때문에 CRP 마지막 단계와 CRP 승인 이전에 수행되어지는 매우 중요한 임상 평가이다.[2-4]

환자들은 운동검사를 통해 일반적으로 예측하고 있는 것보다 기능적으로 더 좋은 능력을 가지고 있다는 것을 깨닫게 할 수 있기 때문에 앞서 언급한 객관적인 지표 외에 심리적으로도 매우 중요하다.

1.2
운동검사(ET)의 종류

심폐계 운동검사(Cardiopulmonary exercise test, CPX)는 CRP가 가능한 모든 종류의

환자에게 시행되는 가장 이상적인 운동부하검사이다. CPX는 심부전 환자들에게 거의 의무적으로 사용되는 검사이지만, 높은 비용과 함께 복잡한 전달과정과 해석 때문에, 정상이나 정상에 가까운 좌심실 기능을 가진 관상동맥질환 환자에 대해서 대부분의 많은 CRP 센터에서는 심장전문의에게 익숙하고 시행이 간편한 표준운동검사(standard ET)로 대체되고 있다.

CPX를 수행하는 동안은 표준운동검사를 통해 측정 가능한 지표들, 예를 들어, 최대 부하량, 안정 시부터 최대운동 시, 회복기까지의 심박수 및 혈압의 변화, 협심증 같은 자각 증상이나 심전도 변화(ST 분절의 변화 또는 부정맥)에 추가적으로 최고산소섭취량(peak VO_2), 무산소 역치(anaerobic threshold, AT), VE/VCO_2 곡선과 O_2 동역학을 측정한다.[7]

CPX로부터 확인된 지표들 중에서 최고산소섭취량(peak VO_2)은 심폐기능에 대한 황금기준, 심혈관질환의 강력한 예측인자이기 때문에 가장 중요한 지표로 알려져 있다.[8-12] 또한 운동훈련은 최고산소섭취량의 50~70% 범위 안에서 수행해야 하기 때문에 최고산소섭취량은 최적의 운동강도를 결정하기 위한 가장 중요한 요소이기도 하다.[13]

무산소 역치(anaerobic threshold, AT)는 CRP을 수행하는 동안에 증가하게 되며, 독립적인 동기부여가 가능한 요소이기 때문에 훈련효과의 좋은 지표로 간주된다.

1.3
CRP 설정에서 운동부하검사를 수행하는 방법?

CRP 설정에서 운동부하검사를 시행하기 위해서는 적어도 한 종류의 에르고미터(자전거 또는 트레드밀), 몇 가지 운동 프로토콜을 선택할 수 있는 심전도 장비, 응급처치용 카트, 잘 훈련되고 경험이 많은 스태프(심장전문의와 기사)를 포함하는 완비된 운동검사 설정이 필요하다.[7, 14, 15]

환자를 받고 운동부하검사를 시행하기 전에 최대 심폐기능을 예측하고 적절한 운동 프로토콜을 선택하기 위해 환자의 운동 내성(exercise tolerance)에 대해 반드시 물어보아야 한다. 운동부하검사는 환자가 10분 정도 운동을 유지했을 때 육체적 기능 감소나 높은 단계의 피로를 느낄 수 있도록 프로토콜을 설정해야 한다.[16]

8분 이내 검사가 중단된 경우, 정확한 심폐기능을 평가하기 위해 좀더 낮은 강도의 프로토콜을 사용해서 검사한다(반대 상황 시 높은 강도의 프로토콜을 사용).

확인해야 할 다른 질문은, 검사 당일 및 검사 시간 전에 심장약을 규칙적으로 복용했는지와 최근 임상 상태의 악화에 대해서다. 이 경우 검사를 연기해야 한다. CRP에서 운동검사는 일반적인 약물치료를 받고 있는 환자에서 CRP 세션에서 비슷한 시간에 수행하도록 해야 한다.

검사를 위해 약물과 시간의 최적의 조건을 보장하는 것은 결과적으로 환자를 보호하는 약물의 효과가 운동부하검사와 CRP 운동세션 동안 나타날 수 있다는 것을 의미한다. 이것은 매우 중요하다. 예를 들어 주로 아침에 베타차단제를 복용하는 환자의 경우, 그 효과는 낮 동안에 감소하게 된다. 만약, 트레이닝 심박수(training heart rate, THR)가 하루 중 특정 시간에 수행한 검사에 의해 계산되어질 경우, 운동부하검사는 하루 중 늦은 시간대에, CRP 세션은 아침 이른 시간내에 수행하게 되면 목표 심박수에 도달하기 힘들 것이다. 운동부하검사를 아침에 시행할 경우 베타 차단 효과가 더 강해서 늦은 오후의 운동 세션에서는 쉽게 목표 심박수에 도달할 수 있다.

운동 중지 시점을 결정하기 위해서는 운동 내성을 정확하게 정량화하는 것이 매우 중요하다. 만약 주요 ST분절의 변화, 심각한 부정맥, 혈압 감소 또는 고혈압 반응과 같은 의학적 금지 사항이 존재하지 않고, 환자가 힘들게 느끼지 않는다면, 운동을 계속 수행하여야 하며, 환자가 최대한의 운동 능력에 도달하거나 호흡곤란, 말초혈관질환과 관련된 파행 또는 정형외과적 질환과 같은 자각증상을 느껴 환자가 운동 중지를 요청할 경우 검사를 중단할 수 있다.[14,15]

운동 기간은 피험자들마다 최대심박수가 다양하게 나타나기 때문에 예측 가능한 최대심박수 수준에 도달하였다고 해서 운동을 중지해서는 안 된다. 이러한 절차는 운동내성과 최대심박수의 정확한 측정을 방해할 수 있다. 최대심박수의 정확한 측정은 무산소 역치 환기량이나 최대 운동 수준에서의 예비 심박수 변화와 산소섭취량을 기반으로 하는 THR을 계산하는 데 매우 중요하다.

환자가 임상 상태와 약물의 조건에 적합한가를 확인하면, 에르고미터 및 프로토콜을 선택한다.

일반적으로 평상시 가능한 장비(자전거 또는 트레드밀)가 모두 사용 가능하다면, 주로 수행하는 유산소 훈련의 형태, 환자의 선호도 그리고 임상 스태프의 경험을 고려해서 장비를 선택해야 한다.

표 1.1 고정식 자전거—가장 흔하게 사용되는 프로토콜[19,20]

Designation	Load (W)			Duration (min)		Peak estimated METs
	Start	Increase	Peak	Stage	Total	
Balke (men)	50	25	175	2	12	9.5
Balke (women)	25	25	150	2	12	8.3
Astrand	25	25	150	3	18	8.3

표 1.2 가장 흔하게 사용되는 트레드밀 프로토콜[19,20]

Designation	Estimated METs		
	At 8 min	At 9 min	At 12 min
Naughton	4	NA	6
Balke-Ware[a]	5	NA	8
Modified Bruce	NA	7	10
Astrand	NA	10	13

NA - not applicable
[a]Usually not acceptable for old people and frail patients, because is has a high constant speed(5.47 km/h), not tolerable for most of these patients

프로토콜 선택 시 두 가지 고려 사항:

1. 환자의 운동능력 예측
2. 프로토콜 형태(램프 타입 또는 운동 단계별 작은 증가 vs 큰 증가)

운동검사 프로토콜의 증가 형태를 고려하면, 호흡 가스 분석을 수행할 수 없을 경우, 심폐기능 평가 시 오류가 적은 램프 또는 증가(대략 1MET; 대사당량: 1MET = 3.5mL/kg/min)하는 프로토콜을 선호한다. 에르고미터도 반드시 고려하여야 한다.[17, 18] 트레드밀은 보정이 힘들고 검사 중에 환자가 난간을 잡고 있어 검사를 수행할 때 필요로 하는 산소섭취량이 감소할 수 있기 때문에, 자전거 에르고미터가 트레드밀보다 부하를 더 정확하게 결정할 수 있다(표 1.1, 1.2).

1.4 운동검사의 시기

운동검사는 대부분의 경우 CRP에 등록할 때, 때때로 CRP 중반에 환자의 임상 상태에 변화가 있거나 운동 트레이닝의 결과로 더 좋은 운동 내성을 습득하여 THR이 적절하지 않을 때, 그리고 각 단계의 끝에 최종 심폐기능을 측정하기 위해 시행한다.[2, 4, 13]

일반적으로 최근 심장수술을 받은 환자들은 신체적인 제한이 있을 수 있기 때문에 2~4주간 검사를 연기하고 운동검사 없이 운동훈련을 시작한다. 이 시간 동안 , 환자들은 호흡 및 전반적인 물리치료에 참여하고 운동검사를 수행할 수 있을 정도의 충분한 운동 내성에 도달할 때까지 THR 100 또는 120 이하로 고정식 자전거 또는 트레드밀 위에서 운동을 시작할 수 있으며, 이후 개별 THR이 계산될 것이다.[2]

1.5
CRP 설정 시 운동검사 보고서 작성 방법?

표준운동검사는 심근 허혈의 유무의 측면뿐만 아니라 전반적인 예후, 심폐기능, 심박수 변동 지수, 심박수 회복, 혈압, 심실 또는 심실상성 부정맥을 포함해서 보고해야 한다(표 1.3).

운동검사 시작 시, 협심증 또는 과도한 호흡곤란이나 피로와 같은 예기치 못한 증상 발생을 환자가 자발적으로 보고해야 함을 환자에게 얘기해 주더라도, 환자가 흉통이 있는지, 운동자각도(보그 스케일)가 어떠한지를 정기적으로(예를 들어 각 단계의 끝에) 그리고 ST 분절 하강이 감소가 발생하는 순간에 물어보아야 한다. 운동 기간 동안 소위 허혈성 역치라 부르는 J 포인트 60 또는 80ms 뒤에 1mm 이상의 ST 분절 하강이 발행하는 시점을 정확하게 규정하기 위해 전체 심전도를 매 순간 기록해야 한다.

허혈은 운동이나 회복기에 협심증이 발생하거나 분명한 ST 변화가 있을 때 진단된다. 운동검사를 통한 진단의 정확성을 향상시키기 위해, ST 변화는 ST/HR 지표(1.6mV/bpm 이상이어야 한다)와 심박수-회복 궤도를 고려하여 해석하여야 한다(반시계방향의 심박수-회복 궤도라면 심근 허혈이 예상된다).

심폐기능은 모든 원인의 사망률을 예측하는 데 가장 좋은 지표이므로 운동검사를 통해 알 수 있는 가장 중요한 결과일 것이다. 최고산소섭취량을 측정하지 않을 경우, 마지막 단계에서 운동검사 프로토콜의 대사 요구량으로부터 달성한 METs 산출값과 다음의 공식에 의해 주어진 예측값의 비율로부터 예측할 수 있다: 예상 METs = 14.7 - 0.11 × 나이(남자) 또는 14.7 - 0.13 × 나이(여자).

듀크(Duke) 스코어는 허혈의 유무와 심폐기능을 모두 보여 주고 스코어의 값에 따

표 1.3 심장재활 설정에서 운동검사 보고서에 기술하는 지표들

1. 운동 능력

(a) 운동 기간과 운동 중단 이유

(b) 운동 내성의 정량화, 달성한 비율과 METs의 예측치를 다음과 같은 방법으로 계산

(i) 남자: 예측된 METs = 14.7 − 0.11 × 나이

(ii) 여자: 예측된 METs = 14.7 − 0.13 × 나이

기능적 능력이 예측값의 85%보다 낮을 경우 정상 이하로 분류

2. 심박수

– 안정 시 심박수, 각 단계의 끝, 허혈 역치 시간, 심실 또는 상심실성 부정맥, 비정상적인 혈압 (i.e. 혈압 저하 또는 고혈압성 반응, 최대 운동과 회복기 1, 3, 6분)

운동 중 심장박동수 변동에 따른 분류:

– 정상: 최대 심박수 값이 대략적인 예측값(220bpm − 나이)의 85% 이상, 베타차단제를 복용하지 않은 경우. 베타차단제를 복용하는 경우는 62% 이상

– 비정상: 언급한 값 이하

회복기 중 심장박동수 변동에 따른 분류

– 정상: 최대운동과 활동적인 회복기(천천히 걷기 또는 페달링) 1분 사이의 심박수 차이가 12bpm 이하 또는 최대운동 상태에서 갑자기 운동을 정지했을 경우 18bpm 이하

– 비정상: 언급한 값 이하

3. 혈압

혈압에 따른 분류

– 정상: 수축기 혈압 ~10mmHg/MET 증가 그리고 이완기 혈압은 변화가 없거나 또는 약간 떨어지는 경향이 있음. 수축기 혈압은 최대운동 시 15mmHg 이하로 떨어지는 것이 적당함.

– 고혈압: 수축기 혈압 값이 250mmHg 이상 또는 이완기 혈압 120mmHg 이상

– 불충분한 경우: 수축기 혈압이 30mmHg 이하로 증가

4. 허혈

– 가이드라인에 정의된 기준에 따라 운동 중 또는 회복 기간에 테스트가 진행되는 동안 나타날 수 있는 협심증 또는 ST 하강/상승의 존재 또는 부재를 고려하여 심근 허혈은 부정적, 긍정적, 모호함(equirocal) 또는 불확실함(inconclusive)으로 테스트 분류.

– ST/HR 지표의 사용, 허혈 진단의 정확성을 높이기 위한 ST 심박수-회복 궤도 그리고/또는 ST/HR 곡선

– 제한된 협심증, 혈압 하강, 심박수 변동의 결손 또는 심실 부정맥과 연관된 ST 모양과 크기, 회복기 동안 정상적으로 돌아올 때까지의 시간을 이용해 심한, 중간 또는 경미한으로 허혈 등급 분류

– 허혈 역치의 명확한 심박수 식별, 운동 세션 동안에 관찰하는 THR을 안전상의 이유로 10bpm 이하로 설정해야 하기 때문임

5. 예후

전반적인 예후 평가, 기능적 능력, ST/HR 지표, 심박수 변동 반응, 심박수 회복, 회복 중 심실 이소성과 ST/HR 곡선을 고려한 전반적인 예측치와 심혈관 사망률 및 이벤트와 연관되어 있다.

6. 유산소 훈련 강도

환자가 표준운동검사 또는 CPX 결과를 제출하였다면, 개인 예비심박수(heart rate reserve, HRR)의 60-70% 또는 예비 산소섭취량의 60-70% 또는 환기무산소역치(ventilatory anaerobic threshold, VAT) 수준의 심박수로 THR(운동 심박수)을 계산

라 위험이 낮은/중간/높은 범주로 환자들을 분류한다.

심박수 변동 지수(chronotropic index), 심박수 회복 그리고 심실 부정맥의 유무에 따라 사망 위험의 증가/감소를 예측한다.

1.6
표준운동검사 또는 심폐기능 운동검사(CPX)로 운동훈련을 평가하는 방법?

CRP 마지막 단계에서, 프로그램을 통해 얻은 이점을 기록하기 위해, 운동검사 또는 CPX를 반복 측정하여 시작 단계에서 수행한 테스트와 비교해야 한다. 이러한 이점은 최대 및 최대하의 심폐기능, 허혈 역치, 운동으로 유도 또는 악화된 부정맥, 운동과 회복기의 심박수와 혈압 증가의 관점에서 관찰될 것이다.[2, 6, 13]

두 검사 사이에 정확한 비교를 위해 그들은 동일한 에르고미터와 프로토콜을 사용하여 하루 중 같은 시간에, 같은 약물 복용하에 수행되어야 한다.

경피적 관상동맥 중재술(PCI) 같은 재관류를 시행하거나 약물이 변경되거나 상이한 에르고미터나 프로토콜을 사용할 경우, 표준운동검사를 수행했다면 두 테스트 간의 직접적인 비교가 불가능하다. 그러나 CPX를 시행했다면, 상이한 프로토콜에서도 심폐기능을 비교할 수 있다.

1.6.1
표준운동검사(standard exercise test)

운동훈련을 성공적으로 마쳤다면, 두 번째 운동검사에서는 일반적으로 다음과 같은 소견이 관찰된다.

(a) 더 높은 운동 시간/부하 획득
(b) 각 단계에서 낮은 수준의 심박수와 혈압 및 회복기 동안 심박수의 빠른 정상화
(c) 테스트를 진행하는 동안 동일한 심근산소소비량에서의 허혈이 늦게 시작됨
(d) 심실 부정맥의 낮은 빈도와 복합성

심폐기능은 환자가 최대 운동으로 도달하여 1분 이상 운동할 수 있는 최고 단계에 소

모되는 것으로 파악된 산소 소모량을 고려하여 각각의 환자에 대해 METs를 예측할 수 있다. 만약 가장 높은 단계에서 1분 안에 운동을 중단했다면, 이전에 완료된 단계의 예측치를 활용하여 METs를 예측한다.

심폐기능은 여러 가지 공식에서 제공하는 동일한 연령, 성별 및 신체활동 상태에 대한 예측값을 고려하여 분류해야 한다.

고정식 자전거를 사용하였을 때, 환자가 달성한 최대부하를 심폐기능으로 고려할 수 있다. 트레드밀은 체중의 전위효과로 인해 최대 부하 값이 다소 부정확하다.

표준운동검사는 심장질환이 있거나, 고령자, 브루스 프로토콜(Bruce protocol)같이 단계별 운동강도 차이가 큰 트레드밀 프로토콜을 사용하는 경우에 부하를 과대평가하기 때문에 부정확하다.

1.6.2
심폐기능 운동 검사(cardiopulmonary exercise test, CPX)

전 검사기간 동안 운동능력에 대한 황금기준인 최고산소섭취량(peak VO_2)을 “숨쉴 때마다” 직접적으로 측정하기 때문에 CPX는 최대 유산소 능력을 측정하는 가장 좋은 검사 방법이다. 몇 가지 가변성 때문에, 측정값은 매 30초마다 롤링 에버리지(rolling average)를 계산하여 결정되어야 한다.[25]

최고산소섭취량(peak VO_2)은 CRP의 이점을 평가하기 위해 가장 많이 사용되는 지표이다. 만약 CPX가 최대한으로 시행되었는지 의심스럽다면 최대운동 수준에서의 산소섭취량, 심박수, 그리고 호흡교환율(respiratory exchange rate, RER)과 운동자각도(rate of perceived exertion, RPE)를 명확하게 봐야 한다. 산소섭취량 그리고/또는 심박수는 부하를 더 증가시켜도 의미있게 증가시키지 못하지만, RER과 RPE는 최대값에서 최소 1.10과 8/10은 되어야 한다.[26]

최고산소섭취량(peak VO_2)의 한계를 극복하기 위해 환기무산소역치(VAT)에서 측정한 산소섭취량을 훈련의 효과를 평가하기 위해 사용할 수 있다. 왜냐하면 산소섭취량은 환자의 동기에 독립적이고, 일상생활을 수행하는 환자의 능력을 더 잘 표현하기 때문이다.

심장병 환자에서 수 주간의 운동훈련을 끝낸 후 측정한 최고산소섭취량과 환기무산소역치(VAT)에서 산소섭취량이 7%에서 54%까지 증가하였고, 평균적으로는

표 1.4 운동검사로 훈련의 효과를 평가하는 방법[7,14,15]

Standard ET	Cardiopulmonary exercise test
• Test duration, maximal load and estimated METs • Presence or absence of ischemia • HR at rest, in each stage, at peak exercise and during recovery • Blood pressure at rest, in each stage, at peak exercise and during recovery • Ischemic threshold: HR, double product and load • Grade of myocardial ischemia, in terms of ST normalization, ST depression morphology • Ventricular arrhythmias	The same parameters as in standard ET, plus: • Peak VO_2 • VO_2 and HR at VAT • O_2 kinetics in the recovery period • Peak RER • VE and breathing reserve • VE/VCO_2 slope

20~30% 정도 증가하였다.[27-29]

환기 효율성을 평가하고, 심부전 환자의 예후를 평가하는 가장 중요한 지표 중의 하나인 VE/VCO_2 곡선은 운동훈련을 잘 받은 경우에 감소가 기대된다(표 1.4).[30]

1.7 임상사례

사례#1

남자, 41세

건강해 보이는 남자는 최근에 전벽 심근경색을 겪었다. 이 환자에서 심혈관계질환의 위험 요인은 흡연과 비만이 있었다. 그는 지난 25년 동안 하루 한 갑의 담배를 피웠으며, 체질량지수는 30.6(체중 99kg, 신장 180cm)이었다. 혈압, 혈중콜레스테롤과 혈당은 정상이었다. 심근경색이 발병하기 전에 상당한 심리적 스트레스를 받고 있었다.

그는 혈전으로 인해 완전히 막힌 좌전하행지(중간 부분)에 일차적 경피적 관상동맥 중재시술(PCI)을 수행하였다. PCI는 대퇴부천자(femoral puncture)와 관련된 허벅지 혈종을 제외하면, 증상 발생 2시간 이내에 성공적으로 수행되었으며, 일주일 동안 침상에 머물게 하였다. 다른 관상동맥에 병변은 없었고 좌심실 기능은 거의 정상이었다. 그는 아스피린, 클로피도그렐(clopidogrel), 라미프릴(ramipril, 2.5mg, od), 비소프로롤(bisoprolol, 2.5mg, od), 그리고 프라바스타틴(pravastatin, 40mg, od)을 처방받고 급성관동맥증후군(ACS) 발생 5일째 날에 퇴원했다. 퇴원 후 1주일쯤 지나서 침상에서 일어나 움직이기 시작했을 때 급성관동맥증후군 동안 발생한 것과 다른 현기증, 메스꺼움 및 흉부의 불편감을 느꼈으나, 이런 증상은 누우면 바로 괜찮아졌다. 심장 초음파 검사 결과 심장 주위의 혈액 유출은 찾을 수 없었으며, 이후 그는 급성관동맥증후군 발생 3주 후 CRP에 등록했다. 의료상담과 신체검사 결과, 모든 것이 괜찮아 보여서 운동검사를 시행했다(표 1.5, 그림 1.1).

표 1.5 운동검사의 지표(사례 #1)

Stage	Speed (km/h)	Grade (%)	METs	HR (bpm)	SBP (mmHg)	DBP (mmHg)	Symptoms	ECG
Rest	0	0	1	75	130	80	No	Normal
I	2.7	10	4.6	98	150	80	No	Normal
II	4.0	12	7.0	117	175	90	Mild fatigue	Normal
III	5.4	14	10.0	138	200	100	Moderate fatigue	Normal
IV	6.7	16	12.5	150	210	100	Severe fatigue	Normal
Exercise duration: 10 mins 20 s								
Rec. 1′	1.5	0		132	200	90	No	Normal
Rec. 3′	0	0		104	190	90	No	Normal
Rec. 6′	0	0		95	170	85	No	Normal

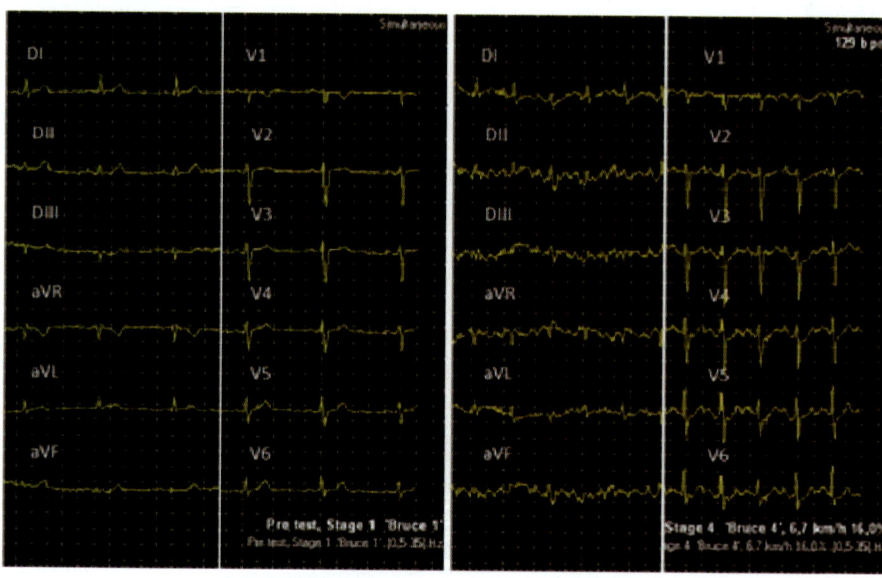

그림 1.1 안정 시와 최대운동 시의 12유도 심전도(사례 #1)

운동검사 논평#1

정상 운동검사 소견에 대비하여 이 환자에게 보이는 운동검사 소견.

1. 좋은 운동 내성: 브루스 프로토콜로 10분 20초 동안 운동 ~ 12.5METs(예측치의 122%)
2. 정상 심박수 전개: 최대 심박수의 75~150bpm과 함께 회복 초기 1분간 18bpm 떨어짐
3. 수축기 혈압의 정상적인 증가: 안정 시 130/80에서 최대운동 시 210/100
4. 이완기 혈압의 고혈압성 패턴: 80에서 100mmHg로 증가
5. 부정맥, ST 변화 또는 협심증 없음

논평

이 사례는 정상 좌심실의 박출계수를 갖고 있고, 잔여 허혈이나 부정맥이 없고, 운동내성이 좋고, 최대운동 시 혈류 역학의 지표들이 반응을 보이는 CRP에 대해 전형적인 저위험군 환자이다.

그는 운동 프로그램에 참여하길 원하며 의학적인 감독하의 정식 CRP에 등록하였다.

120bpm의 목표심박수는 카보넨(Karvonen) 공식에 의해 계산하였다. 예비심박수의 60%[(150-75)×0.6)=45bpm]를 안정 시 심박수(75bpm)에 더함.

사례#2

남자, 54세

심혈관계 위험 요소: 제2형 당뇨와 고혈압

과거 하벽 심근경색을 앓은 적이 있고, 2004년 7월 11일에 합병증 없이 CABG(관상동맥우회술) 시행받은 이후 2004년 10월 4일에 CRP 등록하기 전에 평가를 시행하였다.

좌측 내유동맥을 좌전하행 동맥에 연결하고, 단일 복재정맥 이식편을 두 번째 대각동맥과 뒤쪽에 하강하는 동맥에 연결하여 3혈관 관상동맥우회로 이식술을 시행하여 완벽하게 재관류 수술을 받았다.

수술 3개월 후, 일반적인 임상 평가를 위해 핵의학관류검사를 시행하여 심근 하벽에 잔여하는 무증상허혈을 확인하였다(그림 1.2).

이 테스트 이후, 그는 관상동맥조영술을 다시 시행하여 심근 뒤쪽에 하강하는 동맥에 연결한 이식편이 완전히 막혔고, 병변이 PCI에 적합하지 않다는 것을 알았다. 왼쪽 관상동맥으로부터 측부 순환이 좋고, 다른 우회로 혈관은 잘 개통되어 있었다. 그의 주치의인 심장 전문가는 약물치료를 계속하기로 결정하고 그를 CRP로 보냈다.

CRP를 시작하기 전에 그는 평소 복용 중인 약물인 비소프로롤(5mg, od), 나이트레이트(nitrate, 50mg, od), 로사탄(losartan, 50mg, od), 에날라프릴(enalapril, 20mg, od), 티아지드(thiazide, 12.5mg, od), 심바스타틴(sinvastatin, 20mg, od), 아스피린(100 mg, od)과 두 개의 경구 당뇨약을 유지하면서 운동검사를 시행하였다(표 1.6).

CRP 12주 시행 후, 그는 동일한 프로토콜(브루스)과 약물을 복용하면서, 운동검사를 다시 시행하여 재평가받았다(표 1.7).

논평

첫 번째 검사:

환자는 중등도의 심폐기능(7METs 추정)과 잔존허혈이 있었다.

그는 카보넨(Karvonen) 공식에 의해 안정 시 맥박수 59bpm에 예비심박수의 60%[(131-59)×0.60=43]를 더하여 트레이닝 심박수가 100회로 산출되어 CRP에 참가하였다. 산출된 트레이닝 심박수가 허혈역치의 심박수보다 높거나 같은 경우, 이 환자에서 입원 시 시행된 운동검사에서 허혈역치는 123bpm(표 1.6)이며, 트레이닝 심박수는 허혈역치보다 10bpm 낮게 설정하여 110-115bpm으로 설정한다.

그는 프로그램 중에 어떠한 증상도 호소하지 않았고 점점 호전되었다.

두 번째 검사:

두 번째 검사는 프로그램 완료 후 바로 수행되었으며, 매우 좋은 발전을 보여 주었다.

1. 더 좋아진 심폐기능(7METs에서 12.5METs로 호전)
2. 프로그램의 각 단계에서 심박수는 낮았고, 같은 심박수에서 무증상 허혈을 보였으나, 운동검사에서는 운동시간은 더 오랫동안 유지하였다. 일부 참고자료에서 운동훈련 후에 허혈역치가 더 높은 심박수, 심근산소소모량에서 나타난다고 보고하였으나, 이 사례에서는 단지 지연되는 모습만 관찰되었다.
3. 최대운동 시 높은 심박수과 혈압

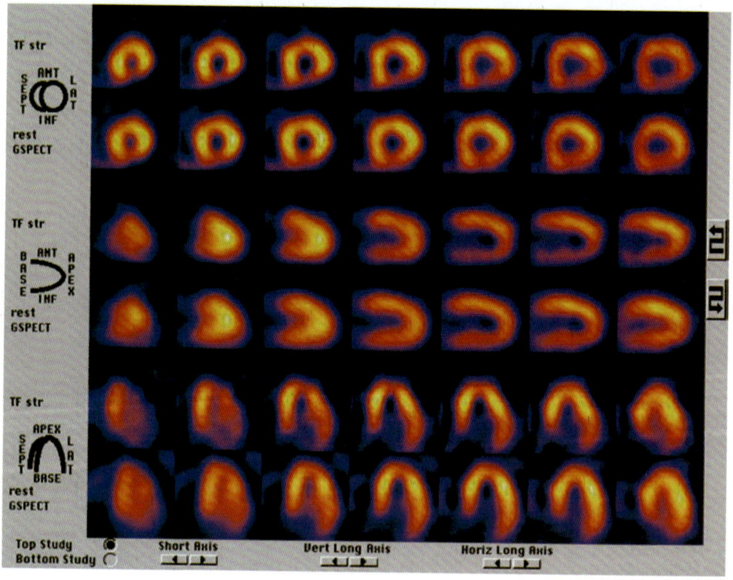

그림 1.2 핵의학 심근관류 스캔(사례 #2)

표 1.6 입원 시 운동검사(사례 #2)

Stage	Speed (km/h)	Grade (%)	METs	HR (bpm)	SBP (mmHg)	DBP (mmHg)	Symptoms	ECG
Rest	0	0	1	59	130	80	No	Q waves in II, III and aVF
I	2.7	10	4.6	98	150	80	No	No change
II	4.0	12	7.0	131	170	80	Intense fatigue	ST downslope of 1 mm in V5–V6
Exercise duration: 6 min 00 s; onset of ischemia: at 4 min 00 s with 123 bpm								
Rec. 1′	1.5	0	1	112	140	80	No	ST downslope of 1 mm in V5–V6
Rec. 3′	0	0	1	90	130	80	No	ST downslope of 1 mm in V5–V6
Rec. 6′	0	0	1	82	120	75	No	ST downslope of 1 mm in V5–V6
Rec. 9′	0	0	1	79	120	80	No	Equal to rest ECG

표 1.7 CRP 종료 후 운동검사(사례 #2)

Stage	Speed (km/h)	Grade (%)	METs	HR (bpm)	SBP (mmHg)	DBP (mmHg)	Symptoms	ECG
Rest	0	0	1	68	120	90	No	Inferior Q waves
I	2.7	10	4.6	91	160	80	No	No change
II	4.0	12	7.0	103	170	80	No	No change
III	5.4	14	10.0	125	190	80	Mild fatigue	ST downslope of 1 mm in V5–V6
IV	6.7	16	12.5	142	190	80	Intense fatigue	ST downslope of 1 mm in V5–V6

표 1.7 (계속)

Stage	Speed (km/h)	Grade (%)	METs	HR (bpm)	SBP (mmHg)	DBP (mmHg)	Symptoms	ECG
Exercise duration: 6 min 00 s; onset of ischemia: at 4 min 00 s with 123 bpm								
Rec. 1′	1.5	0	1	123	190	80	No	ST downslope of 1 mm in V5–V6
Rec. 3′	0	0	1	95	180	80	No	ST downslope of 1 mm in V5–V6
Rec. 6′	0	0	1	88	130	80	No	ST downslope of 1 mm in V5–V6
Rec. 9′	0	0	1	80	120	75	No	Equal to rest ECG

사례#3

남자, 64세, 무증상, 하벽 ST분절 상승 급성심근경색 이후 5일째 날에 2009년 12월 3일에 운동검사를 받음

위험 요소: 고지혈증, 고혈압, 흡연과 조기 심혈관질환의 가족력

약물: 아스피린, 클로피도그렐, 베타차단제(ß-Blocker), ACE 저해제(inhibitor)와 스타틴(statin)

심전도 기준: 동율동; 하벽 유도에 Q파

관상동맥조영술: 좌주간지에 〈50% 협착과 좌측 관상동맥으로부터 측부 순환을 받는 우관상동맥 중간 부위 완전폐색이 있었고, 좌전하행지와 회선지에 유의한 병변은 없었다(표 1.8, 그림 1.3, 1.4).

요약

METs = 4.6(예측치의 59%)

최대 심박수: 113 ppm=예측 심박수의 72%

% 예비심박수 사용: 72.4% (≤62%이면 비정상)

회복기 첫 1분의 심박수 저하: 11bpm (≤12ppm이면 비정상)

최대 심근산소소비량 = 16,950

ST 변화: V4, V5와 V6에서 최대 1.5mm 크기의 ST분절의 수평하강 곡선이 관찰되었다. 회복기 6분에 니트로글리세린 처치 후 회복기 9분에 ST분절의 하강은 정상화되었다[V4, V5, V6: 심전도의 흉부유도 4, 5, 6—옮긴이].

부정맥: 없음

표 1.8 입원 시 운동검사(사례 #3)

Stage	Speed (km/h)	Grade (%)	METs	HR (bpm)	SBP (mmHg)	DBP (mmHg)	Symptoms	ST-T changes
exercise data								
Rest	0	0	1	75	120	60	None	
I	2.7	10	4.6	111	150	80	Fatigue	ST depression ST=1.0 mm
II	4	12	7	113	150	80	Fatigue, not-limiting angina	ST depression ST=1.5 mm
Test stopped at 3 min and 33 s of Bruce protocol due to fatigue								
Recovery data								
Stage		HR (bpm)	SBP (mmhg)		DBP (mmHg)	Symptoms		
Rec. 1′		102	150		80	None		ST depression ST=1.5 mm
Rec. 3′		90	140		80	None		ST depression ST=1.5 mm
Rec. 6′		78	120		70	None		ST depression ST=1.5 mm
Rec. 9′		81	120		70	None		Absent

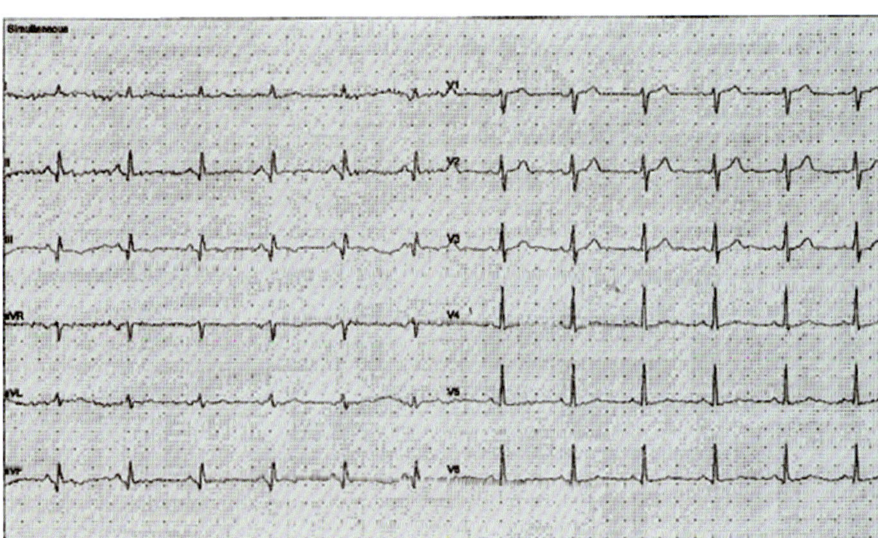

그림 1.3 안정 시 12유도 심전도(사례 #3)

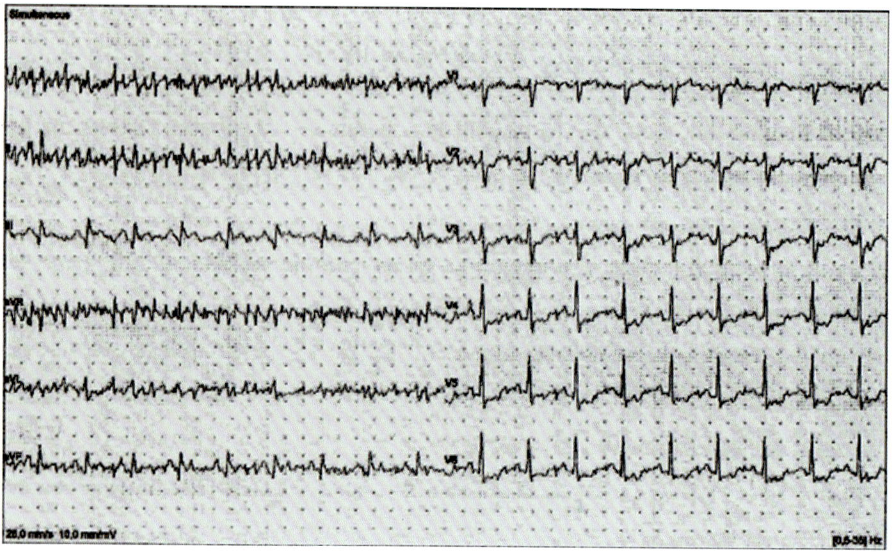

그림 1.4 최대운동 시 12유도 심전도(사례 #3)

결론

1. 중등도의 운동내성(<5METs)
2. 낮은 운동 수준에서 심근 허혈 시작

논평

환자는 5METs 이하의 강도에서 심근 허혈 증상이 나타나므로 CRP에 적합하지 않다.

이 환자의 심근 허혈은 낮은 수준의 운동에서 시작되었고 협심증(제한적이지 않음)과 관련이 있고 혀 밑에 니트로글리세린 처치 후 회복기 9분에 정상으로 돌아왔으므로, 심각하게 고려되어야 한다.

그는 관상동맥조영술과 혈관 내 심초음파를 시행하였다. 좌주간지 병변은 혈관 내 초음파에서 10.4mm^{2}의 면적과 47%의 죽상종 협착 있으나 유의하지 않은 것으로 간주되었다(그림 1.5). 그러나 70% 협착이 있는 첫 번째 둔각지(marginal obtuse) 병변은 허혈을 유발시켰다. 이 병변에 약물용출성 스텐트(drug-eluting sten, DES)를 삽입하여 성공적으로 재관류시켰다.

그는 CRP 1주 후에 운동검사를 시행하여 좋은 운동내성(브루스 프로토콜 9분)과 잔류 허혈이 없는 것을 확인하였다.

그림 1.5 좌주간지 혈관 내 초음파(사례 #3)

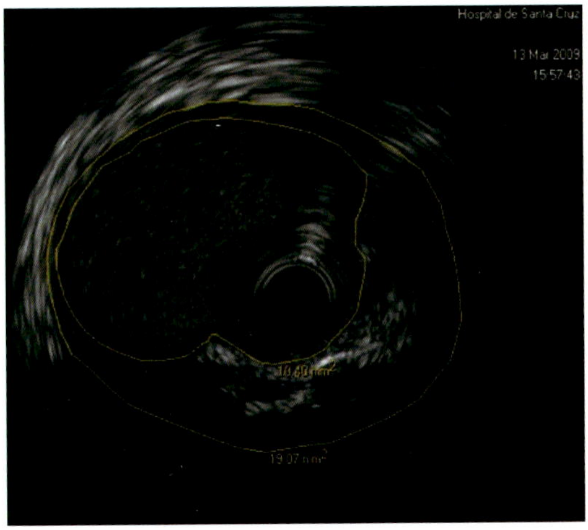

표 1.9 심혈관질환 환자에서 운동훈련에 대한 위험분류등급(Adapted from refs.[2] and[14])

Designation	Load	Moderate	High
	Stable conditions		Unstable conditions
Decision regarding patient admission in the CRP	Accept	Decide case by case.	Consider to reject or return to referral MD for stabilization
Type of CRP team	Basic experience	Advanced experience	
Individualized exercise prescription	Yes	Yes	Exercise training recommended only in few specific situations
Sessions supervision	Nonmedical personnel with Advanced Cardiac Life Support	Medical and nonmedical with Advanced Cardiac Life Support, until safety apparently guaranteed	As in moderate risk patients
ECG and BP monitoring	6 – 12 sessions	≥12 sessions	≥12 sessions
NYHA	I or II	III	IV
Exercise capacity	≥7 METs	<5 METs	<5 METs
Myocardial ischemia	Absent or ≥7 METs	<7 METs	<5 METs
Ejection fraction	≥50%	40–49%	<40%
Rise of BP and HR	Appropriate	Appropriate	Fall or non-increase of SBP or HR during exercise
VT at rest or during exercise	Absent		Complex arrhythmias
Self-monitoring	Able	Some difficulties	Unable

사례 #4

남자, 57세

이 환자는 두 번의 심근경색(첫 번째는 1998년에 하벽, 두 번째는 199년에 전벽)을 겪은 후 30%의 심박출계수로 NYHA(New York Heart Association) II~III이었다. 그는 좌전하행지와 사선지(diagonal), 우관상동맥(RCA)에 단순금속스텐트(bare metal stent, BMS)를 설치하였고, 2005년 6월엔 이식형 제세동기(implantable cardioverter-defibrillator, ICD)를 설치하였다.

현재 약물 치료: 베타차단제, ACE 저해제, 푸로세마이드(furosemide), 스타틴, 아스피린

그는 2009년 3월 CRP에 의뢰되었다.

안정 시 심전도는 동율동이었고 V1에서 V5까지 Q파와 낮은 전압 소견이 관찰되었다.

등록되기 전에 그는 램프 프로토콜(속도: 2~5km/h; 경사도 0%~20%), 15초 간격 강도 증가, 운동 중 2분마다, 회복기 1분과 3분에 심전도 기록과 혈압 측정을 하며 트레드밀 CPX를 시행하였다(표 1.10과 1.11, 그림 1.6-1.7).

표 1.10 입원 시 CPX 지표(사례 #4)

Stage	HR	SBP	DBP	Borg scale	ST-T changes
Rest	60	120	85	6	Q waves V1 to V5
Min 2	72	120	85	8	
Min 4	73	130	80	10	
Min 6	81	130	80	12	
Min 8	93	135	90	14	
Min 10	107	145	85	16	
Min 11:30	125	145	85	18	No ST-T changes
Rec. 1 min	103	170	90	14	
Rec. 3 min	72	160	90	10	
Exercise duration: 11:30 min			Stop exercise due to: exhaustion		
Peak HR: 125 bpm (77% of predicted maximal HR)			HR decay peak – recovery min 1: 22 bpm		
Chronotropism: normal under β-blocker					
Delta SBP = 25 mmHg			Double product = 18,125		
ST-T changes: none			Arrhythmias: couplets		

논평

환자는 좌심실 기능은 낮았지만 운동내성은 중등도를 보여 주었음: 최고산소섭취량이 19.7mL/kg/min (예측값의 54%) 베버 단계 B(>16, <20mL/kg/min)으로 분류.

환기 무산소 역치의 산소섭취량은 14.8mL/kg/min으로, 최고산소섭취량 예측치의 40%, 도달 산소섭취량의 75%로 중등도 운동을 제한하였다.

CPX 결과에서 CRP의 어떠한 금지사항도 나타나지 않았으므로 그는 프로그램에 의뢰되었으며, 트레이닝 심박수(100bpm)는 최고산소섭취량의 60%에 도달한 심박수로 결정하였으며, 환기 무산소 역치 수준에서의 심박수와 일치였다.

표 1.11 사례 #4의 CPX 지표

	Rest	AT	VO_2, Max	Pred
Time (min)	01:56	09:15	13:03	
Ex Time (min)	00:00	07:15	11:03	
Speed (KPH)	0	3,6	4,7	
Grade (%)	0	11	18,5	
Vt BTPS (L)	0,81	1,46	2,06	
RR (br/min)	12	23	30	
VE BTPS (L/min)	9,3	33	61,6	95
VO_2 (mL/kg/min)	3,4	14,8	19,7	36,7
VO_2 (mL/min)	301	1,313	1,802	3,267
VCO_2 (mL/min)	237	1,058	1,901	3,953
RER	0,79	0,88	1,11	
METS	1	4,2	5,8	10,5
HR (BPM)	60	101	125	
VO_2/HR (mL/beat)	5,0	13,0	14,4	20,0
VE/VO_2	31	25	34	20
VE/VCO_2	39	31	32	17
$PETO_2$ (kPa)	14	13	15	
$PETCO_2$ (kPa)	4	5	5	

그림 1.6
산소섭취량 흡수(VO_2 uptake)와 이산화탄소섭취량 소비(VCO_2 output) (사례 #4)

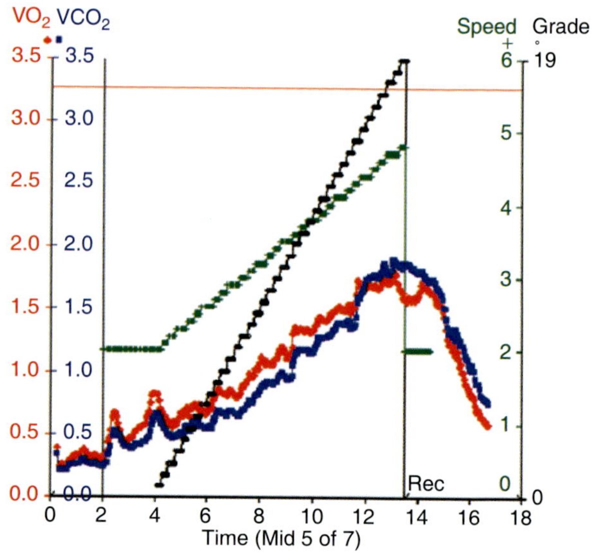

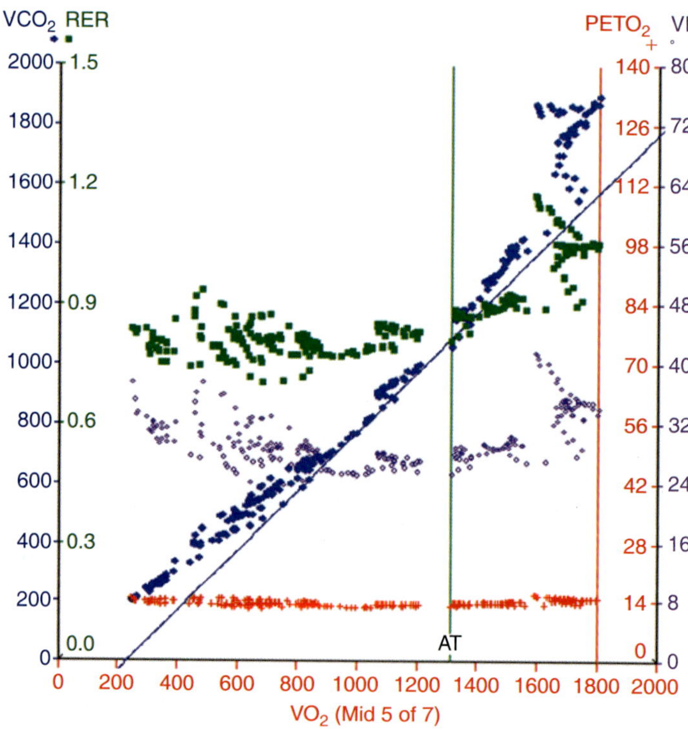

그림 1.7 환기역치 – V 사면법(사례 #4)

사례 #5

남자, 53세

2006년 7월에 심장 이식 수술을 받은 후, 2007년 6월 CPX를 받음. 타크로리무스(tacrolimus), MMF(mycophenolate mofetil), 프라바스타틴(pravastatin)과 아미오다론(amiodarone)에 따른 증상 없음.

그는 이식한 사람들을 위한 월드 게임에서 경쟁하고자 했기 때문에 증상이 없었음에도 불구하고 자신의 신체적 체력을 높이기 위해 CRP에 참가했다(표 1.2와 1.3, 그림 1.8-1.12).

논평

환자는 운동 중과 회복 기간에 심박수의 비정상적인 전개를 보였지만 운동내성이 좋았고, 정상에 가까운 최고산소섭취량(예측값의 88%)을 보였다. 그의 심박수 곡선은 안정 시 심박수가 높고, 운동 시 정상에 비해 느리고 낮은 증가를 보이는 이식된 심장의 전형적인 곡선을 보여 준다.

표 1.12 입원 시 CPX 지표(사례 #4)

Stage	HR	SBP	DBP	Borg scale	ST-T changes
Treadmill CPX under a modified Bruce protocol					
Rest	107	130	90	6	No ST-T changes
I	108	130	90	8	No ST-T changes
II	114	155	80	10	No ST-T changes
III	127	155	80	12	No ST-T changes
IV	138	170	70	13	No ST-T changes
V	151	180	70	15	No ST-T changes
VI	158	180	70	17	No ST-T changes
Rec. 1′	157	170	60	14	No ST-T changes
Rec. 3′	150	150	70	10	No ST-T changes
Exercise duration: 17:34 min			Stop exercise due to: exhaustion		
Peak HR. 159 bpm–96% predicted maximal HR			HR decay peak – recovery min 1: 1 bpm		
Chronotropism: typical of heard transplant					
Peak BP: 180 mmHg/70 mmHg			Double product = 28,620		
Delta SBP = 25 mmHg					
ST-T changes: none			Arrhythmias: couplets		

그림 1.8 VE/VCO$_2$ 사면(사례 #4)

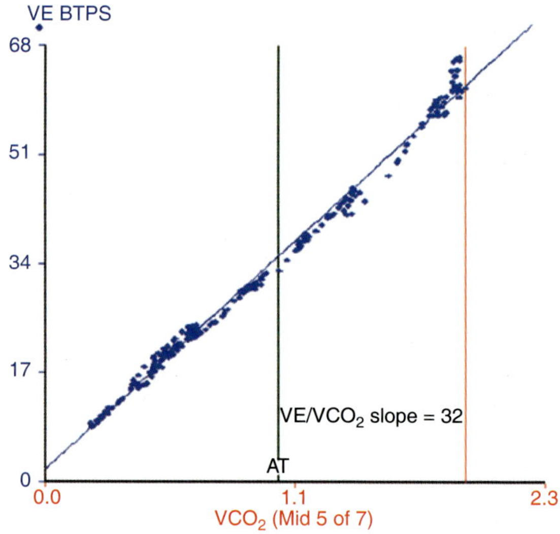

표 1.13 CPX 지표(사례 #5)

	Rest	VAT	VO$_2$ Max	Pred
Time (min)	02:01	11:38	18:37	
Ex Time (min)	00:00	09:35	16:34	
Vt BTPS (L)	0,62	1,77	2,1	
RR (br/min)	19	31	39	
VE BTPS (L/min)	11,9	54,6	80.9	134
VO$_2$ (mL/kg/min)	5,2	25,4	30,5	34,5
VO$_2$ (mL/min)	351	1,731	2,131	2,344
VCO$_2$ (mL/min)	276	1,699	2,277	2,836
RER	0,79	0,98	1,11	
METS	1,5	7,3	9	9,9
HR (BPM)	102	129	156	167
VO$_2$/HR (mL/beat)	3	13	14	14
VE/VO$_2$	34	32	37	40
VE/VCO$_2$	43	32	35	33

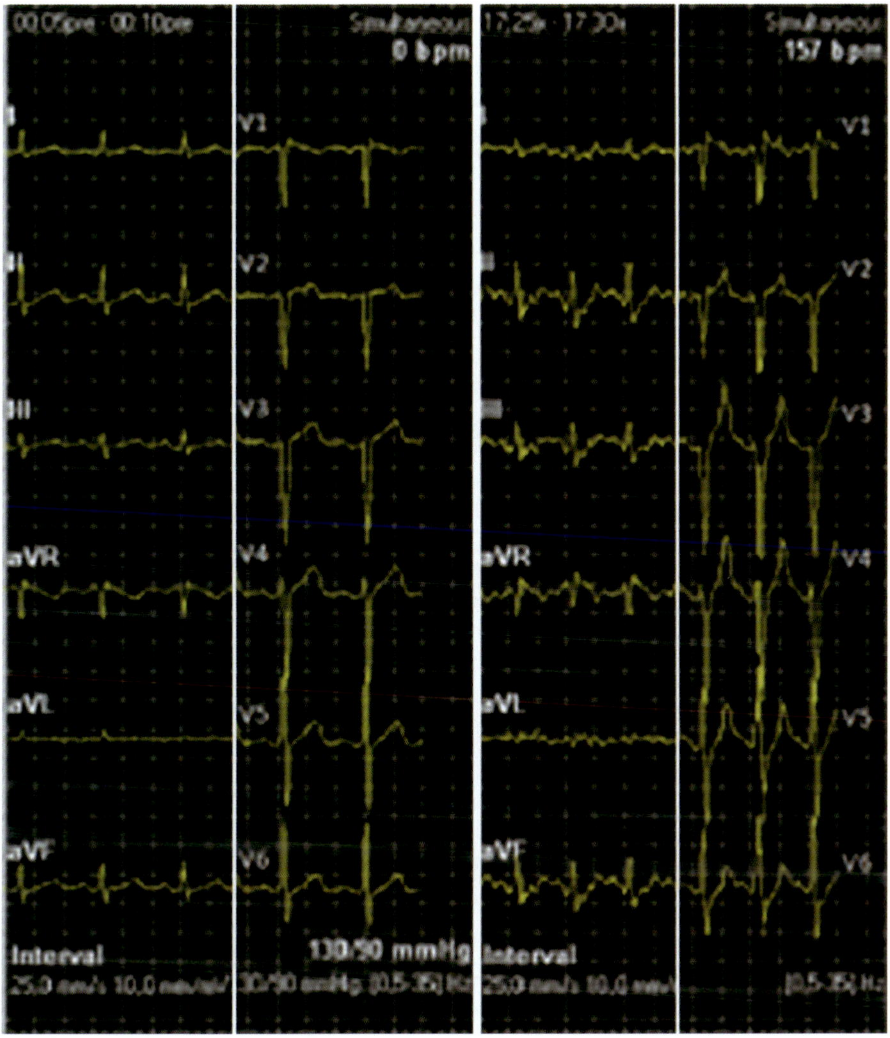

그림 1.9 사례 #5의 안정 시와 최대운동 시 심전도 비교

이식된 심장의 경우, 산소섭취량과 심박수의 선형 관계는 손실된다. 이 환자에서 일반적인 카보넨 공식 또는 예비 산소섭취량으로는 운동강도를 처방할 수 없으며, 운동자각도(RPE)로 가능할 것이다.

CPX 프로그램을 시작할 때 훈련강도는 운동 중에 환자가 기술하는 운동자각도의 등급을 고려할 때, RPE 12를 유발시키는 부하량으로 시작해야 하고, RPE 14가 될 때까지 주기적으로 강도를 증가시켜 나가야 한다.

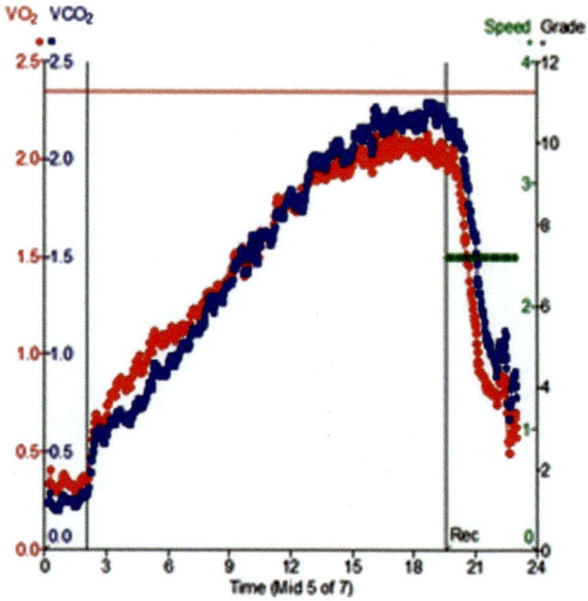

그림 1.10 산소섭취량 흡수(VO_2 uptake)와 이산화탄소섭취량 소비(VCO_2 output) (사례 #5)

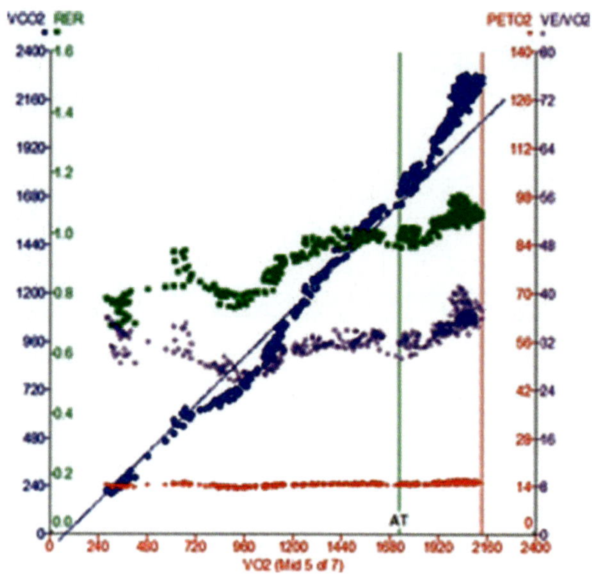

그림 1.11 환기역치 — V 사면법 (사례 #5)

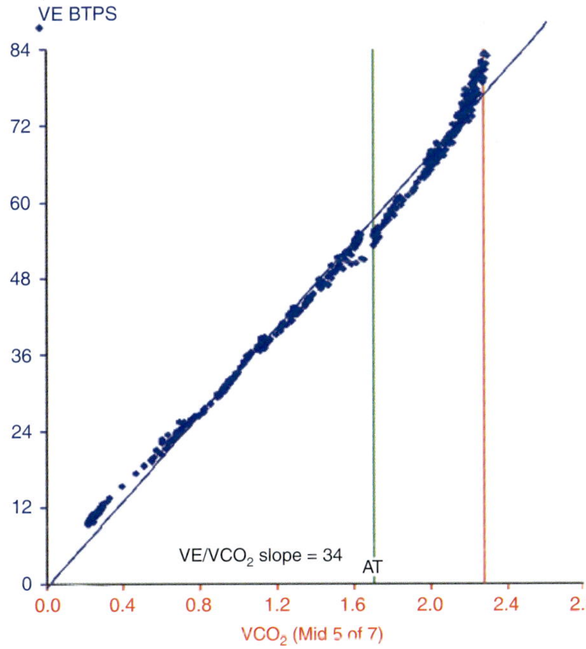

그림 1.12 VE/VCO_2 사면(Slope) (case #5)

감사의 말 포르투갈 Carnaxide의 Instituto do Coração와 Santa Cruz 병원에 있는 나의 동료들과 사례 2의 핵의학검사 이미지를 기꺼이 싣게 해준 António Ventosa와 Frederik AA de Jonge, 사례 3의 IVUS 이미지를 싣게 해준 Luís Raposo에게 감사드립니다.

Glossary

BMS Bare metal stent

BP Blood pressure

bpm Beats per minute

CAD Coronary artery disease

CHF Congestive heart failure

CPX Cardiopulmonary exercise test

CR Cardiac rehabilitation

CRP Cardiac rehabilitation program

CVD Cardiovascular disease

DES Drug eluting stent

ECG Electrocardiogram

ET Exercise test

HR Heart rate

HRR Heart rate reserve

LV Left ventricle

MET Metabolic equivalents

RPE Rate of perceived exertion

THR Training heart rate

VAT Ventilatory anaerobic threshold

References

1. Giannuzzi P, Mezzani A, Saner H, et al. Working Group on Cardiac Rehabilitation and Exercise Physiology. European Society of Cardiology. Physical activity for primary and secondary prevention. Position paper of the Working Group on Cardiac Rehabilitation and Exercise Physiology of the European Society of Cardiology. *Eur J Cardiovasc Prev Rehabil*. 2003;10:319-327.
2. American Association for Cardiovascular and Pulmonary Rehabilitation. *Guidelines for Cardiac Rehabilitation and Secondary Prevention Programs*. 4th ed. Champaign: Human Kinetics; 2004.
3. Corrà U, Giannuzzi P, Adamopoulos S, et al. Working Group on Cardiac Rehabilitation and Exercise Physiology of the European Society of Cardiology. Executive summary of the position paper of the Working Group on Cardiac Rehabilitation and Exercise Physiology of the European Society of Cardiology (ESC): core components of cardiac

rehabilitation in chronic heart failure. *Eur J Cardiovasc Prev Rehabil*. 2005;12(4):321-325.

4. Balady GJ, Williams MA, Ades PA, et al. Southard D Core components of cardiac rehabilitation/secondary prevention programs: 2007 update: a scientific statement from the American Heart Association Exercise, Cardiac Rehabilitation, and Prevention Committee, the Council on Clinical Cardiology; the Councils on Cardiovascular Nursing, Epidemiology and Prevention, and Nutrition, Physical Activity, and Metabolism; and the American Association of Cardiovascular and Pulmonary Rehabilitation. *Circulation*. 2007;115(20):2675-2682.
5. Wenger NK. Current status of cardiac rehabilitation. *J Am Coll Cardiol*. 2008;51:1619-1631.
6. Mezzani A, Agostoni P, Cohen-Solal A, et al. Standards for the use of cardiopulmonary exercise testing for the functional evaluation of cardiac patients: a report from the Exercise Physiology Section of the European Association of Cardiovascular Prevention and Rehabilitation. *Eur J Cardiovasc Prev Rehabil*. 2009;16:249-267.
7. Myers J, Arena R, Franklin B, Pina I, Kraus WE, McInnis K, Balady GJ, on behalf of the American Heart Association Committee on Exercise, Cardiac Rehabilitation and Prevention of the Council on Clinical Cardiology, the Council on Nutrition, Physical Activity and Metabolism, and the Council on Cardiovascular Nursing. Recommendations for Clinical Exercise Laboratories: A Scientific Statement from the American Heart Association. *Circulation*, 2009;119:3144–3161.
8. Prakash M, Myers J, Froelicher VF, et al. Clinical and exercise test predictors of all-cause mortality: results from > 6,000 consecutive referred male patients. *Chest*. 2001;120:1003-1013.
9. Myers J, Prakash M, Froelicher V, Do D, Partington S, Atwood JE. Exercise capacity and mortality among men referred for exercise testing. *N Engl J Med*. 2002;14(346):793-801.
10. Ghayoumi A, Raxwal V, Cho S, Myers J, Chun S, Froelicher VF. Prognostic value of exercise tests in male veterans with chronic coronary artery disease. *J Cardiopulm Rehabil*. 2002;22: 399-407.
11. Kokkinos P, Myers J, Kokkinos JP, et al. Exercise capacity and mortality in black and white men. *Circulation*. 2008;117:614-622.
12. Satoru Kodama, Kazumi Saito, Shiro Tanaka, et al. Cardiorespiratory fitness as a quantitative predictor of all-cause mortality and cardiovascular events in healthy men and women. A metaanalysis. *JAMA*. 2009;301:2024-2035.
13. Working Group Report. Recommendations for exercise training in chronic heart failure patients. Working Group on Cardiac Rehabilitation & Exercise Physiology and Working

Group on Heart Failure of the European Society of Cardiology. *Eur Heart J.* 2001;22:125-135.

14. Fletcher GF, Balady GJ, Amsterdam EA, et al. Exercise standards for testing and training: a statement for healthcare professionals from the American Heart Association. *Circulation.* 2001;104:1694-1740.
15. Gibbons RJ, Balady GJ, Timothy BJ, et al. ACC/AHA 2002 guideline update for exercise testing: summary article: a report of the American College of Cardiology/American Heart Association Task Force on Practice Guidelines (Committee to Update the 1997 Exercise Testing Guidelines). *J Am Coll Cardiol.* 2002;40:1531-1540.
16. Smokler PE, MacAlpin RN, Alvaro A, Kattus AA. Reproducibility of a multi-stage near maximal treadmill test for exercise tolerance in angina pectoris. *Circulation.* 1973;48:346-351.
17. Kaminsky LA, Whaley MH. Evaluation of a new standardized ramp protocol: the BSU/Bruce Ramp protocol. *J Cardiopulm Rehabil.* 1998;18:438-444.
18. Davis JA, Whipp BJ, Lamarra N, Huntsman DJ, Frank MH, Wasserman K. Effect of ramp slope on determination of aerobic parameters form the ramp exercise test. *Med Sci Sports Exerc.* 1982;14:339-343.
19. Balke B, Nagle F, Baptista G. Compatibiliy of progressive treadmill, bicycle and step test based on oxygen uptake responses. *Med Sci Sports.* 1971;3:149.
20. Astrand PO, Rodahl K. *Textbook of Work Physiology.* 2nd ed. New York: McGraw Hill; 1977.
21. Patterson JA, Naughton J, Pietras RJ, Gumar RN. Treadmill exercise in assessment of patients with cardiac disease. *Am J Cardiol.* 1972;30:757-762.
22. Balke B, Ware R. An experimental study of physical fitness of air force personnel. *US Armed Forces Med J.* 1959;10:675-688.
23. Bruce RA. Exercise testing of patients with coronary heart disease. *Ann Clin Res.* 1971;3:323-330.
24. Kligfield P, Lauer. Exercise electorcardiogram testing: beyond the ST segment. *Circulation.* 2006;114:2070-2082.
25. Myers J, Walsh D, Sullivan M, Froelicher VF. Effect of sampling on variation and plateau in oxygen uptake. *J Appl Physiol.* 1990;68:404-410.
26. Howley ET, Basset DR Jr, Welch HG. Criteria for maximal oxygen uptake: review and commentary. *Med Sci Sports Exerc.* 1995;27:1292-1301.
27. Thompson PD, Buchner D, Piña IL, et al. Exercise and physical activity in the prevention and treatment of atherosclerotic cardiovascular disease: a statement from the Council on Clinical Cardiology (Subcommittee on Exercise, Rehabilitation, and Prevention) and

the Council on Nutrition, Physical Activity, and Metabolism (Subcommittee on Physical Activity). *Circulation.* 2003;107:3109-3116.

28. O'Connor CM, Whellan DJ, Lee KL, et al. For the HF-ACTION Investigators. Efficacy and Safety of Exercise Training in Patients With Chronic Heart Failure: HF-ACTION Randomized Controlled Trial. *JAMA.* 2009;301:1439-1450.
29. Myers J, Hadley D, Oswald U, et al. Effects of exercise training on heart rate recovery in patients with chronic heart failure. *Am Heart J.* 2007;153:1056-1063.
30. Arena R, Myers J, Abella J, et al. Development of a ventilatory classification system in patients with heart failure. *Circulation.* 2007;115:2410-2417.
31. Franklin BA, Whaley MH, Howley ET. General principles of exercise prescription. In: Franklin BA, Whaley MH, Howley ET, eds. *ACSM's guidelines for exercise testing and prescription.* Philadelphia: Lippincott Williams & Wilkins; 2000:137-164.
32. Meyer T, Gabriel HHW, Kindermann W. Is determination of exercise intensities as percentages of VO_2max or HRmax adequate? *Med Sci Sports Exerc.* 1999;31:1342-1345.
33. Swain DP, Leutholtz BC, King ME, Haas LA, Branch JD. Relationships between% heart rate reserve and%VO_2 reserve in treadmill exercise. *Med Sci Sports Exerc.* 1998;30:318-321.
34. Brawner CA, Keteyian SJ, Ehrman JK. The relationship of heart rate reserve to VO_2 reserve in patients with heart disease. *Med Sci Sports Exerc.* 2002;34:418-422.
35. Jones AM, Carter H. The effects of endurance training on parameters of aerobic fitness. *Sports Med.* 2000;29:373-386.

심장재활을 위한 영양 공급의 일반적 원리

2

Helmut Gohlke

영양소 섭취의 유형은 심혈관질환의 진전에 영향을 끼치는 중요한 요인 중 하나이다. 우리가 음식을 섭취하는 방법은 우리 일상생활의 한 부분으로, 잘못된 식습관과 운동 부족은 사망 유발 원인의 15%를 차지한다.[45]

과일과 채소의 섭취 비율이 낮은 식습관은 관상동맥질환과 뇌졸중 환자 집단 중 약 25%에게서 질병 발병의 원인인 것으로 나타났다.[15] 따라서 '권장식단'은 심혈관질환 환자들을 관리하는 데 중요한 요소라고 할 수 있다. 더 많은 연구들에서 특정 식습관 유형이 전신의 염증(systemic inflammation), 인슐린 민감도(insulin sensitivity), 산화 스트레스(oxidative stress), 혈관 내피 기능(endothelial function), 혈전증(thrombosis), 심박동 리듬(cardiac rhythm)에 연관된 요인들뿐만 아니라, 비만(obesity), 고지혈증(dyslipidemia), 고혈압(hypertension)과 같은 위험 요인들을 억제시켜서 심혈관 건강에 영향을 미칠 수 있는 것으로 나타나고 있다. 심혈관질환 예방에 좋은 식단은 암 발생 위험 또한 현저히 낮출 수 있다. 식습관의 최종 영향에 대한 중재연구(interventional study) 데이터베이스는 이차적인 예방 차원에서뿐만 아니라 초기적인 예방 차원에 대한 것도 아직 부족한 실정이지만, 심혈관질환이 발병한 후에 영양섭취 유형이 중요하다는 것은 매우 타당해 보인다. 이번 장에서는 심혈관 질병을 앓고 있거나 발병 위험이 높은 환자들에게 가장 좋을 수 있는 권장식단을 어떻게 할 것인지에 대해 알기 위해, 유행병연구(epidemiologic studies), 전향적 집단관찰연구(prospective observational cohort studies), 신진대사 및 임상적 중재연구(metabolic and clinical interventional studies)들을 검토할 것이다. 이것은 음료수뿐만 아니라 영양섭취의 양적, 질적 연구를 포함한다.

2.1
과체중과 비만—심장병의 위험 요인

과체중과 비만은 현대의 산업화된 국가에서 점점 더 일반화되고 있다. 신체 사이즈와 체중과의 관계는 체질량지수(BMI)로 측정될 수 있다. BMI는 몸무게(Kg)를 키(m)의 제곱으로 나눈 값이다. BMI의 크기가 25~29.9일 때 일반적으로 "과체중"이라고 하고, BMI가 30 이상이면 "비만"으로 본다.

유럽 인구의 3분의 1, 미국 인구의 25% 미만만이 바람직한 BMI 범위에 속한다.[36, 60]

기대수명에 과체중과 비만이 미치는 영향을 측정하기 위해, 전향적 연구(prospective study)에서 백만 명 이상의 미국인을 대상으로 14년간 연구하였고, 동 기간에 발생한 200,000건의 사망에 대해서도 조사하였다. 흡연 여부와 질병 이력에 따라 분석대상을 4개 그룹으로 나누고, BMI와 사망 위험에 대한 관계를 실험하였다. 비흡연자이며 건강한 남성의 경우 가장 바람직한 BMI 범위는 23.5~24.9이며, 여성의 경우는 22.0~23.4인데, 이를 대조군으로 설정하였다.

그 데이터베이스는 BMI와 사망률 사이의 상대적인 위험도 관계를 측정하기 위해 사용되었다. 실험 참가 당시의 정확한 나이, 교육 수준, 신체활동, 음주, 결혼 여부, 현재 아스피린 복용 여부, 지방 소비 지수, 채소 섭취, 그리고 여성인 경우 에스트로겐 대체 치료제 사용 여부 등을 정확히 하기 위해 콕스(Cox) 모델이 사용되었다.

가장 높은 BMI를 나타낸 피실험자군은 백인 남성과 여성 BMI가 23.5~24.9를 가진 정상군에 비해서 상대적인 사망 위험이 남녀 각각 2.58과 2.00이었다. 높은 BMI와 심혈관질환으로 인한 사망의 상관관계가, 특히 남성의 경우에 가장 높았다. 전 연령대에서 과체중 남성과 여성은 보다 높아진 사망 위험을 보였다. 흑인 남성과 여성의 경우 BMI가 높다고 해서 반드시 사망 위험이 증가하지는 않았다.[4]

BMI가 30.0을 초과하는 비만은 동맥경화증(atherosclerosis), 2형 당뇨(type 2 diabetes), 고혈압, 관상동맥질환(coronary artery disease), 급성관상동맥증후군(acute coronary syndromes), 심부전(heart failure)의 조기 발병을 촉진시키고, 기대수명을 단축시킨다. BMI가 35보다 높은 35세의 백인 남성의 경우 기대수명이 10년 단축된다. 성인기의 체중 증가는 그 자체로도 심혈관질환에 의한 조기 사망의 강력한 위험 요소이다.

이미 관상동맥질환(coronary disease)을 가지고 있는 환자의 경우에, 중요한 교란 요소를 조정한 후의 결과를 보면 비만이 남성의 경우에만 주요 심혈관 관련 질병 발생(MACE)과 상관관계가 있었다. BMI를 더 세분화하면 남성의 경우에 BMI와 MACE 간에 J-shape의 연관관계가 있음이 나타났으나, 여성의 경우에는 아니었다.[80]

급성관상동맥증후군 비만 환자의 경우에는 발병 후에 조금 더 순조로운 진행을 보였다. 그러나 비만이 아닌 사람들에 비해서 7년이나 빨리 발병하였다.[3]

BMI는 22.5~25kg/m^{2}가 최적의 범위이며, 이보다 높거나 낮은 범주 모두에서 BMI 자체가 전반적인 사망률의 강력한 예측 인자이다. 이 범위를 상회할 때 점점 더 사망률이 증가하는 것은 주로 혈관 질환(vascular disease)에 의한 것이며, 대체로 우발적이다. 30~35kg/m^{2}의 범위에서는 생존 중간값이 2~4년씩 감소하고, 40~45kg/m^{2}에서는 8~10년씩 감소한다

대부분의 인구-기반 연구에서 과도한 체중에 의한 심장질환에 대한 위험은 부분적으로는 고혈압, 당뇨, 고지혈증과 같은 개별 위험요인에 대한 영향을 통해 증가할 수 있다.[80] 그러나 비만은 산화질소의 생체이용률(nitric oxide bioavailability) 저하, 혈관 긴장도(vascular tone) 및 동맥경직도(arterial stiffening) 증가, 수축기와 맥압의 증가(systolic and pulse pressures), 그리고 전반적인 동맥경화성 혈관을 초래한다.

추가적으로 독립적인 기전은 만성적인 산화스트레스(Chronic oxidative stress), 레닌-앤지오텐신 시스템(renin-angiotensin system)의 국소활성화, 그리고 낮은 등급의 염증상태(inflammatory state) 등을 포함한다. 특히 뒤의 두 증상은 복부 내장 지방 조직에서 기인할 수도 있다.[22]

2.1.1
복부 비만

허리둘레 증가는 심근경색(myocardial infarction)을 일으키는 추가적인—어쩌면 독립적인—위험요인으로 인식되어 왔으며, 정상적인 BMI에서도 나타날 수 있다.[60]

EPIC 연구에서는[60] 허리둘레는 상반신의 가장 좁은 둘레 또는 낮은 갈비뼈와 장골능(iliac crest) 사이의 중간 지점으로 측정하였다. 엉덩이둘레는 엉덩이나 엉덩이 윗부분의 옆으로 가장 많이 퍼신 부분에서 수평으로 측정하였다.[81]

BMI, 허리둘레 및 '허리둘레/엉덩이둘레' 비율과 사망 위험과의 상관관계에 대한

실험은 심각한 만성 질병을 앓고 있지 않은 35만 명 이상의 유럽인 피실험자를 대상으로 하였다. 복부 비만은 사망과 연관관계가 있었다. 이 데이터는, BMI에 추가하여 허리둘레나 '허리둘레/엉덩이둘레' 비율을 사망 위험을 측정하기 위해 사용한 것이, 특히 낮은 BMI 수치를 가진 사람에 있어서 의미가 있다는 것을 보여 준다.[60]

대사질환 위험은 허리둘레가 여성의 경우 80cm, 남성의 경우 94cm보다 크면 증가한다. 복부 비만인 사람들은 염증 유발성(proinflammatory), 당뇨병 전증(prodiabetic) 및 혈전증 유발 가능(prothrombogenic) 상태에 있다. 내장의 지방 조직은 지방질(lipid)과 포도당 대사에 중요 역할을 하는 활발한 내분비 기관으로 인식되어 왔다. 체중 감량과 운동을 늘리는 것은 지방질(adipose) 조직 기능을 향상시키는 반면, 내장지방조직은 대사증후군(metabolic syndrome), 당뇨병(diabetes mellitus), 혈관질환(vascular diseases)을 유발하는 데 관련이 있는 많은 양의 호르몬과 사이토카인(cytokines)을 생산한다.[22]

2.1.2
칼로리 제한

동물 실험을 통해 알 수 있듯이 칼로리 제한은 포유류를 포함한 여러 종에서 노화와 관계된 생리적, 병리적인 변화에 지대한 영향을 미치고, 이에 따라 현저히 수명을 연장시킨다. 칼로리를 제한하는 것이 사람의 수명 연장에도 기능을 하는지 확실하게 증명되지는 않았으나, 칼로리를 제한함으로써 내장 비만의 축적을 감소시켜서 비만의 해로운 면을 중화시키는 기능이 있는 것처럼 보인다. 단기적인 칼로리 제한으로 인한 심장보호(cardio protective) 효과는 아디포넥틴(adiponectin) 생성 증가와 이에 연결된 AMP-활성화 단백질키나제(AMP-activated protein knase)의 활성화에 기인한다.[68]

칼로리 제한은 노화에 따른 심장 이완(diastolic) 기능의 장애를 개선시키는 효과가 있다. 이러한 심장 기능에 미치는 이로운 효과는 혈압, 전신 염증반응, 심근섬유화(myocardial fibrosis)에 미치는 칼로리 제한 효과에 기인한다.

최근의 연구에서 비만인 제2형 당뇨 환자에서 지속적인 칼로리 제한은 BMI를 낮추고, 심근의 트리글리드세이드 감소, 이완기 심기능 개선과 관련된 혈당조절 기능을 향상시켰다.[23]

2.1.3
체중감소

만약에 체중을 의도적으로 감소하려고 한다면, 하루 칼로리 섭취량을 500-800kcal 만큼 줄여야 하고 신체활동을 증가시켜야 한다. 이렇게 하면 14일에 1kg을 감소시킬 수 있다. 지중해식·저탄수화물 식단은 저지방 식단으로의 효과적인 대안이 될 수 있다. 적당한 비만 수준의 피실험자를 대상으로 한 최근의 실험에서 저탄수화물 식단은 지방질(lipids)에 더 이로운 효과를 나타냈으며, 지중해식 식단은 혈당조절 기능을 증진시키는 것으로 나타났다. 이 결과는 개인적인 선호도와 신진대사 정도에 따라 개별적으로 조정된 식이요법 중재가 가능하다는 것을 뜻한다. 2년간 평균 체중 감소는 3.3~5.5kg이었고, 1년 후에는 정체기에 진입하였다. 이는 생활 양식에 변화를 주는 것이 얼마나 유지되기 어려운지를 시사한다.[66]

2년에 걸쳐 체중 감소를 가져온 식이요법은 동맥경화증의 진행을 어느 정도 저지시킬 수 있다. 3차원 초음파를 이용한 연구에 따르면 체중 감소는 측정 가능한 경동맥 혈관벽(carotid vascular wall) 부피를 감소시킨다. 이 효과는 저지방, 지중해식 또는 저탄수화물 식단에서도 비슷하게 나타나며, 체중 감소에 의한 혈압 감소와도 연관관계가 있다.[67]

과체중/비만 환자에게 개별적으로 칼로리 제한을 어떻게 적용할 것인가 하는 문제는 이 장에서 말하고자 하는 목적의 범주에서 벗어난 논쟁이며 풀리지 않는 문제로 남아 있다. 최근 연구에서 생활방식 변화를 위해 제시되고 있는 5가지 방법을 비교했다. 다이어트 대상자와의 수시 전화 접촉은 직접 만나는 것과 같은 체중 감소 효과를 보였으며, 낮은 빈도의 접촉, 이메일 접촉 및 전혀 접촉하지 않은 경우보다 더 많은 체중 감소 효과를 보였다.[11]

이러한 결과는 빈번한 접촉이 체중 감소 노력 중인 환자가 건강한 생활 습관을 갖도록 변화시키는 데 지속적인 동기 부여를 위해 필요하다는 것을 말해 준다.

지방, 단백질 및 탄수화물의 구성이 다른 식이요법 식단의 최근의 비교 연구에서 2년 동안의 평균 체중 감소는 저지방-평균 단백질 그룹, 저지방-고단백질 그룹, 고지방-평균 단백질 그룹, 고지방-고단백질 그룹 모두 비슷하게 약 4kg으로 나타나 다소 실망스런 결과를 보였다. 이로부터 식단의 구성은 체중 감소 관리 프로그램에 참여하는지의 여부보다 덜 중요한 것을 알 수 있다. 변화를 위한 행동적인 요인 및 동기 부여가 식단 자체의 영양소 구성보다 체중 감소에 더 지대한 영향을 미치는 것으로 보인다.

사회생활의 문제인 비만을 개인적인 문제로 접근하는 것은 실패하기 십상인데, 이는 비만이 사회생활의 여건들에 의해 촉진되기 때문이다.[30]

네트워크 현상은 비만의 생물학적, 행동학적 특징과 연관이 있는 것처럼 보이고, 비만은 사회적인 유대관계를 통해 퍼지는 것처럼 보인다. 같은 구성 조직 내에서 과체중 현상이 퍼지는 것은 전염병이 퍼지는 것과 유사한 점이 있다. 이러한 발견은 임상학적인 공중 보건의 개입이 필요함을 나타낸다.

우리 지역사회에서 과체중이 점점 더 만연하게 되는 것은 우리 사회의 어린이들의 건강에 특히 위협이 된다. 따라서 지역사회는 아동의 비만 예방과 관리를 위해 노력해야 하며, 이러한 노력은 확실히 그에 상응하는 결과를 낼 것이라고 예상된다.[62]

전반적인 운동 부족은 확실히 이러한 문제의 중요한 요소 중 하나이다. 평균적인 미국인들은 여가시간 중 한 달에 150시간, 즉 하루에 5시간을 TV 시청으로 소모한다.

2.2
식이요법 식단의 개별 구성요소

식이요법 식단의 여러 개별 구성요소들은 대사 측면에서 특히 중요하다. 그러나 개별 구성 요소들을 골라 내는 것보다 식이요법 패턴을 어떻게 할지가 좋은 식습관을 형성하는 데 더욱 중요하다.

2.2.1
총 지방 섭취량 대 불포화지방 섭취

위험 조정요인으로서의 지방 소비에 관한 논쟁은 '7개 국가 연구'(Seven Countries Study)의 초기 결과물 이후에 계속되어 왔다. 아마도 지방 소비의 영향에 대한 가장 규모가 크고 가장 세부적인 분석은 14년 동안 8만 명 이상의 여성을 대상으로 연구한 '간호사 건강 연구'(Nurses' Health Study) 코호트(cohort)일 것이다.[56]

트랜스지방의 과다 섭취, 그리고 더 낮은 정도의 포화지방 섭취는 위험 증가와 연관이 있다. 반면 비경화 다가불포화지방산(non hydrogenated polyunsaturated)과 단일불포화지방산(monounsaturated fats), 올리브유를 많이 섭취하는 것은 위험 감소와 연관이 있다. 종류가 다른 지방에 의한 서로 반대되는 영향 때문에, 에너지 대비 전체 지방의 비중은 심혈관질환 위험과 완전히 비례하여 연관이 있지는 않다.

따라서 지방 소비는 좀 다른 방법으로 조사되어야 했다.

예방 차원에서 포화지방산, 트랜스지방산 및 콜레스테롤 섭취 감소, 생선 섭취 증가가 권장되어야 한다. 트랜스지방산은 특히 미국에서 아주 심각하게 다루어지고 있으며, 심혈관질환 발생 위험의 현저한 증가와 연관이 있다.[74]

'간호사 건강 연구'(Nurses' Healthy Study)에서 가장 높은 '적혈구 트랜스지방 함유량'(입증된 트랜스지방 소비 지표임)을 가진 상위 25%의 여성은 (일반적인 위험 요인을 보정한 후에) 상대적인 심혈관질환 발생 위험이 3.3인 것으로 나타났다.[56] 같은 양의 칼로리를 얻기 위해 포화지방산 또는 cis-불포화지방산을 섭취한 실험군과 비교했을 때, 트랜스지방산의 섭취는 저밀도-저단백(Low-density lipoprotein, LDL) 콜레스테롤 수치를 높이고, 고밀도-저단백(High-density lipoprotein, HDL) 콜레스테롤 수치를 낮추고, 'HDL 콜레스테롤 대비 전체 콜레스테롤'의 비율을 증가시켰다(HDL 콜레스테롤 대비 전체 콜레스테롤 비율은 심혈관질환 발병 위험의 아주 강력한 예측 지표이다). 트랜스지방의 섭취는 다른 지방에 비해서 트리글리세이드의 혈중 함량 증가, Lp(a) 지단백(Lp(a) lipoprotein) 증가, LDL 콜레스테롤의 미량입자 감소를 유발하였으며 이는 모두 심혈관질환 위험에 부정적인 것들이다.[47]

트랜스지방산은 미국에서 아주 중요하게 다루어져서, FDA는 종래의 식품과 보조식품에 트랜스지방산의 포함 여부를 반드시 표기하도록 했으며, 뉴욕 주는 2007년에 트랜스지방산의 사용을 아예 금지시켰다.[57] 덴마크에서도 식품에 트랜스지방 사용을 2% 미만으로 제한했다.

포화지방산 섭취는 HDL-지단백(HDL-lipoprotein)의 항염증(anti-inflammatory) 활동을 감소시키고 혈관 내피(endothelial) 기능을 억제한다. 반면 다가불포화지방산(polyunsaturated)의 섭취는 HDL-지단백의 항염증 활동과 혈관 내피 기능을 향상시킨다.[53]

서양식 식단의 경우 유제품 섭취가 어느 정도 보호 역할을 하긴 하지만, 가공된 붉은 고기, 튀김 요리, 탄산음료, 정제된 곡물 식품 등을 많이 사용하고, 과일, 채소, 생선, 통곡물 식품의 사용은 낮은데 이는 대사증후군(metabolic syndrome)의 발생률을 높이는 것과 연관이 있다. 또한 일일 30g의 견과류 혼합이 가미된 지중해식 식단을 섭취하는 것은 저지방식 식단에 비해서 대사증후군의 발생을 낮추었다.[64]

2.2.2
오메가 3 지방산(N-3-지방산)

여성을 대상으로 한 '간호사 건강 연구',[25] 남성을 대상으로 한 '의사 건강 연구와 주펜 연구'(Physicians' Health and the Zutphen Study)[73]에서는 심근경색(myocardial infraction) 환자들을 대상으로 무작위 실험 등을 통한 대규모 장기 관찰 연구를 통해[21] 생선과 오메가 3 지방산 소비가 치명적인 심혈관질환과 급성심장병에 의한 사망(SCD)에 미치는 영향을 측정하였다.

이 서로 다른 연구들로부터 생선이나 생선 기름의 적당히 섭취가 관상동맥으로 인한 사망 위험과 총 사망률을 의미있게 감소시키고, 다른 임상적인 결과물에도 바람직한 영향을 미친다는 것이 일관성 있게 증명되었다. EPA(Eicosapentaenoic acid)와 DHA(Docosahexaenoic acid)를 하루에 250mg씩 섭취하는 것은 일차적인 예방에 충분히 효과가 있는 것으로 보이며, 이보다 더 섭취한다고 해서 예방 효과가 증가하는 것은 아닌 것으로 보인다. 오메가 3 지표는 적혈구에 있는 전체 지방산 대비 EPA + DHA의 비율을 나타내는 지표이다. 8%를 상회하는 오메가 3 지표는 는 4%보다 미만일 때와 비교해 급성심장병 발병 위험을 90% 미만으로 낮추는 것과 연관성이 있다. 이 지표는 오메가 3 지방산의 보충 섭취를 위한 기준으로 사용될 수 있다.[79] 그러나 이 제시된 비율이 실제 처치 기준이 될 수 있는지 확인하기 위해서는 중재연구가 필수적이다.

이런 서로 다른 연구들로부터 얻은 결과물이 일치한다는 것은 생선이나 생선 기름이 심혈관질환 사망과 급성심장사에 미치는 영향이 심혈관질환이 이미 진행되었는지 여부에 따라 크게 달라지지 않는다는 것을 시사한다. 증거는 강력하고 일관적이며, 이 영향의 범위는 상당하다. 모든 심혈관질환 사망의 절반 이상과 급성심장사의 3분의 2

표 2.1 일부 선택된 식물 오일, 견과류 씨앗에 포함된 알파-리놀렌산(Alpha-linolenic acid)의 하루 섭취 필요량 1.3-2.7g

	알파-리놀렌산의 함유량; g/테이블스푼
아마인유	8.5
아마인	2.2
호두 기름	1.4
카놀라유	1.3
소자 기름	0.9
호두	0.7
올리브유	0.1

가 심장 질병이 없는 개인에게서 나타났기 때문에, 생선과 생선 기름의 적당한 섭취는, 금연과 규칙적인 운동과 병행된다면 심혈관질환 사망과 급성심장사를 예방하기 위한 생활양식의 변화로서 가장 먼저 이루어져야 할 것이다.

'건강 관련 전문가 추적연구'(Health Professionals Follow-up Study)에서 남성 45,722명을 대상으로 해산물과 식물성 다가불포화지방산(plant PUFAs)을 다양한 방법으로 섭취하는 것과 갑작스런 심혈관질환의 연관관계를 14년 동안 조사하였다. 해산물과 식물 자원에서 나온 오메가 6 지방산은 심혈관질환 위험을 낮출 수 있는 것으로 보이나, 오메가 6 지방산 섭취가 어떠한 영향을 주는지에 대해서는 명백하지 않다. 선택된 식물 기름, 견과류와 씨앗에 포함된 알파-리놀렌산(alpha-linolenic acid) 성분은 〈표 2.1〉에 제시되어 있다.

식물에 포함된 오메가 3 지방산은 특히 해산물에 들어 있는 오메가 3 지방산 섭취가 낮을 때 특히 심혈관질환 위험을 줄일 수 있다. 이는 지방이 많은 생선을 적게 섭취하거나 혹은 이용 여건이 열악한 사람들에게 의미가 있다.[46]

해산물에 함유된 오메가 3 지방산이 어떻게 보호 효과를 내는지 그 작용 기제에 대해서는 잘 알려져 있지 않다. 말단소립(telomere)의 길이는 생물적 연령의 표시이다. 말단소립은 DNA 염기순서(TTAGGG)의 반복된 배열이며, 진핵세포 염색체의 끝에서 보호마개를 형성한다. 관상동맥질환 환자들 중에서 해산물에 함유된 오메가 3 지방산의 기준 혈중 수준과 말단소립이 5년간 줄어드는 비율 사이에 반비례 관계가 있었다. 아마도 이것이 오메가 3 지방산이 보호 효과를 나타내는 한 작용 기전일지도 모른다.[16]

2.2.3.
오메가 6[N-3] 지방산

오메가 6(omega-6) 다가불포화지방산(PUFAs) 섭취를 권장하는 것은 전통적으로 필수 지방산 섭취가 부족한 경우를 예방하기 위한 것이었다. 그러나 오메가 6 지방산은 심혈관질환을 낮추는 데 효과가 있다고 잘 알려져 있는 오메가 3 지방산의 경쟁자로 부상하고 있다. 따라서 심혈관질환 같은 만성적인 질병 위험을 낮추기 위한 최적 수준의 오메가 6 지방산을 정의하는 것이 중요해졌다. 미국심장학회(American Heart Association)는 오메가 6 지방산, 특히 리놀렌산(linolenic acid[LA])의 섭취와 심혈관질환 위험에 관한 최근의 증거들을 정리하였다. 두 개의 이중결합으로 이루어진 이산화탄소 지방산인 리놀렌산은 오메가 6 다가불포화지방산의 가장 중요한 섭취원이다.[24]

미국 국가 콜레스테롤 교육 프로그램(National Cholesterol Education Program, NCEP)의 성인치료 제3판(Third Adult Treatment Panel)은 많은 양의 다가불포화지방산을 장기간 꾸준히 섭취하는 사람들이 많지 않다는 점에 주목하여, 다가불포화지방산을 하루 필요 총 칼로리의 10%까지 섭취하는 것을 권장한다. 유럽위원회(European Commission)는 4%~8% 수준의 섭취를 권장한다.

사람을 대상으로 한 무작위 실험에서 11년 동안 하루 에너지 소모량의 11~21%를 오메가 6 지방산으로 섭취했을 때 심혈관질환 위험은 감소하였고, 다른 해로운 영향도 없는 것으로 증명되었다.

오메가 6 지방산 섭취량을 줄이라는 충고는 오메가 3 지방산 대비 오메가 6 지방산의 섭취 비율을 줄이라는 의도이다. 오메가 3 지방산 섭취와 조직 수준의 증가가 심혈관질환 위험을 감소시킨다고 해서, 오메가 6 수준을 줄이는 것이 똑같은 영향을 미치지는 않는 것 같다.

자료들이 시사하는 바는 오히려 더 많이 섭취(저포화지방산-저콜레스테롤 식단의 일부분으로서)하는 것이 안전하며 훨씬 더 이로우리라는 것이다. 물론 적용되고 있는 생활 습관 변화나 권고식단의 목적 안에서 벗어나지 않아야 한다.

2.2.4.
올리브유

올리브유는 7개국 연구 이후에 장수와 심혈관 건강과 연관관계가 있는 것으로 알려졌으며, 지중해식 식단에 빠질 수 없는 부분이다. 올리브유는 단일불포화지방산인 올레산(oleic acid)뿐만 아니라 항산화(antioxidative), 항염증(anti-inflammatory), 항혈전(antithrombotic) 특성들을 가진 미세 영양소들을 포함하고 있다. 올리브유를 장기간 섭취하면 고콜레스테롤혈증과 체외에서의 LDL-콜레스테롤 산화를 줄이고, 혈장의 산화방지 능력을 증가시켜 내피세포의 기능을 향상시킨다.[17] 항산화 용량 증대 효과는 올리브유를 단기간만 섭취해도 바로 나타난다. 올리브유에 폴리페놀 함유가 높을수록, HDL 증가, 총 콜레스테롤/HDL콜레스테롤 비율 감소, 산화민감도 지표 감소 효과는 더 강하게 나타난다.[8] 포화지방산 대비 단일불포화지방산 비율은 질병의 예후를 판단하기 위해 중요하다. 독일, 유럽 및 미국의 심장병 관련 단체들은 올리브유를 식단에 이로운 성분으로 권장하고 있다.

2.2.5.
과일과 채소

과일과 채소가 국소 빈혈 예방에 미치는 역할은 '간호사 건강 연구'와 '건강 관련 전문가 연구'에서 실험되었다. '간호사 건강 연구'는 34~59세 연령대의 여성 84,251명을 대상으로 14년 동안 추적 조사를 하였으며, '건강 관련 전문가 추적연구'에서는 40~75세 연령대의 남성 42,148명을 대상으로 8년 동안 추적 조사를 하였다. 두 연구 모두 심혈관 질병, 암, 당뇨로 진단받은 적이 없는 사람을 대상으로 하였다. 참가자들의 병력 및 치료 이력, 건강 생활 습관, 심혈관 질병 발병 여부 및 기타 결과들에 대해 매 2년마다 설문조사가 이루어졌다.

표준 심혈관 위험 요인들을 조정한 후에, 과일과 채소 섭취량이 상위 20%에 속하는 사람들은 하위 20%에 속하는 사람들에 비해 관상동맥 심장 질병 위험은 상대적으로 20% 낮게, 허혈성 뇌경색(ischemic stroke)[29] 위험은 31% 낮은 것으로 나타났다. 과일과 채소 섭취를 하루에 1회분(serving) 증가시키는 것과 관상동맥 심장질환 이나 허혈성 뇌경색의 위험을 4~6% 낮추는 것은 연관성이 있었다. 녹색잎 채소와 비타민C가 풍부한 과일과 야채가 전체 과일과 채소 섭취에 따른 예방 기능에 가장 기여했다. 가장 최적화된 효과는 최근의 권장량인 5회분/일을 섭취했을 때 달성되었다.

45~79세 연령대의 남녀 19,000명 이상을 대상으로 행한 'European Prospective Investigation into Cancer and Nutrition'에서는 과일과 채소 각각 50g을 섭취하는 것이 사망 위험을 20% 낮추는 것으로 나왔다.[31]

유럽에서 최근의 다기관 연구(multicenter study)[54]는 이러한 결과를 당뇨병 환자에게 확장 적용하였으며, 야채, 콩류 및 과일 섭취가 모든 질병 사망 위험 및 CVD 사망 위험을 낮추는 것과 연관이 있다는 연구 결과를 내놓았다. 이는 야채와 과일 섭취로 인한 예방 효과를 당뇨 환자에게도 기대할 수 있다는 것을 시사하는 것이다.

2.2.6.
통곡물 식품

통곡물 식품이 신진대사 측면에서 이로움에도 불구하고, 이들의 예방적인 기능(prognostic implications)은 지금까지 적절히 조사되지 않았었다. 통곡물 식품은 전체 콜레스테롤과 LDL 콜레스테롤을 약 18% 정도 낮추고, 식후 포도당 수치를 낮추고, 2형 진성 당뇨 위험을 낮추며 과체중이나 비만 성인의 경우 인슐린 민감도를 향상시킨다. 그러나 체중에 미치는 영향은 아직 확실하게 밝혀지지 않았다. 통곡물 식품이나 통곡물 식단이 관상동맥질환에 의한 사망(coronary death)이나 관상동맥증 발병에 미치는 영향을 측정하는 전향적 연구(prospective study)는 없었다. 미국과 유럽에서 행해진 10개의 후향적(retrospective) 분석을 통해 곡물과 과일을 통해 식이섬유를 섭취하는 것은 관상동맥 심장질환에 의한 사망의 위험과 역의 상관관계가 있는 것으로 밝혀졌다. 곡물이나 과일 섬유질 10g을 섭취하면 모든 관상동맥 관련 발병(coronary events) 위험을 각각 10%, 16% 감소시키고, 사망 위험은 25%, 30% 감소시키는 것으로 관찰되었다. 그러나 채소에 포함된 식이섬유 섭취가 위험을 감소시키지는 않았다. 이 결과는 남자와 여자 모두에게 비슷하게 관찰되었다.[58]

British Physician's Health Study에 의한 20년 이상 21,000명의 내과의사들을 대상으로 한 최근의 관찰 세부 연구에서 제시했듯이 아침에 통곡물 식품을 섭취하는 것은 심장마비를 예방할 수 있었다. 그러나 효과가 고혈압과 심근경색 억제, 또는 둘 중 하나를 예방함으로써 얻어지는 것인지는 현재로서는 확실하지 않다.[12]

2.2.7.
간식과 사탕류

2.2.7.1
견과류와 아몬드

관상동맥 환자의 식단은 제약이 많고 지방과 콜레스테롤이 낮은 것이 특징이다. 따라서 간식을 식단에 추가하면 환자들이 좋아할 것이다. 특히 그 간식이 질병의 추이에 효과적인 영향을 끼친다든지, 적어도 위험 요인들을 이로운 방향으로 바뀌게 하거나 혈관 내피 기능을 증진시킨다면 더할 나위 없을 것이다.

고콜레스테롤혈증(hypercholesterolemia)을 가지고 있는 사람의 경우에 견과류, 땅콩, 아몬드가 예후와 지질 수치(lipid profile)에 미치는 영향이라는 측면에서의 분석은 거의 철저하게 이루어졌다.

Adventist Health Study의 관찰 내용에 따르면 견과류를 자주 섭취하는 것은 심근경색(myocardial infarction) 위험과 허혈성 심장질환(ischemic heart disease)으로 인한 사망 위험을 그 자체로도 상당한 수준으로 낮추는 것과 연관이 있음이 드러났다. 유사하게 '간호사 건강 연구'에서도 견과류 섭취가 관상동맥질환(CHD) 위험 저하와 연관성이 있는 것으로 나타났다. 이러한 견과류 섭취와 관상동맥질환(CHD) 위험의 역의 상관관계는 다른 여러 연구에서도 꾸준히 밝혀지고 있다. Prospective Physicians' Health Study에 따르면 견과류 섭취와 총 관상동맥 심장질환 사망 간의 역의 상관관계는 일차적으로는 급성심장병 사망의 위험의 감소에서 기인한 것이었다.

Adventists' and the Nurses' Health Study에서 평균 견과류 섭취량은 하루에 약 20g 정도였다. 이는 한 움큼 정도의 양이다. 무작위 영양 조사(randomized nutritional study)에서는, 콜레스테롤을 낮추는 식단에서 전체 지방과 칼로리 섭취량은 유지하되, 적당한 양의 호두(일 84g)를 먹게 했을 때 정상 성인 남성의 경우 지단백량(lipoprotein profile)이 개선되었고, 혈중 LDL-콜레스테롤 수준을 16%가량 감소시켰다. 'LDL 콜레스테롤/HDL 콜레스테롤' 또한 호두를 포함한 식단 실험에서 낮아지는 것으로 나타났다.

예후에 대한 견과류의 이로운 영향은 타당한 것으로 보인다. 견과류는 단일불포화지방산과 다가불포화지방산이 풍부하기 때문에, 건강한 지방을 섭취하게 해준다. 단일불포화지방산은 지방량(lipid profile)의 개선, 식후 중성지방 농도(postprandial triglyceride concentrations) 감소 및 가용성 염증 유착 인자(soluble inflammatory adhesion molecule)의 감소를 통해 고콜레스테롤혈증 환자의 관상동맥질환(CHD) 위험을 감소시키는 데 기여한다. 게다가 아르기닌(Arginine)이 풍부한 음식은 CRP 수준을 낮추는 데에도 연관성이 있는데, 견과류에 상대적으로 많이 포함된 아르기닌이 심장보호 효과를 가지고 있어 잠재적인 생물학적 작용 기제의 하나로 인식되고 있다.[35]

또한 고지혈증 실험군의 식단에 아몬드를 보충제로 사용하면 관상동맥 심장질환 위험 요인들은 상당히 낮출 수 있다. 73g의 아몬드는 LDL-콜레스테롤을 9.4%, LDL : HDL 비율을 12%, 지단백은 7.8%, 산화 LDL 농도(oxidized LDL concentrations)는

14.0% 감소시켰다. 이는 모두 의미있는 수준이며, 질병 진행 과정에서도 긍정적인 효과가 있을 가능성이 매우 높다.

마카다미아 너트(macadamia nut)를 기초로 한 식단은 단일포화지방산이 높기 때문에, 전형적인 미국식 식단과 비교했을 때 콜레스테롤과 LDL콜레스테롤 수준에 잠재적으로 긍정적인 효과를 가져온다. 이러한 변화는 견과류의 단일불포화지방산 성분과 무지방(단백질과 식이섬유) 섭취의 결과이며, 또한 아몬드에서 발견되는 많은 생리활성 성분들에 의한 영향들도 이러한 효과를 내는 데 기여한다.

체중감량 프로그램에서 사용되는 전통적인 지중해식 식단은, 앞서 언급한 대로 견과류가 풍부해서 통제된 식단군과 비교해 대사증후군이 30% 회복되었다.[64]

추가로, 땅콩과 다른 견과류 섭취는 담석증의 위험을 낮추는 것과 의미있는 연관성이 있다. 이는 콜레스테롤 수준이 증가한 사람에게는 아주 반가운 부가적인 효과이다. 최근의 견과류와 땅콩의 예후 효과에 관한 연구 리뷰에서 식이요법을 통한 혈중 콜레스테롤 감소가 기대 이상으로 크게 나타난 것으로 발견되었다. 따라서 이로운 지방산뿐만 아니라, 견과류와 땅콩은 여러 측면에서 심혈관 건강에 좋은 다른 생물학적 영양소들을 포함하고 있는 것으로 생각된다. 다른 다량영양소(macronutrients)는 식물단백질과 식이섬유를 포함하고, 미량영양소(micronutrients)로는 칼륨, 칼슘, 마그네슘, 토코페롤을, 그리고 피토스테롤(phytosterol), 페놀화합물(phenolic compounds), 레스베라트롤(resveratrol), 아르기닌(arginine)과 같은 식물 화학물질(phytochemicals)을 함유하고 있다. 견과류와 땅콩은 많은 심장 보호 영양소를 포함한 종합 식품이자 중요한 공급처로서, 건강한 식습관에 일정하게 포함되어 섭취된다면 관상동맥질환(CHD) 위험 인구는 현저히 줄어들 것으로 기대된다.[35,43]

2.2.7.2
초콜릿

16세기에 아즈텍 황제 몬테주마는 코코아를 "저항력을 키우고 피로를 누그러뜨리는 신성한 음료로서, 이 귀한 음료 한 컵이면 다른 음식을 전혀 먹지 않고도 하루 종일 걸을 수 있다"고 말할 정도로 코코아의 열렬한 팬이었다(Hernán Cortés, 1519). 아즈텍 말로 이 음료는 초콜라틀(chocolatl)이라고 불렸다. 신대륙의 발견과 함께 코코아는 16세기에 유럽으로 전해졌다. 또한 오늘날 초콜릿 소비는 강한 기쁨과 만족감과 연관되

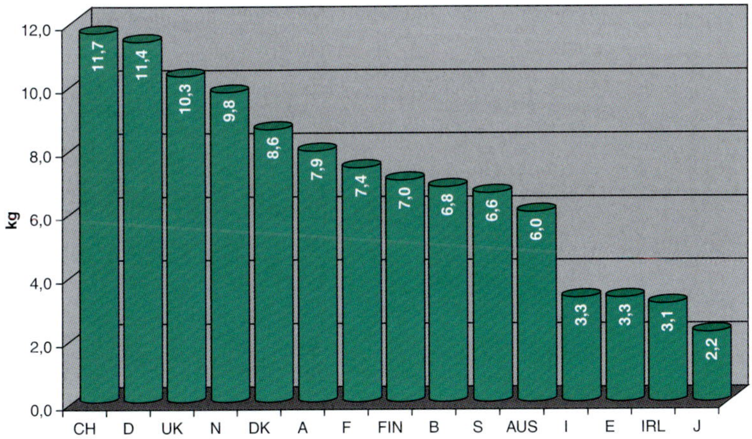

그림 2.1 여러 국가의 연간 1인당 초콜릿 소비량(kg)(스위스 2009년 자료, 기타 국가 2008년 자료)

거나 혹은 그러한 감정들을 수반하기 때문에 반복적으로 소비하고자 하는 열망에 저항하기 어려울 정도이다(개인적인 경험과 비공식적 관찰). 독일 전체의 연간 초콜릿 소비량은 1인당 약 11.4kg이며, 이는 연간 1인당 초콜릿 소비량이 11.7kg인 스위스의 뒤를 이어 두 번째로 많은 수준이다(단, 스위스의 소비량은 관광객 구매량을 포함한 것이다)[82](그림 2.1).

고칼로리(100g당 500-600kcal)이기 때문에, 초콜릿 소비는 여성에게뿐만 아니라 남성에게도 전반적인 에너지 균형의 중요한 측면일 수 있다. 만약에 초콜릿이 정상적으로 필요한 수준의 칼로리를 공급하는 식사에 추가 섭취(add-on)용으로 쓰인다면, 독일에서 연간 7-8kg의 초과 몸무게에 기여하는 셈이 된다. 이 고지방 고설탕 성분 때문에 위험 요인들을 최소화하기 위한 목적을 가진 식이요법에서는 초콜릿의 사용이 제한된다. 그러나 규칙적인 코코아—초콜릿 생산에 필수 원료인—섭취는 파나마에 거주하는 쿠나 인디언(Kuna Indian)에서 고혈압을 억제시키는 효과를 나타냈다. 최근의 조사에 따르면 플라바놀이 풍부한 다크 초콜릿은 관상동맥의 확장을 촉진시켜 심혈관의 기능을 향상시킴으로써 혈소판 부착력을 감소시키는 것으로 나타났는데, 이러한 효능은 게다가 섭취한 지 2시간 만에 나타났다. 이러한 즉각적인 효능은 혈청 산화 스트레스를 상당히 감소시키는 것과 동시에 일어나며, 혈청 에피카테친 농도(concentration)의 변화와 양의 상관관계가 있다.[18] 산화질소(NO)의 활성화, 산화방지제와 항염증제 영향, 항혈소판제(antiplatelet) 효과를 통해 다시 혈관 내피의 기능, 지질 수치, 혈압, 인슐린 저항을 향상시키는, 심장혈관 건강에 대한 카카오의 효능은 최

그림 2.2 카카오 70% 포함 초콜릿—(혈관) 내피의 기능을 증진시킨다[18]

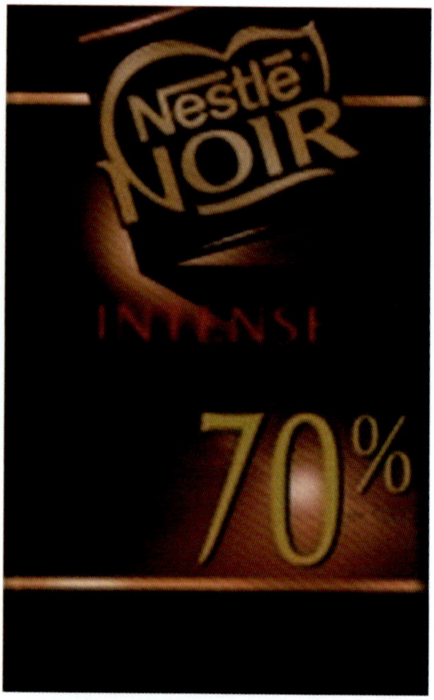

근에 다시 정리되었다.[7] 코코아는 밀크 초콜릿보다는 다크 초콜릿에 많이 함유돼 있다. 쓴맛이 나는 플라보놀의 성분이 초콜릿의 혈관확장(vasodilating) 기능과 항산화 효과를 일으키는데, 에피카테친(epicatechin)이 아마도, 유일한 것은 아닐지라도, 주도적인 매개체일 것이다. 흥미롭게도 에피카테친과 카네친(catechin)의 중합된 사슬인 프로시나이딘(procyanidins)은 코코아의 폴리페놀 성분의 대부분을 차지하며 붉은 포도주에도 있는 것으로 이것이 혈관에 이로운 영향을 미치는 것으로 추정된다. 불행한 것은—오히려 의도된 것일지도 모르지만—초콜릿의 생산 과정에서 쓴맛이 더 나는 플라보놀은 대부분 "더칭(dutching)"이라는 과정에 의해서 제거된다. 따라서 예방 목적의 초콜릿 섭취는 아마도 쓴맛에 국한될 것이며, 통상적인 초콜릿에서 이러한 이로운 효과는 대다수 소비자들의 입맛에 맞추기 위해 제거된다(그림 2.2).

그러므로 고플라보놀 성분을 지닌 초콜릿은 혈관 내피의 기능에 이로운 효과를 가지고 있고, 아마도 쓴 초콜릿을 좋아하는 사람들은 이것을 간식으로 즐길 수 있을 것이다. 쓴맛은 과도한 칼로리 섭취를 방지하는 데 도움이 될 것이다.

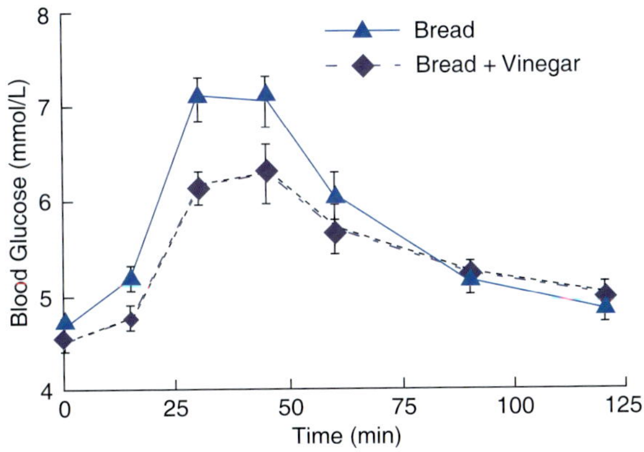

그림 2.3 식초는 식후 포도당을 감소시킨다. 2조각의 흰 빵에 2스푼의 식초를 함께 먹으면 식후 포도당 증가를 의미있게 감소시킨다. *O'Keefe et al. 2008*[55] 수정.

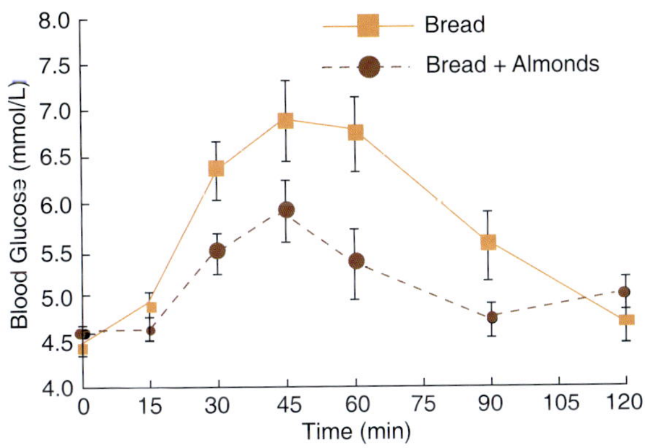

그림 2.4 아몬드는 식후 포도당을 감소시킨다. 고 GI 식사에 90g의 아몬드를 더했을 때 커브 아래 영역에서 식후 포도당 증가는 58% 감소되었다 (p<0.01). *O'Keefe et al. 2008*[55] 수정.

2.2.8

식후 포도당 상승의 비약리학적 감소

식후 포도당 상승은 당뇨와 심장혈관질환 발생에 중요하며, 산화 스트레스 지표들과도 관계가 있다. 적당한 식전 반주(알코올 20g)는 식후의 포도당 상승을 감소시키고, 높은 혈당지수(GI)를 보이는 식사 전의 샐러드와 2스푼의 식초도 아몬드, 호두, 땅콩 등(그림 2.4)과 같이 비슷한 효과를 나타낸다(그림 2.3).

이러한 구성요소들—지중해식 식단의 일부—은 식후 지질(lipid)과 포도당 수준을 눈에 띄게 감소시킨다.[55]

2.2.9
혈당지수

혈당지수(Glycemic Index, GI)는 탄수화물 섭취 2시간 후 혈중 포도당 수준을 높이는 정도에 따라 포도당-인슐린-항상성에 대한 탄수화물의 영향력을 나타내는 경험적 측정치이다. 섬유질을 많이 포함한 덜 정제된 탄수화물일수록 더 낮은 GI를 갖는다. 낮은 GI의 음식을 섭취하면 식후 포도당, 인슐린 수준, 중성지방을 낮추고, 전체 콜레스테롤/HDL 콜레스테롤 비율을 개선시키고, 체중을 감소시키는 데 도움이 되는데, 아마도 이러한 이유로 당뇨와 관상동맥질환의 진전에 긍정적인 효과가 있는 것으로 생각된다. 이 개념은 특히 3형(type III) 고지단백질혈증에 유용할 수 있다.[61] 그러나 이러한 개선이 실제 임상적으로도 개선된 결과를 나타내는지 여부는 아직 밝혀지지 않았다.

무작위 시험에서 GI를 감소시킨 식단은 칼로리 제한에 따른 체중 감소 이상의 체중 감소를 가져오지는 않았다. 여러 면에서 낮은 GI 식단은 지중해식 식단과 닮은 특징이 있다.

2.2.10
지중해식 식단

영양물 섭취를 통한 심혈관질환 예방이라는 개념은 식이요법의 개별적인 성분에 초점을 맞추는 것에서 음식 패턴을 강조하는 쪽으로 변해 왔다. 지중해식 식이요법은 '7개국 연구' 이후로 수명 연장과 심혈관 건강에 이롭다는 이유로 선호되어 왔다.

일반적으로 식이요법(식사, 식단)이라는 것은 생활방식의 일부이기 때문에 식이요법과 심혈관질환의 발생의 연관성을 찾을 때 다른 요인에 따른 편향이 있을 수 있다. 지중해식 생활방식은 중앙 유럽이나 미국의 생활양식에 비해 보다 여유로운 경향이 있다.

2.2.10.1
예후 이득(prognostic benefits)

지중해식 식단의 성분들은 많은 나라에서 분석되었고, 50만 명 이상의 사람들에서 심혈관질환과의 상관관계가 있었다. 지중해식 식단은 높은 비중의 채소, 콩류, 과일과 (특히 가공되지 않은) 시리얼, 잦은 생선 섭취, 상대적으로 적은 유제품, 드문 고기 섭취와 주로 식사와 곁들여지는 와인 같은 적당한 알코올 섭취, 적은 양의 포화지방산, 높은 비중의 불포화지방산(특히 올리브유)으로 특징지어진다.

중년의 성인들에게서는 지중해식 식단을 지키는 정도(점수로 평가)와 사망률 사이에는 의미 있는 역관계가 있었다.[75] 이 스코어는 다른 연구들과 다른 나라에서 약간의 수정 후에 광범위하게 반복적으로 이용되어 왔기 때문에, 여기서 보다 자세히 설명할 것이다. 이 스코어는 환자에게 지중해식 식단으로 바꾸도록 조언하는 데 체크리스트로 사용될 수 있다.

전통적인 지중해식 다이어트 스코어는 9개의 요인을 포함한 0부터 9까지 숫자로 표시된다(잘 지킬수록 9, 지키지 않을수록 0). 건강에 좋다고 여겨지는 6개 성분에 대한 성별별 중간 섭취량 또는 그 이상을 섭취했을 때 1점씩 주어진다(지방산 비율, 콩과 식물, 곡물, 과일, 채소[감자는 제외] 또는 생선). 그리고 덜 건강하다고 여겨지는 식품(고기와 유제품)을 성별별 중간량보다 적게 섭취했을 때도 1점이 주어진다. 또한 특정 범위 내에서 알코올을 소비했을 때도 1점이 주어진다(여성: 5-25g/일, 남성: 10-50g/일).

지중해식 식이요법 스코어의 항목들: 연령/성별별 각 영양 항목의 섭취량을 더 많이 섭취하거나 더 적게 섭취했을 때 각 1점(그림 2.5).

1. 높은 단일불포화 비중: 포화지방산
2. 높은 콩과 식물 섭취
3. 높은 곡물 섭취
4. 높은 과일과 땅콩 섭취
5. 높은 과일 섭취
6. 높은 생선 섭취
7. 낮은 고기와 고기 제품 섭취
8. 낮은 우유와 유제품 섭취
9. 적당한 알코올 소비(여성: 5-25g/일, 남성: 10-50g/일)

만약 참가자가 지중해 식이요법의 모든 특성에 만족했다면, 그들의 점수는 가장 높을 것이며(9점) 이는 지중해식 식단을 가장 잘 따랐다는 것을 의미한다. 만약 참가자가 어

전통적인 지중해식 식이요법 스코어 vs 변형된 지중해식 식이요법 스코어

- 0부터 9점까지 9개 요소 (식이요법 고수 여부를 나타냄 최소→최대)
- 각 1점 ● 은 건강한 요소들을 나이/성별 별 평균 섭취량 이상 섭취했을 때 주어짐
  - 야채 (감자 포함)
  - 과일과 땅콩, (과일과 땅콩을 2개의 그룹으로 분리)
  - 콩과 식물
  - 시리얼, (통곡식 제품만 인정)
  - 생선
  - 단일불포화지방과/포화지방의 비율
  - 각 1점은 건강하지 않은 요소들을 나이/성별 조정된 평균 섭취량 이하로 섭취했을 때 주어짐
    - 유제품 유제품은 삭제함
    - 고기 붉고 가공 처리된 고기 (소고기-, 돼지고기-, 내장기관, 보존처리된 고기(luncheon meat)만 포함시킴)
  - 각 1점은
    - 여성: 5-25g/일, 남성: 10-50g/일 의 **알코올 섭취 시** 주어짐 **(남성과 여성 모두 하루 5-25g)**

*Trichopoulou et al NEJM 2003;348:2599-2608 **Fung et al Am J Clin Nutr 2005; 82;163-173

그림 2.5 전통적인 지중해식 식이요법 스코어와 변형된 지중해식 식이요법 스코어

떤 특성도 만족하지 못했다면, 그 점수는 0이 될 것이고 이것은 지중해식 식이요법이 전혀 반영되지 않았다는 것을 나타낸다.

고령자로 이루어진 두 개의 통계집단(cohort)에서 지중해식 식이요법의 수명 연장 효과는 관찰될 수 있었다.

70-90세 연령대의 매우 건강한 남녀 2,339명으로 시행된 HALE-프로젝트에서, 지중해식 식이요법을 고수한 결과 전체 사망률이 23%나 낮았다.[34]

실험 시작 당시 관상동백 심장질환, 뇌졸중이나 암이 없는 60세 이상의 유럽인 74,000명 이상을 대상으로 시행한 EPIC 연구에서는 수정된 지중해식 식이요법 스코어상 두 단계 상위의 식단으로 변경 후 사망률이 8%로 통계적으로 유의미하게 감소하는 것으로 나타났다.[76]

또한 50-71세 380,000명 이상의 미국인을 대상으로 한 '전향적 관찰 연구'(prospective observational study)에서도 스코어가 0~3점인 사람들에 비해서 6~9점인 남성과 여성 모두 암 사망률이 12-17% 감소했을 뿐만 아니라 전체 사망률과 CV 사망률도 20% 감소한 것이 관찰되었다. 이러한 관계는 흡연자와 전혀 흡연을 안 한 비흡연자에게서 똑같이 관찰되었다.[44] HALE 프로젝트[34], EPIC 연구[76]와 미국인 연구[44]

모두에서 비슷한 지중해식 식이요법 스코어가 영양섭취를 평가하는 데 사용되었다. 그러므로 지중해식 식이요법의 일차적인 예방 효과에 대한 데이터베이스는 훨씬 더 강화되었다.

지중해식 식이요법의 이로운 효과는 심혈관질환과 당뇨병을 앓은 적이 없는 38-63세의 여성 74,500명 이상을 대상으로 한 '간호사 건강 연구'에서 1984년부터 2004년까지 추적 연구한 결과 더 확실히 밝혀졌다.

필자들은 1984년부터 2004년 사이에 6차례에 걸쳐 피연구자 스스로 보고하도록 하는 설문을 시행해 데이터를 축적하였고, 이러한 데이터를 바탕으로 대체 지중해식 식이요법 스코어(Alternate Mediterranean Diet Score)를 사용하였다. 추적 연구한 20년 동안 관상동맥질환이 2,391번, 뇌졸중이 1,763번, 심혈관질환에 따른 사망(치명적인 CHD와 뇌졸중 수반)이 1,077건이 보고되었다. 대체된 지중해식 식이요법 스코어의 상위 20%에 있는 여성은 하위 20%에 있는 여성보다 관상동맥질환 위험이 29%, 뇌졸중 위험은 13% 낮았다. 심혈관질환 사망은 상위 20%에 있는 여성에게서 39%나 낮았다($p < 0.0001$).[20]

Lyon-Diet-Heart Study는 이미 1999년에 중재연구(interventional study)를 통해 심근경색을 겪은 환자의 경우 지중해식 식이요법을 엄격히 지키면 심혈관질환 발생 위험을 45%나 줄일 수 있다고 밝혔다. 지중해식 식이요법은 유럽심장병학회(European Society of Cardiology)의 전층심근경색(transmural MI) 발병 이후에 2차적인 예방을 위한 권장사항에서 class 1 권고안(증거 수준 B)이다.[78]

지중해식 식단에서 건강한 음식이라고 하는 것을 섭취하는 것과 심근경색 위험과의 역의 상관관계는 52개국에서 심근경색을 겪은 환자의 식습관 패턴을 분석한 Interheart Study에서 확인되었다. 세 가지 식습관 패턴을 구분해 "Oriental", "Western", "Prudent"라고 지칭했다. "Oriental" 패턴에는 두부와 콩(간장) 및 기타 소스들이 많이 포함돼 있다. 두 번째 식습관 패턴인 "Western"은 튀긴 음식, 소금기 많은 과자와 고기 섭취가 특징이며, 세 번째 "Prudent" 패턴에는 과일과 야채 섭취가 많다.

필자들은 생야채, 녹색잎 채소, 요리된 채소와 과일의 섭취와 급성심근경색의 의미 있는 역의 상관관계를 찾아냈다. 반대로, 그들은 심근경색과 튀긴 요리, 소금기 있는 과자의 섭취 간의 양의 상관관계를 발견했으며($p < 0.001$), 고기 섭취와 급성심근경색 간의 약한 상관관계를 관찰했다($p=0.08$).[26]

2.2.10.2
지중해식 식이요법이 위험 지표와 위험 요소에 미치는 영향

심근경색, 심혈관질환에 의한 사망과 모든 원인에 의한 사망을 줄일 수 있는 정확한 메커니즘은 아직 확실하지 않다, 그러나 염증 지표, 확립된 심혈관질환 위험요인과 같은 몇몇 위험 지표들은 지중해식 식이요법에 의해 감소된다.

Estruch 등은 무작위 PREDIMED 연구에서, 심혈관질환 위험에 있는 55-80세 사이의 증상이 없는 772명의 사람들을 대상으로 주 1L의 올리브유 또는 일 30g의 땅콩을 첨가한 지중해식 식이요법을 저지방 식이요법과 비교해서 그 효과를 조사했다.

3개월 후에 저지방 식이요법과 비교하여, 지중해식 식이요법의 경우 혈장 포도당 수치, 수축기 혈압 그리고 총 콜레스테롤/HDL-콜레스테롤 비율이 낮아졌다. 올리브유가 첨가된 지중해식 식이요법은 저지방 식이요법에 비해 C-반응 단백질(CRP) 수치도 낮췄다.[14]

같은 연구에서 지단백질(lipoprotein) 산화에 대한 지중해식 식이요법의 효과도 평가되었다. 3개월의 중재 후, 평균 산화된 LDL 수치는 천연 올리브유를 첨가시킨 전통적인 지중해식 식이요법 그룹에서 의미있게 감소했으며, 땅콩을 첨가한 그룹에서도 그보다는 적은 정도이지만 감소했다. 반면 저지방 식이요법 그룹에서는 의미있는 변화가 일어나지 않았다. 전통적인 지중해식 식이요법-천연 올리브유 그룹에서 산화 LDL 수준의 변화가 저지방 식이요법 그룹에 비해 의미있다고 볼 수 있다($p=0.02$).

땅콩을 곁들이거나(일 30g) 올리브유를 곁들인(하루 135ml) 지중해식 식이요법은 저지방 식이요법에 비해 3개월 만에 혈압, 아침 식전 혈당량(fasting blood sugar)과 염증표지자(inflammatory markers)를 낮추는 결과를 가져왔다.[17]

2.2.10.3
지중해식 식이요법과 염증

지중해식 식이요법을 고수하는 것과 신체의 염증성 반응의 상관관계를 앞서 언급된 스코어를 사용하여 300명 이상의 중년 쌍둥이 남성을 대상으로 측정했다. 다이어트 스코어에서 점수 1점 차이는 9% 낮은 인터루킨-6 수치(interleukin-6 level)와 연관이 있었다(95% CI, 4.5-13.6)—인터루킨-6 수치는 동맥경화증의 진행과 관련하여 확실하게 인정된 염증표지자이다.

그래서 감소된 전신 염증은 지중해식 식이요법과 심혈관질환 위험의 감소를 연결짓는 중요한 기전으로 보인다.[9] 최근의 연구는 최초에 대식세포의 HDL 수용체로의 유출에서부터 마지막 단계의 간을 통한 담즙이나 대변으로의 콜레스테롤 배출까지의 여러 단계에서 염증이 콜레스테롤 이동을 저해한다는 가설을 뒷받침해 주는 기능적인 증거를 제시하였다. 지중해식 식이요법의 항염증 효능은 어느 정도 심혈관에 이롭게 기여할 수 있지만, 또한 암을 유발하는 데 기여할 수도 있다.[42]

그러나 식물과 생선을 많이 섭취하고 가공된 붉은 고기를 적게 섭취하는 것으로부터 이익을 보는 것은 비단 동맥 시스템뿐만이 아니다. 정맥 혈전색전증(VTE)이 발생할 위험 또한 낮아진다! ARIC(Atherosclerosis Risk in Communities) 연구에서 시행했던 전향적 연구의 한 부분으로서, 1만 5천 명의 중년 성인의 대부분을 대상으로 12년 동안 정맥 혈전색전증의 발생 여부를 주적한 연구가 있다. 최초에 연구 참여자들의 평균 연령은 54세였다. 최초, 그리고 매 6년마다 "영양설문지"를 통해 그들의 식이요법에 따른 섭취를 평가했다. 정맥 혈전색전증 발생 위험은 과일과 야채 섭취 정도에 따라 그룹을 1/5로 나누는 식으로 평가했다(높은 쪽이 5, 낮은 쪽이 1).

과일과 채소 섭취량이 적은 하위 5분위에 속하는 사람들에 비해서 섭취량이 높은 상위 5분위(3-5)에 속하는 사람들에게서 정맥 혈전색전증의 발생 위험이 40-50% 정도로 현저히 낮아졌다.

일주일에 생선 1회 이상 섭취를 병행했을 때, 하위 5분위(1)에 속하는 사람들보다 다른 사람들에게 정맥 혈전색전증 발생 확률이 30-45% 낮았다. 문턱 효과(Threshold effect)를 암시하는 부분이다. 가공된 붉은 고기를 많이 섭취하는 경우 그 위험은 두 배가 되었다(p trend=0.02). 위험도(hazard ratio)는 factor VIIc와 factor VIIIc, von Willebrand factor를 약간 보정한 후에도 조금만 작아졌다.[71]

2.2.10.1

지중해식 식이요법과 당뇨병

지중해식 식이요법의 성분들을 생각해 볼 때, 지중해식 식이요법이 당뇨의 진행을 막는 효과가 있다는 것은 전혀 놀랍지 않다. 최근 스페인에서 있었던 전향적 코호트 연구에 따르면 애초에 건강했던 참가자들(대학교 졸업생들)을 대상으로 지중해식 식이요법을 지속하는 것과 당뇨 발병과의 상관관계를 알 수 있다—연구는 성별, 나이, 대학 교육 연수, 총 섭취열량, 체질량지수, 신체활동, 앉아 일하는 습관, 흡연 여부, 당뇨병 가족력, 고혈압력 등의 변수들에 따라 보정된 것이다. 지중해식 식습관을 잘 유지한 참가자는 낮은 당뇨병 위험을 보였다. 완전히 보정된 다변량 분석에 따르면 발생률 비율은 스코어가 2점 증가할 때 당뇨병 발병 위험이 35% 감소하는 의미있는 역의 선형 추이를 나타냈다(p=0.04). 식이요법을 잘 따라한 경우(스코어가 7~9점)인 경우는 낮은 점수와 비교하여 당뇨병 발생률이 80%나 감소했다.[41] 따라서 전통적인 지중해식 식이요법은 당뇨병에 대해 상당한 예방 효과가 있다고 보인다.

심근경색을 앓았던 환자에서도 비슷한 결과가 나왔다.[48]

당뇨는 없으나 최근 3개월 이내에 심근경색을 앓았던 8,291명의 이탈리아 환자들을 대상으로 새로운 당뇨(신 당뇨 약물 또는 식전 포도당이 ≥ 7mmol/L)와 공복혈당장애(식전 포도당≥6.1 mmol/L & 〈7 mmol/L) 발병 여부를 3.5년 동안 측정하여 데이터를 얻었다. 지중해식 식이요법 스코어가 조리된 야채, 생야채, 과일, 생선과 올리브유의 섭취에 따라 부여되었다. 인구학적, 병리적 그리고 생활방식에 따른 위험 요소들과 당뇨 발생, 공복혈당장애와의 관련성은 다변량 콕스 회귀분석으로 측정되었다.

평균 추적연구 기간 3.2년 동안(연인원 26,795명) 이 환자들의 연간 공복혈당장애의 발병률은 15배 높게, 당뇨병 발병률은 일반 인구 집단에 비해 2배 높게 나왔다. 전형적인 지중해식 음식 섭취, 금연 그리고 체중 증가 억제가 모두 위험을 더 낮추는 것과 관련이 있었다.

2.2.10.5
지중해식 식이요법 연구의 메타 분석

최근의 메타 분석에 따르면 지중해식 식이요법 패턴의 이로움은 총 514,816명의 피실험자, 관찰기간 동안에 발생한 33,576건의 사망을 바탕으로 평가되었다. 지중해식 식이요법은 잘 지키면 전반적인 사망률은 스코어가 2점이 증가할 때 사망 위험이 9% 줄어드는 것으로 나타났다. 이와 마찬가지로 암으로 인한 사망 위험은 6% 감소할 뿐만 아니라 심혈관질환에 의한 사망위험도 9% 줄어든다. 이 연구가 시사하는 바는 개별적인 성분을 섭취하는 것보다 지중해식 식단을 더욱 완전하게 고수하는 것이 예후를 증진시키는 데 더 효과적이라는 것이다. 예상외로 파킨슨 병이나 알츠하이머 병의 발병

도 13%라는 상당한 수준으로 감소되었다.[70]

지중해식 식이요법을 더 잘 지키는 것은 동맥혈관질환에 따른 사망을 낮출 뿐만 아니라 정맥 혈전색전증의 발병 위험도 낮춘다. 또한 노후의 삶의 질이나 건강한 삶에 위험이 되는 다른 질병들—예방을 위한 특별한 방법이 아직 확립된 바가 없는 암, 파킨슨병, 알츠하이머 병 등—도 감소시킨다. 이 식습관이 가져다주는 이로운 부수적 효과가 매우 바람직한 것이기 때문에 심근경색을 앓은 심혈관질환 환자에게 이런 형태의 식이요법을 권하기 쉽다.[43]

2.2.10.6

식이요법 위험 스코어(DRS)와 급성 심근경색(AMI)

Interheart Study의 필자들은 그들이 수집한 데이터로부터 식이요법 위험 점수표(Dietary Risk Score, DRS)를 계산하고 이 점수표와 급성심근경색 위험 간에 등급별 양의 상관관계가 있다는 것을 발견했다. 심혈관질환을 일으킬 수도 있나고 여겨지는 음식들(고기, 소금기 있는 과자, 튀긴 음식)과 예방할 수 있다고 여겨지는 음식들(과일, 녹색잎 채

Population Attributable Fraction	
Overall[a]	0.30 (0.26-0.35)
Male[b]	0.28 (0.23-0.33)
Female[b]	0.39 (0.30-0.49)
N. America, W.Europe and Australia[c]	0.30 (0.17-0.42)
Central Europe[c]	0.31 (0.18-0.44)
Middle East[c]	0.28 (0.17-0.40)
Africa[c]	0.10 (-0.14-0.05)
South Asia[c]	0.29 (0.18-0.40)
China[c]	0.18 (0.07-0.29)
Southeast Asia[c]	0.58 (0.45-0.71)
S. America[c]	0.15 (-0.03-0.32)

[a] adjusted for age, sex and regions
[b] adjusted for age and regions
[c] adjusted for age and sex

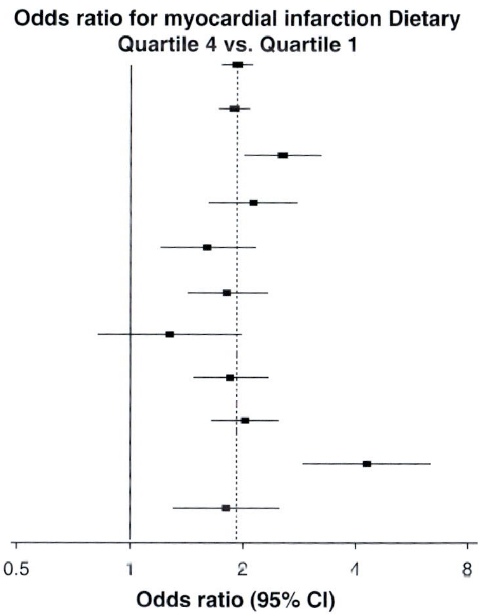

그림 2.6 DRS와 관련된 급성 심근경색에 대한 인구귀속위험과 오즈비. *Iqbal et al.*의 2008년도 연구를 수정

소, 기타 요리된 채소 및 생야채)이 점수표를 산출하는 데 쓰였다. 하위 1/4에 비해서 오즈비(odds ratio, 나이, 성별 및 지역에 따라 보정)는 DRS 상위 2/4일 경우 1.29에서부터 상위 1/4인 경우 1.92로 변한다. 점수와 급성심근경색의 상관관계는 지역에 따라 변한다($p < 0.0001$). 그러나 모든 지역에서 방향성은 비슷하다. 이 점수에 대한 인구 집단 원인 점유율(Population Attribution Ratio)은 이 연구의 참가자에 대해 30%(95% CI 0.26-0.35)였다(그림 2.6).

따라서 Interheart Study는 건강한 음식 섭취와 심근경색 위험의 감소 사이의 관찰 연구로부터 얻어진 관계를 사례 통제 연구를 통해 확인했다. 그러나 무작위 중재 연구는 다른 신진대사 문제가 있고 심혈관질환을 겪고 있는 환자들을 위해 특정 식이요법 권장안을 개발할 필요가 있다(그림 2.7-2.10).

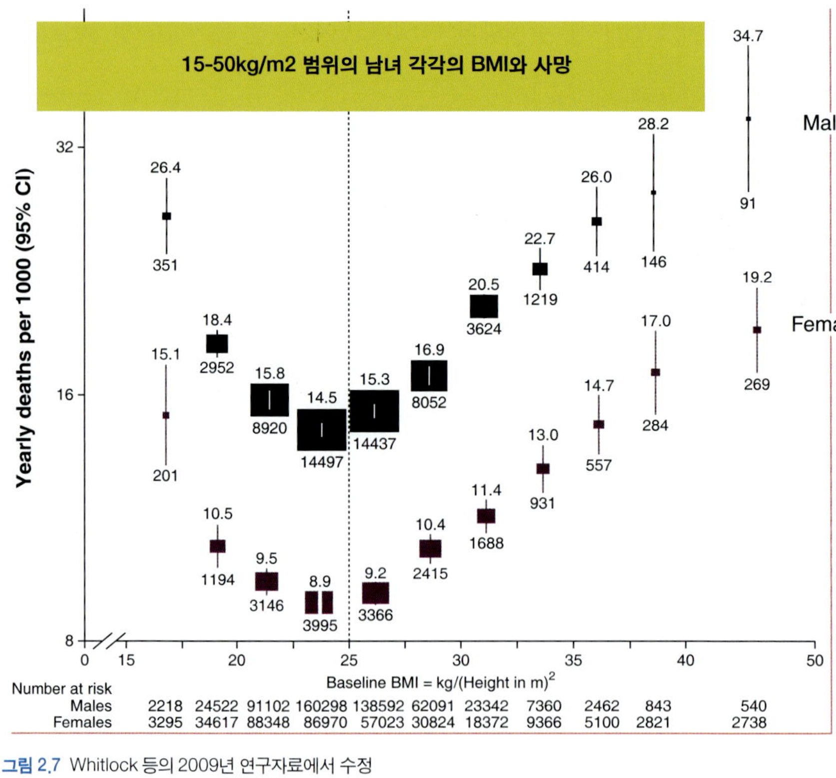

그림 2.7 Whitlock 등의 2009년 연구자료에서 수정

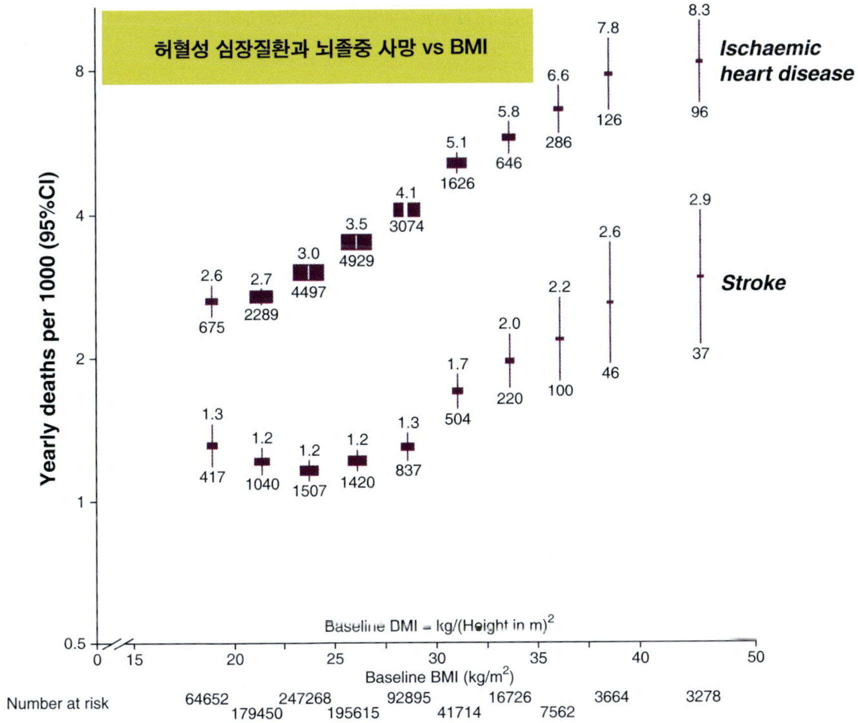

그림 2.8 Whitlock 등의 2009 연구에서 수정

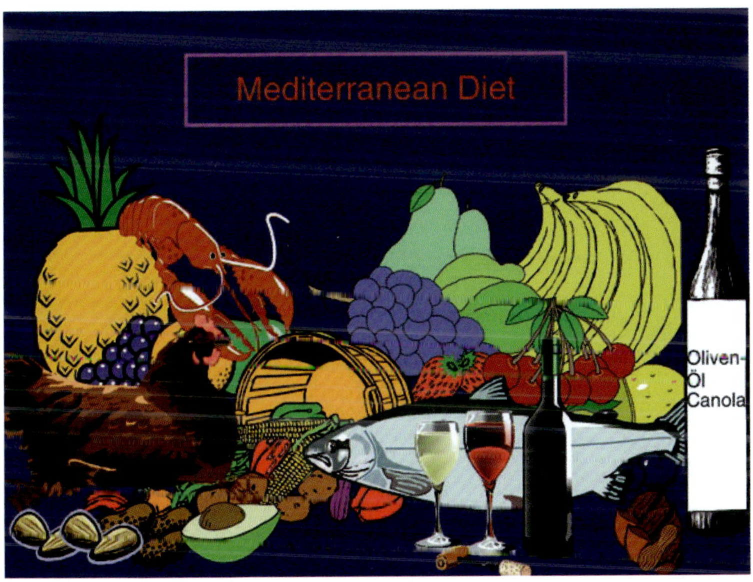

그림 2.9 지중해식 식이요법의 주요 구성

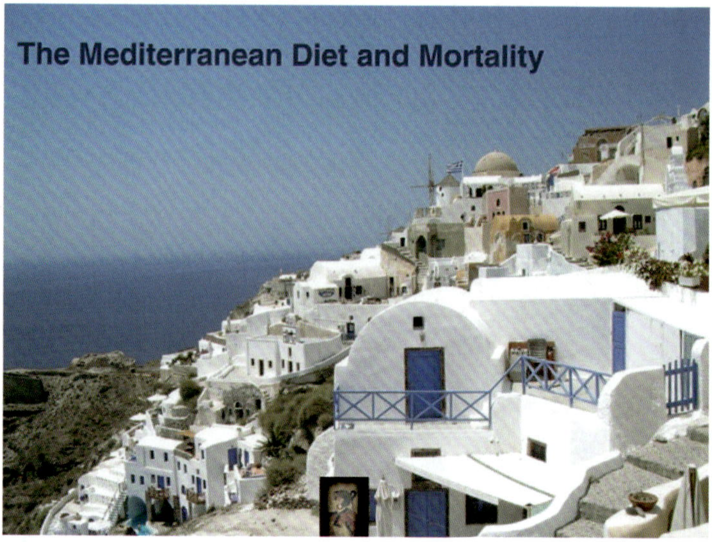

그림 2.10 지중해 풍경—심혈관질환 발병 위험이 낮은 지역(미코노스 섬)

2.2.11
음료

신체가 필요로 하는 수분 요건은 환경과 신체활동에 따라 다르다. 어떤 요건을 충족시키기 위해 더 유리한 수분(액체)의 형태는 전통과 환경에 의존한다.

2.2.11.1
커피, 차의 섭취와 심혈관 증상

커피와 차, 초콜릿(더 적은 수준이긴 하지만)은 수십 년 동안 일상생활에서 가장 널리 음용되는 음료수였다. 그러나 관상동맥질환 위험과 이들의 관계가 연구되기 시작한 것은 최근의 일이다.

2.2.11.2
커피

커피 섭취는 동맥경화 환자한테는 그 위험을 더욱 증가시킨다. 콜레스테롤 수준에 커피가 미치는 영향은 이미 1989년에 조사된 바 있다. 끓인 커피(boiled coffee)를 9주 이상 마셨을 때 LDL-콜레스테롤을 10% 증가시켰다. 반면 필터 커피는 "커피를 마시지 않은" 그룹과 차이가 없었다.[1]

'건강 전문가 연구'(Health Professionals' Follow-Up Study)에서는 병원에 근무하는 4만 2천 명의 남성을 대상으로 커피 섭취, 생활 방식, 다른 위험 요인들에 대해 총 12년 동안 매 2년씩 설문을 했다. 비슷하게 '간호사 건강 연구'(Nurses' Health Study)에서도 30-55세 연령대의 간호사 8만 4천 명 이상에게 그들의 커피 섭취에 대해서 총 18년 동안 매 2년 간격으로 설문을 했다. 두 연구에서 진성당뇨병 여부를 조사하였다. 하루 4-5잔의 커피 음용은 진성당뇨병의 발병 가능성을 남성의 경우 29-30%, 여성의 경우에도 비슷한 정도로 낮추는 것으로 다변량 분석 결과 나타났다. 남성의 경우, 하루에 6잔 이상 마셨을 때도 당뇨 위험을 46% 낮추는 것으로 나타난 반면, 여성의 경우에는 5잔을 초과하여 마신다고 해도 더 이상 당뇨 위험을 줄이는 효과는 없는 것으로 나타났다.[65]

습관적인 커피 음용은 2형 당뇨 위험을 실질적으로 낮추는 것으로 나타났고,[59] 같은 현상이 중년 이하 미국 여성뿐만 아니라 폐경기의 여성이 디카페인 커피를 마시는 경우에도 관찰되었다.[77] 그러므로 카페인이 아닌 커피 내의 다른 성분이 당뇨를 억제하는 것으로 추정된다.

두 관찰 연구에서 나타났듯이 커피 음용은 관상동맥질환의 진행을 가속화시키는 위험은 없는 것으로 나타났다. 하루 5잔까지 마시는 것은 동맥질환 환자에게 해롭지 않으며, 오히려 당뇨 발생을 막거나 지연시키는 데 이로울 수 있다. 그러나 설탕과 크림은 금물이다.

커피 음용은 '간호사 건강 연구' 대상이었던 8만 3천 명 이상의 여성에게서 종류를 막론하고 커피 섭취 시 상대적인 뇌졸중 위험을 감소시켰다. 고혈압, 고콜레스테롤혈증, 2형 당뇨에 따라 조정한 후의 결과는, 전혀 흡연을 한 적이 없거나, 현재 흡연을 하지 않는 그룹에 대해서 상대적인 위험이 43% 감소했다(하루 4컵 초과 상대위험 vs 한 달 1컵 미만; $p < 0.001$). 그러나 현재 흡연자에 대해서는 차이가 없었다. 비슷하게 고콜레스테롤혈증이 아닌(HR 0.77; $p < 0.003$), 당뇨가 아닌(HR 0.79; $p=0.009$), 그리고 고혈압이 아닌(HR 0.72; $p=0.001$) 집단에 대해서는 확실히 예방 효과가 있었다. 그러나 당뇨, 고혈압 또는 고콜레스테롤혈증이 있는 여성의 경우 어떠한 예방 효과도 없었으며, 이는 커피 음용의 적당한 이로운 효과는 이러한 중요한 위험 요소들의 해로운 영향을

없애지는 못하는 것을 나타낸다. 필자들은 또한 하루에 적당한 양의 디카페인 커피를 마시는 경우에 뇌졸중 위험이 미미하게나마 감소하는 것을 발견했다(하루 2-3컵 vs 한 달 1컵 미만; HR 0.84; p=0.002). 이는 카페인 외의 다른 성분이 뇌졸중 위험을 낮추는 데 영향을 끼친다는 것을 나타낸다.[38]

2.2.11.3
차

차는 전통적으로 심혈관질환의 발생과 관련하여 더 좋은 이미지를 가지고 있다. 차 음용과 급성 심근경색에 의한 사망 사이에 관계는 전향적 연구에서 조사되었다. 심근경색 발병 전에 스스로 보고된 차 음용은 심근경색 발병 후에 사망률 저하와 연관성이 있었다.[50]

홍차 음용은 단기와 장기의 경우 모두 동맥질환이 있는 환자의 내피 기능장애를 막을 수 있다. 이것은 최초 예방과 이차적 예방에 있어서 차 음용과 심혈관질환의 감소와의 연관성을 부분적으로 설명해 주는 것이다.[13] 그러나 우유를 섞어 마시는 것은 차가 혈관 확장반응에 끼치는 이로운 효능을 약화시킨다.[39] 비슷하게, 녹차 음용은 모든 원인에 의한 사망 및 심혈관질환에 의한 사망을 감소시키는데, 이는 일차적으로 뇌졸중 위험을 감소시키기 때문이다. 암 사망의 위험비(hazard ratio)는 차를 마시지 않는 사람들과 다르지 않았다.[37] 차를 마시는 것과 휴식, 스트레스 해소와 연관성이 빈번하게 확인되곤 한다. Steptoe 등은 이중 블라인드(!) 무작위 실험을 통해 차를 정기적으로 마시면 혈소판 백혈구 응집, 혈소판 단핵세포 응집, 혈소판 호중성 백혈구 응집이 낮아진다고 보고했다. 이들은 또한 인공적인 실험 조건하에서 더 낮은 스트레스 후 코티솔 수준이 나타나고, 더 강한 이완 감정을 느끼는 것을 발견했다. 홍차 음용은 정신 내분비와 염증 메커니즘을 통해 스트레스로부터 더 잘 회복하게 함으로써 건강에 이로운 효과를 줄 수 있다.[72] 요약하자면 커피는 관상동맥질환 위험에 나쁜 영향을 주지는 않으며, 뇌졸중과 진성당뇨병 위험을 낮추는 효과는 있는 것 같다. 그리고 이것은 디카페인 커피의 경우에도 마찬가지이다. 우유를 넣지 않은 홍차는 혈류 의존성 혈관 확장에 이로운 효과가 있다. 차 섭취는 심근경색에 따른 사망률을 낮추고, 녹차는 뇌졸중 위험을 낮춘다. 그러나 관상동맥 위험에는 효과가 없는 것 같다.

2.2.11.4
심근경색 이후의 알코올

많은 수의 지역사회와 임상 집단의 역학적 연구에 따르면 적당한 알코올 섭취는 뒤이은 심혈관 사망률 위험을 감소시키는 것으로 나타났다.[33]

와인 섭취, 특히 레드와인 섭취는 맥주를 섭취하는 것보다 더 좋은 예후를 보인다.

이는 부분적으로 레드와인의 성분 중 내피의 기능에 좋은 영향을 주는 폴리페놀과 올리고메릭 프로시아니딘에 기인한다.[6] Johansen 등은 단면연구(cross-sectional)에서 와인과 맥주를 사는 사람들의 음식 구매 습관을 조사하였다. 와인을 사는 사람들은 의미있게 더 자주 올리브유와 저지방 유제품, 저지방 고기를 사는 반면, 맥주를 사는 사람들은 소시지나 찬 고기조각(햄 같은), 돼지고기를 좋아했다. 이는 소비되는 알코올 유형의 평가만으로도 사회적 선택의 편향에 대한 유의미한 잠재력이 있음을 보여준다.[28]

심근경색 후의 환경에서 ONSET, Lyon Diet Hear Study, Survival and Ventricular Enlargement trial, 그리고 최근에는 SHEEP(Stockholm Heart Epidemiology Program)[27]는 최근 급성심근경색에서 생존한 사람들을 대상으로 섭취 알코올의 종류에 따른 사망률을 비교하였다.

대부분의 연구에서 적당한 알코올 섭취의 긍정적인 효과는 재확인되었고, 사회적 선택의 편향 가능성도 대부분 다면량 분석을 통해 제거되었다. 물론 무작위 연구의 부재에 따른 다른 알려지지 않은 요인들이 있을 가능성은 있다. SHEEP 연구에서는 와인과 맥주 섭취 사이의 이로운 효능의 차이는 없으며 이로운 효과는 하루에 5g 미만 정도의 적은 양만 먹어도 나타난다고 했다.[27]

알코올 음료를 소량 섭취—아마 에탄올 그 자체일 수도 있다—하는 것은 항염증 효과가 있고 피브리노겐을 감소시킨다. 중재연구(Interventional study)에 따르면 여성의 경우 하루 맥주 3잔, 남성의 경우 하루 맥주 4잔 소비를 3주 이상 했을 때 CRP 응집도와 피브리노겐이 의미있게 감소하였음을 알 수 있다. 게다가 레드와인을 하루 30g씩 4주 마셨을 때 건강한 남성의 경우 CRP가 의미있게 감소하였다(21%).[14]

알코올은 또한 HDL-콜레스테롤, 내피 기능, 항산화 효과와 섬유소 분해를 증가시키고, 혈장 점도와 혈소판 응집을 감소시킨다. 이러한 효과들의 조합으로 심혈관질환 발병에 대한 알코올의 이로운 효과를 일부 설명할 수 있다.[33]

일차적인 예방 차원에서의 적당한 알코올 섭취는 허혈과 연관된 심부전의 발병에 이로운 효과가 있었다는 것이 '의사 건강 연구'에서 밝혀졌다. 이 연구에서 필자들은 적당한 알코올 섭취는 심장마비의 위험을 낮추고, 이러한 이점은 동맥경화질환에 대한 알코올의 이로운 효능을 통해 가능하다고 결론지었다. 또한 이 연구는 적당한 알코올 섭취가 비허혈성 심근증(nonischemic cardiomyopathy)을 예방하지는 못한다는 것을 보여 준다고 하였다. 하루에 2잔 이상 마시는 여성의 경우와 하루에 5잔 이상 마시는 남성의 경우에 심방세동(atrial fibrilliation) 위험은 오히려 증가한다.[5] 주 1-2회 또는 3-4일 섭취는 위험의 증가와는 무관하다. 심부전이 있는 환자의 경우 심방세동을 예방하기 위해 알코올을 피해야 하며, 예후를 증진시키기 위해 알코올성 심근증의 경우에는 금주해야 한다.[51]

여성의 경우 남성보다 알코올에 더 약하거나 더 적은 양으로도 비슷한 효과를 볼 수 있다. 이는 아마도 위의 탈수소화 효소(alcohol-dehydrogenase)의 더 적은 활동량 때문인 것 같다. 여성의 경우 알코올 섭취에 따른 심장의 이로운 효과는 유방암 위험의 증가로 반감된다.[10] 또 알코올 섭취에 따른 다른 위험도 있는데, 하루 2잔 넘게 마시는 남성의 경우 허혈성 뇌졸중(ischemic stroke) 위험에 더 크게 노출된다.[49]

이론적으로 이로운 효과에도 불구하고, 독일에서는 매년 4만 명이 알코올 섭취로 사망하고 2천 명의 신생아가 알코올에 의한 기형을 가지고 태어난다.[69] 그러므로 알코올 섭취를 권하는 것은 지금으로선 그다지 현명하지 않은 것으로 보이며, 오히려 해로울 수도 있다—비록 최근의 ARIC 연구에서 관찰한 결과 중년에 자발적으로 알코올 섭취를 시작한 사람이 권장량 이상으로 마시는 경우는 거의 없다고 하더라도 말이다. 적당한 음주를 시작한 사람들은 심혈관질환에 따른 사망률의 감소라는 이점을 상대적으로 빨리 경험하게 되지만 4년 후의 사망률에서는 차이가 없다.[32]

미국 성인들 중에 9개국을 대표하는 샘플로 연구한 결과 가벼운 적당한 알코올 섭취는 심혈관질환 사망률과 역의 상관관계가 있었다. 이는 평생 술을 마시지 않은 사람과 비교했을 때도 마찬가지였지만, 권장량을 초과하여 섭취했을 때는 그렇지 않았다.[52]

이 결과는 적당한 양, 종류, 그리고 마시는 타이밍을 적절히 조절할 수 있는 성인들에게는 가볍게 알코올을 꾸준히 섭취하는 것이 안전하다는 것을 뒷받침한다. 따라서 알코올 섭취에 관한 결정은 개개인별로 달라야 한다.

2.2.11.5
탄산음료

탄산음료는 미국에서 발달한 것으로 전 세계적으로 특히 미국에서 영양과 관련해 중요한 문젯거리의 대명사이다. 탄산음료의 문제는 여러 연구에서 분석되어 왔다. 미국에서 설탕을 넣어 달게 만든 탄산음료는 전체 열량 섭취의 7.1%를 차지하며, 미국 식단에서 가장 많은 칼로리를 제공하는 단일 식품이다. 어린이나 청소년기에서는 총 섭취 칼로리의 10-15%나 차지한다. 설탕을 넣은 음료수 한 캔 또는 한 잔을 추가로 섭취할 때마다, 어린이가 비만이 될 가능성이 60% 증가한다.[2]

탄산음료를 정기적으로 섭취하는 것은 비만, 신진대사 장애, 당뇨와 연관이 있어 왔다.

미국에서 비만과 2형 당뇨가 증가하는 것은 설탕이 들어가 탄산음료의 소비가 증가하는 것과 함께한다.[40]

'간호사 건강 연구'의 장기 관찰에 의하면, 하루에 1잔 이상의 설탕이 든 탄산음료나 과일 펀치를 섭취하는 여성은 이러한 음료를 한 달에 1잔 미만으로 섭취하는 사람들에 비해서 2형 당뇨 발생 위험이 2배에 이른다.

비슷하게, 설탕으로 달게 만든 음료의 정기적인 섭취(즉 한 달에 1회 vs 하루에 2회)를 24년 동안 관찰한 결과 여성에게서 관상동맥질환 발병 위험이 35%(CI 7-69%)나 높았다. 이는 다른 건강하지 않은 생활 방식이나 식습관 요인들을 고려한 후에도 그랬다. 반면 인공 감미료 첨가 음료는 관상동맥질환과 연관관계가 없었다.[19]

2.3
결론

양질의 또는 신중한(prudent) 식이요법과 더불어 채소, 땅콩, 단일불포화지방산의 섭취, 지중해식 식이요법이 심혈관 보호효과가 있다는 것은 강력한 증거들을 통해 뒷받침될 수 있다. 또한 생선, 오메가 3 지방산, 통곡물, 과일, 섬유질 및 약간의 알코올 섭취도 보호 효과가 있다는 좋은 증거가 있다.

낮은 비율의 포화지방산/단일불포화지방산의 이로운 효과는 지중해식 식이요법을 통해 간접적으로 증명된다.

서구식 식습관, 트랜스지방산, 고혈당지수에 속하는 음식이나 음료는 심혈관질환에 좋지 않다.

Reference

1. Bak AA, Grobbee DE. The effect on serum cholesterol levels of coffee brewed by filtering or boiling. *N Engl J Med.* 1989;321:1432-1437.
2. Brownell KD, Frieden TR. Ounces of prevention –the public policy case for taxes on sugared beverages. *New Engl J Med.* 2009;360:1805-1808.
3. Bütner HJ, Mueller C, Gick M, et al. The impact of obesity on mortality in UA/Non-STsegment elevation myocardial infarction. *Eur Heart J.* 2007;28(14):1694-1701.
4. Calle EE, Rodriguez C, Walker-Thurmond K, Thun MJ. Overweight, obesity, and mortality from cancer in a prospectively studied cohort of U.S. adults. *N Engl J Med.* 2003;348:1625-1638.
5. Conen D, Tedrow UB, Cook NR, Moorthy MV, Buring JE, Albert CM. Alcohol consumption and risk of incident atrial fibrillation in women. *JAMA.* 2008;300:2489-2496.
6. Corder R, Mullen W, Khan NQ, et al. Oenology: red wine procyanidins and vascular health. *Nature.* 2006;444:566.
7. Corti R, Flammer AJ, Hollenberg NK, Lücher TF. Cocoa and Cardiovascular Health. *Circulation.* 2009;119:1433-1441.
8. Covas M-I, Nyyssöen K, Poulsen HE et al for the EUROLIVE Study Group. The effect of polyphenols in olive oil on heart disease risk factors. A randomized trial. *Ann Intern Med.* 2006;145:333-341.
9. Dai J, Miller AH, Bremner JD, et al. Adherence to the Mediterranean Diet Is Inversely Associated With Circulating Interleukin-6 Among Middle-Aged Men. A Twin Study. *Circulation.* 2008;117:169-175.
10. Di Castelnuovo A, Costanzo S, Bagnardi V, Donati MB, Iacoviello L, de Gaetano G. Alcohol dosing and total mortality in men and women. *Arch Intern Med.* 2006;166:2437-2445.
11. Digenio AG, Mancuso JP, Gerber RA, Dvorak RV. Comparison of methods for delivering a lifestyle modification program for obese patients –a randomized trial. *Ann Intern Med.* 2009;150:255-262.

12. Djoussé L, Gaziano JM. Breakfast cereals and risk of heart failure in the physicians' health study. *Arch Intern Med.* 2007;167:2080-2085.
13. Duffy SJ, Keaney JF Jr, Holbrook M, et al. Short- and long-term black tea consumption reverses endothelial dysfunction in patients with coronary artery disease. *Circulation.* 2001;104:151-156.
14. Estruch R, Martinez-Gonzalez MA, Corella D, Salas-Salvado J, Ruiz-Gutierrez V, Covas MI, Fiol M, Gomez-Gracia E, Lopez-Sabater MC, Vinyoles E, Aros F, Conde M, Lahoz C, Lapetra J, Saez G, Ros E, For the PREDIMED Study Investigators. Effects of a mediterranean-style diet on cardiovascular risk factors –a randomized trial. *Ann Intern Med.* 2006;145:1-11.
15. Ezzati M, Vander Hoorn S, Rodgers A, Lopez AD, Mathers CD, Murray CJL, The Comparative Risk Assessment Collaborating Group. Estimates of global and regional potential health gains from reducing multiple major risk factors. *Lancet.* 2003;362:271-280.
16. Farzaneh-Far R, Lin J, Epel ES, Harris WS, Blackburn EH, Whooley MA. Association of marine omega-3 fatty acid levels with telomeric aging in patients with coronary heart disease. *JAMA.* 2010;303(3):250-257.
17. Fitó M, Guxens M, Corella D, Sáz G, Estruch R, de la Torre R, Francé F, Cabezas C, del Carmen M, Lóez-Sabater, Marrugat J, Garcí-Arellano A, Aró F, Ruiz-Gutierrez V, Ros E, Salas-SalvadóJ, Fiol M, SoláR, Covas M-I, For the PREDIMED Study Investigators. Effect of a traditional mediterranean diet on lipoprotein oxidation: a randomized controlled trial. *Arch Intern Med.* 2007;167:1195-1203.
18. Flammer AJ, Hermann F, Sudano I, et al. Dark chocolate improves coronary vasomotion and reduces platelet reactivity. *Circulation.* 2007;116:2376-2382.
19. Fung TT, Malik V, Rexrode KM, Manson JAE, Willett WC, Hu FB. Sweetened beverage consumption and risk of coronary heart disease in women. *Am J Clin Nutr.* 2009;89:1-6.
20. Fung TT, Rexrode KM, Mantzoros CS, et al. Mediterranean diet and incidence of and mortality from coronary heart disease and stroke in women. *Circulation.* 2009;119:1093-1100.
21. Gruppo Italiano per lo Studio della Sopravivenza nell'Infarto miocardico. Dietary supplementation with n-3 polyunsaturated PUFAs and vitamin E after myocardial infarction: results of the GISSI-Prevenzione trial. *Lancet.* 1999;354:447-455.
22. Hajer GR, van Haeften TW, Visseren FLJ. Adipose tissue dysfunction in obesity, diabetes, and vascular diseases. *Eur Heart J.* 2008;29:2959-2971.
23. Hammer S, Snel M, Lamb HJ, et al. Prolonged caloric restriction in obese patients with type 2 diabetes mellitus decreases myocardial triglyceride content and improves

myocardial function. *JACC.* 2008;52:1006-1012.

24. Harris WS, Mozaffarian D, Rimm E, et al. Omega-6 fatty acids and risk for cardiovascular disease. a science advisory from the American Heart Association Nutrition Subcommittee of the Council on Nutrition, Physical Activity, and Metabolism; Council on Cardiovascular Nursing; and Council on Epidemiology and Prevention. *Circulation.* 2009;119:902-907.
25. Hu FB, Bronner L, Willett WC, et al. Fish and omega-3 fatty acid intake and risk of coronary heart disease in women. *JAMA.* 2002;287:1815-1821.
26. Iqbal R, Anand S, Ounpuu S, Islam S, Zhang X, Rangarajan S, Chifamba J, Al-Hinai A, Keltai M, Yusuf S, On behalf of the INTERHEART Study Investigators. Dietary patterns and the risk of acute myocardial infarction in 52 countries: results of the INTERHEART Study. *Circulation.* 2008;118:1929-1937.
27. Janszky RL, Ahnve S, Hallqvist J, Bennet AM, Mukamal KJ. Alcohol and long-term prognosis after a first acute myocardial infarction: the SHEEP study. *Eur Heart J.* 2008;29:45-53.
28. Johansen D, Friis K, Skovenborg E, Ml G. Food buying habits of people who buy wine or beer: cross sectional study. *Br Med J.* 2006;332:519-524.
29. Joshipura KJ, Hu FB, Manson JE, et al. The effect of fruit and vegetable intake on risk for coronary heart disease. *Ann Intern Med.* 2001;134:1106-1114.
30. Katan MB. Weight loss diets for prevention and treatment of obesity. *N Engl J Med.* 2009;360:923-925.
31. Khaw K-T, Bingham S, Welch A, et al. Relation between plasma ascorbic acid and mortality in men and women in EPIC-Norfolk prospective study: a prospective population study. *Lancet.* 2001;357:657-663.
32. King DE, Mainous AG, Geesey ME. Adopting moderate alcohol consumption in middle age: subsequent cardiovascular events. *Am J Med.* 2008;121:201-206.
33. Kloner RA, Rezkalla SH. To drink or not to drink? that is the question. *Circulation.* 2007;116:1306-1317.
34. Knoops KT, de Groot LC, Kromhout D, et al. Mediterranean diet, lifestyle factors, and 10-year mortality in elderly European men and women: the HALE project. *JAMA.* 2004;292:1433-1439.
35. Kris-Etherton PM, Hu FB, Ros E, SabatéJ. The role of tree nuts and peanuts in the prevention of coronary heart disease: multiple potential mechanisms. *J Nutr.* 2008;138:1746S-1751S. Supplement: 2007 Nuts and Health Symposium.
36. Kumanyika SK, Obarzanek E, Stettler N, et al. Population-based prevention of obesity: the need for comprehensive promotion of healthful eating, physical activity, and

energy balance: a scientific statement from American Heart Association Council on Epidemiology and Prevention, Interdisciplinary Committee for Prevention (formerly the Expert Panel on Population and Prevention Science). *Circulation*. 2008;118:428-464.

37. Kuriyama S, Shimazu T, Ohmori K, et al. Green tea consumption and mortality due to cardiovascular disease, cancer, and all causes in Japan: the Ohsaki study. *JAMA*. 2006;296:1255-1265.
38. Lopez-Garcia E, Rodriguez-Artalejo F, Rexrode KM, Logroscino G, Hu FB, van Dam RM. Coffee consumption and risk of stroke in women. *Circulation*. 2009;119:1116-1123.
39. Lorenz M, Jochmann N, von Krosigk A, et al. Addition of milk prevents vascular protective effects of tea. *Eur Heart J*. 2007;28:219-223.
40. Malik VS, Popkin BM, Bray GA, Despres JP, Hu FB. Sugar-sweetened beverages, obesity, type 2 diabetes mellitus, and cardiovascular disease risk. *Circulation*. 2010;121:1356-1364.
41. Martınez-Gonzalez de la Fuente-Arrıllaga C, Nunez-Cordoba JM, Basterra-Gortari FM, et al. Adherence to Mediterranean diet and risk of developing diabetes: prospective cohort study. *Br Med J*. 2008;336:1348-1351.
42. McGillicuddy FC, de la Llera MM, Hinkle CC, et al. Inflammation impairs reverse cholesterol transport in vivo. *Circulation*. 2009;119:1135-1145.
43. Mente A, de Koning L, Shannon HS, Anand SS. A systematic review of the evidence supporting a causal link between dietary factors and coronary heart disease. *Arch Intern Med*. 2009;169:659-669.
44. Mitrou PN, Kipnis V, Thiéaut ACM, et al. Mediterranean dietary pattern and prediction of all-cause mortality in a US population. Results from the NIH-AARP diet and health study. *Arch Int Med*. 2007;167:2461-2468.
45. Mokdad AH, Marks JS, Stroup DF, Gerberding JL. Actual causes of death in the United States, 2000. *JAMA*. 2004;291:1238-1245.
46. Mozaffarian D, Ascherio A, Hu FB, et al. Interplay between different polyunsaturated fatty acids and risk of coronary heart disease in men. *Circulation*. 2005;111:157-164.
47. Mozaffarian D, Katan MB, Ascherio A, Stampfer MJ, Willett WC. Trans-fatty acids and cardiovascular disease. *N Engl J Med*. 2006;354:1601-1613.
48. Mozaffarian D, Marfisi R, Levantesi G, et al. Incidence of new-onset diabetes and impaired fasting glucose in patients with recent myocardial infarction and the effect of clinical and lifestyle risk factors. *Lancet*. 2007;370:667-675.
49. Mukamal KJ, Ascherio A, Mittleman MA, et al. Alcohol and Risk for Ischemic Stroke in Men: The Role of Drinking Patterns and Usual Beverage. *Ann Intern Med*. 2005;142:11 19.

50. Mukamal KJ, Maclure M, Muller JE, Sherwood JB, Mittleman MA. Tea Consumption and Mortality After Acute Myocardial Infarction. *Circulation.* 2002;105:2476-2481.
51. Mukamal KJ, Psaty BM, Rautaharju PM, et al. Alcohol consumption and risk and prognosis of atrial fibrillation among older adults: the cardiovascular health study. *Am Heart J.* 2007;153:260-266.
52. Mukamal KJ, Chen CM, Rao SR, Breslow RA. Alcohol consumption and cardiovascular mortality among U.S. adults, 1987 to 2002. *JACC.* 2010;55:1328-1335.
53. Nicholls SJ, Lundman P, Harmer JA, et al. Consumption of saturated fat impairs the antiinflammatory properties of high-density lipoproteins and endothelial function. *JACC.* 2006;48:715-720.
54. Nöhlings U, Schulze MB, Weikert C, et al. Intake of vegetables, legumes, and fruit, and risk for all-cause, cardiovascular, and cancer mortality in a European diabetic population. *J Nutr.* 2008;138:775-781.
55. O'Keefe JH, Gheewala NM, O'Keefe JO. Dietary strategies for improving post-prandial glucose, lipids, inflammation, and cardiovascular health. *JACC.* 2008;51:249-255.
56. Oh K, Hu FB, Manson JE, Stampfer MJ, Willett WC. Dietary fat intake and risk of coronary heart disease in women: 20 years of follow-up of the Nurses' Health Study. *Am J Epidemiol.* 2005;161:672-679.
57. Okie S. New York to trans fats: you're out! *N Engl J Med.* 2007;356:2017-2021.
58. Pereira MA, O'Reilly E, Augustsson K, et al. Dietary fiber and risk of coronary heart disease: a pooled analysis of cohort studies. *Arch Intern Med.* 2004;164:370-376.
59. Pereira MA, Parker ED, Folsom AR. Coffee consumption and risk of type 2 diabetes mellitus: an 11-year prospective study of 28 812 postmenopausal women. *Arch Intern Med.* 2006;166:1311-1316.
60. Pischon T, Boeing H, Hoffmann K, et al. General and abdominal adiposity and risk of death in Europe. *N Engl J Med.* 2008;359:2105-2120.
61. Retterstøl K, Hennig CB, Iversen PO. Improved plasma lipids and body weight in overweight/obese patients with type III. *Clin Nutr.* 2009. doi:10.1016/j.clnu.2009.01.018.
62. Romon M, Lommez A, Tafflet M, et al. Downward trends in the prevalence of childhood overweight in the setting of 12-year school- and community-based programmes. *Public Health Nutr.* 2009;12:1305-1306.
63. Sacks FM, Bray GA, Carey VJ, et al. Comparison of weight loss diets with different compositions of fat, protein, and carbohydrates. *N Engl J Med.* 2009;360:859-873.
64. Salas-Salvado J, Fernandez-Ballart J, Ros E, et al. Effect of a Mediterranean diet supplemented with nuts on metabolic syndrome status-one-year results of the PREDIMED randomized trial. *Arch Intern Med.* 2008;168:2449-2458.

65. Salazar-Martinez E, Willett WC, Ascherio A, et al. Coffee consumption and risk for type 2 diabetes mellitus. *Ann Intern Med.* 2004;140:1-8.
66. Shai I, Schwarzfuchs D, Henkin Y, Shahar DR, Witkow S, Greenberg I, Golan R, Fraser D, Bolotin A, Vardi H, et al For the Dietary Intervention Randomized Controlled Trial (DIRECT) Group. Weight loss with a low-carbohydrate, mediterranean, or low-fat diet. *N Engl J Med.* 2008;359:229-241.
67. Shai I, Spence JD, Schwarzfuchs D, Henkin Y, Parraga G, Rudich A, Fenster A, Mallett C, Liel-Cohen N, Tirosh A, Bolotin A, Thiery J, Fiedler GM, Buher M, Stumvoll M, Stampfer MJ For the DIRECT Group. Dietary intervention to reverse carotid atherosclerosis. *Circulation.* 2010;121:1200-1208.
68. Shinmura K, Tamaki K, Saito K, Nakano Y, Tobe T, Bolli R. Cardioprotective effects of shortterm caloric restriction are mediated by adiponectin via activation of AMP-activated protein kinase. *Circulation.* 2007;116:2809-2817.
69. Singer MV, Teyssen S. Alcohol associated somatic hazards. *Dtsch Äztebl.* 2001;98:A2109-A2120.
70. Sofi F, Cesaro F, Abbate R, Gensini GF, Casini A. Adherence to Mediterranean diet and health status: meta-analysis. *Br Med J.* 2008;337:a1344.
71. Steffen LM, Folsom AR, Cushman M, et al. Greater fish, fruit, and vegetable intakes are related to lower incidence of venous thromboembolism. The longitudinal investigation of thromboembolism etiology. *Circulation.* 2007;115:188-195.
72. Steptoe A, Gibson EL, Vounonvirta R, et al. The effects of tea on psychophysiological stress responsivity and post-stress recovery: a randomized double-blind trial. *Psychopharmacology.* 2007;190:81-90.
73. Streppel MT, Ocke MC, Boshuizen HC, Kok FJ, Kromhout D. Long-term fish consumption and n-3 fatty acid intake in relation to (sudden) coronary heart disease death: the Zutphen study. *Eur Heart J.* 2008;29:2024-2030.
74. Sun Q, Ma J, Campos H, et al. A prospective study of trans fatty acids in erythrocytes and risk of coronary heart disease. *Circulation.* 2007;115:1858-1865.
75. Trichopoulou A, Costacou T, Bamia C, Trichopoulos D. Adherence to a Mediterranean diet and survival in a Greek population. *N Engl J Med.* 2003;348:2599-2608.
76. Trichopoulou A, Orfanos P, Norat T, et al. Modified Mediterranean diet and survival: EPICelderly prospective cohort study. *Br Med J.* 2005;330:991-997.
77. Van Dam RM, Willett WC, Manson JE, Hu FB. Coffee, caffeine, and risk of type 2 diabetes. A prospective cohort study in younger and middle-aged U.S. women. *Diab Care.* 2006;29:398-403.
78. Van de Werf F. The European Heart Journal –the challenge of the next years. *Eur Heart J.*

2003;24:28-66.

79. von Schacky C, Harris WS. Cardiovascular benefits of omega-3 fatty acids. *Cardiovasc Res*. 2007;73:310-315.
80. Whitlock G, Lewington S, Sherliker P, et al. Body-mass index and cause-specific mortality in 900 000 adults: collaborative analyses of 57 prospective studies Prospective Studies Collaboration. *Lancet*. 2009;373:1083-1096.
81. Committee WHO-Expert. Physical status: the use and interpretation of anthropometry: report of a WHO expert committee. *World Health Organ Tech Rep Ser*. 1995;854:1-452.
82. www.chocosuisse.ch facts and figures –per capita consumption of chocolate (accessed on 21.11.2010).

심장질환자의 정신-심리적 치료 3

Paul Bennett

최근에는 급성 심장 사건(acute cardiac event)을 겪은 대부분의 환자들에게 심장재활을 광범위하게 적용하고 있다. 그 핵심적 목표는 다음과 같다.

- 흡연, 운동부족 같은 행동상 문제를 변화시킨다.
- 환자로 하여금 자신의 질환에 대하여 신체적·감정적으로 적응하도록 돕는다.

이 목표들은 직간접적으로 동시에 이루어진다. 예를 들어 운동 프로그램에 참여하게 하는 것은 심혈관 건강을 증진시키는 동시에 자신의 질환과 생활이 조절되고 있다는 느낌을 얻도록 하여 우울과 불안을 경감시킨다. 우울과 불안의 호전은 또한 투약과 운동요법에 대한 순응도를 증가시킬 것이다. 각각의 중재는 행동의 변화를 주안점으로 두는 것과 감정적인 부분에 주안점을 두는 것으로 대략적으로 구분될 수 있으나, 심리적인 작용이 이런 각각의 목표보다 더 중요하다. 그러므로 이 장에서는 각각의 목표에 대한 여러 심리적인 접근 방법을 소개할 것이다. 이것은 소수의 환자가 겪는 심각한 문제에 대해 정신과 의사나 심리 전문가가 행하는 특별한 치료가 아니다. 오히려 이런 접근과 접근 원칙은 모든 재활 프로그램에 유용하게 적용할 수 있는 것이다. 이에 대해 논하기 앞서, 급성 심장 사건이 개인에게 미치는 심리적 영향과 환자의 재활 의지와 참여에 영향을 주는 심리적인 요인들에 대해 간략히게 논하고자 한다.

3.1
갑작스런 심장질환 발생의 심리적 영향

관상동맥질환이 처음 발병했던 환자들에게, 급성 흉통이나 호흡 곤란과 같은 심각한 증상들에 대한 경험은 매우 위협적이며, 심한 불안을 유발할 수 있다. 이는 건강했던

한 사람이 생명을 위협하는 질병을 가진 환자의 처지가 됨을 의미한다. 그러므로 당연히 심근경색의 정서적 영향은 심각하며 오래 지속된다. Lane 등[18]은 심근경색 환자의 26%가 입원 시에 병적인 심한 불안을 경험하였다고 보고하였으며, 퇴원 4개월 후에 불안증의 유병률이 42%로 증가하였으며, 1년 후에도 40%의 유병률을 보였다고 하였다. 그들은 또한 우울증의 유병률도 증가된다고 하였는데, 입원 시 31%, 퇴원 후 4개월에 38%, 1년 후에 37%의 유병률을 보고하였다. 또 다른 정서장애의 일종인 외상 후 스트레스 장애도 심근경색 이후 1년 후에 8-10%의 유병률을 보였다.[5]

정서 문제와 연관된 요소들은 시간에 따라 변화된다. 입원 시에는 생존할 수 있을지에 대한 불안이 주된 것이다. 이후 재활기를 넘어서면서는 다른 요소들이 좀더 중요해진다. Dickens 등[6]은 심근경색 시에 우울증 발생의 예측인자로서 젊은 나이, 여성, 과거 정신과적 병력, 의지할 사람이 없는 경우 등을 들었다. 1년이 지나는 경우에는 잦은 협심증과 연관이 있다. 외상 후 스트레스 장애 발생의 예측요인으로는 신경질적 경향(neuroticism), 입원 치료 동안의 걱정 정도, 사회적 지지 체계의 부족 등이 있다.[5] 이렇게 위험에 대한 지표가 정해져 있더라도, 이러한 기준에 맞는 사람들만이 정서적 고통의 위험에 놓여 있다고 할 수는 없다. 비슷한 맥락에서 심근경색의 중증도는 심리적인 결과에 단지 미미한 영향만을 미친다는 점을 기억하는 것도 중요하다.[2] 따라서 비교적 덜 심하거나 내과적 예후가 좋은 심근경색 환자들이 심리적인 어려움을 겪을 수 있다.

심근경색은 분명한 행동 변화의 계기가 되긴 하지만 제한적이며, 어떤 경우에는 비교적 단기적이다. 예를 들면, Hajek 등[9]은 심근경색 6주 후에 흡연자의 60%가 금연을 하였으나, 1년 후에는 금연율이 37%까지 감소하였다고 하였다. 식이의 변화도 단기에 그치며, 과거의 식이 습관이 점차 되돌아온다. Leslie 등[20]은 영양교육 프로그램에 참여한 65%가 교육 종료 시점에서 하루에 5회 과일과 야채를 섭취하였으나, 1년 뒤에는 31%만이 이를 지켰다고 보고하였다. 체형도 운동 프로그램에 참여한 이후에 상당히 건강한 쪽으로 향상된다.[12] 그러나, 체형의 변화가 계속 유지되는지 여부는 불확실하다. Lear 등[19]은 심근경색 후 1년 후의 운동 시간이 심근경색 이전과 큰 차이가 없다고 보고하였다.

물론 정서적 치료 결과와 행동상 치료 결과가 서로 독립적이진 않다. 기분 상태는 행동에 영향을 미치고, 행동 변화를 이루는 데 성공 또는 실패 여부에 따라 기분 상태에 영향을 준다. 우울하고 불안한 사람은 심장재활 프로그램에 덜 참여하는 경향이 있다.[17] 역설적으로 그들은 의사를 더 자주 만나고, 외래 예약을 많이 하지만, 더 자주 심근경색 재발로 다시 입원하는 경향이 있다.[38] 기분 상태가 행동 변화에 미치는 영향이 상당할 것이라고 생각되지만, 양질의 장기간의 연구는 놀라울 정도로 부족하다. Huijbrechts 등[38]은 우울하고 불안한 환자들은 그렇지 않은 환자들보다 심근경색 후 5개월 시점에서 조사한 금연율이 낮다고 보고하였다. 비슷하게, Havik 등[11]은 금연을 안 한 환자들이 심근경색 이후 수개월 내에 우울해질 가능성이 크다고 보고하였다. Bennett등[4]은 운동 여부와 우울증 간의 어느 정도의 관련성이 있음을 보고하였지만, 우울한 사람과 우울하지 않은 사람 간에 흡연, 음주, 식이 조절에서 차이는 없었다고 하였다. 마지막으로, Shemesh 등[33]은 우울증이 아닌 외상 후 스트레스 장애 증상의 높은 정도가 아스피린의 복용에 대한 비순응의 유의한 예측인자라고 하였다.

정서적 고통과 기능 회복 간에 매우 유의한 연관성이 있었다. 특히 우울증은 이전 직업으로 복귀 지연 또는 실패, 직업 및 사회적 만족도의 저하와 연관성이 있다는 것이 일관되게 보고된다. 예를 들어, Soderman 등[34]은 우울증이 낮은 직장 복직률, 고용 시간의 감소의 예측인자임을 발견하였다. 직업에의 복귀 지연은 건강에 대한 걱정 정도와 낮은 사회적 지지와 관련을 보였다. 우울증이 관상동맥질환의 경과에 매우 중요한 역할을 한다는 사실 또한 잘 알려져 있다. 우울증과 심장질환의 관련성을 찾지 못한 소수의 연구들도 존재하지만, 대부분의 연구들에서 우울증이 최초의 심근경색과 심근경색 재발의 독립적이면서도 강력한 예측인자임을 보여 주었다.[10] 이는 세로토닌의 조절 이상의 결과로 여겨지며, 세로토닌 조절 이상은 우울증과, 심근경색의 위험성과 혈전 생성을 일으키는 혈소판 응집 모두와 연관이 있다.[35]

마지막으로 환자의 배우자들 또한 높은 수준의 정신적 고통을 겪고 있다는 사실을 잊어서는 안 된다. 때로는 환자들보다 큰 고통을 호소하기도 한다. 또한 환자와 배우자의 정서적 상태의 상호 영향도 있을 수 있다. Moser와 Dracup[25]은 환자의 배우자가 환자보다 더 불안해하고 우울해하면 환자가 질병에 더 적응하지 못하고, 오히려 환자가 배우자보다 더 불안해할 때에 예후가 더 낫다고 보고하였다. 한편 Stern과 Pascale[36]은 배우자의 우울증 또는 불안증 위험이 가장 높은 경우는 환자 자신이 심근경색이 발생했다는 점을 받아들이지 못하고 부정할 경우이며, 특히 그들이 신체활동이 많은 안전하지 못한 일에 종사했던 경우라고 하였다. Bennett과 Connell[3]은 환자의 배우자에서 불안과 우울에 영향을 미치는 두 가지 대조적인 과정을 발견하였다. 배우자가 겪는 불안의 기본적인 원인은 심근경색에 의한 신체적인 건강 문제와 환자의 배우자가 겪는 신체적인 제한 때문이다. 대조적으로 환자가 겪는 우울증 발생 여부를 결정하는 가장 강력한 예측인자는 배우자의 정서적 상태, 배우자와의 원만한 관계, 그리고 넓은 사회적 지지 체계였다.

3.2
질병에 대한 환자의 반응에 영향을 주는 요인들

어떤 환자들은 전문적인 정신과 의사나 심리학자로부터 전문적인 심리적 중재를 받을 수 있다. 그러나 현실적으로 대부분의 환자들은 전문가를 만나기 힘들다. 그럼에도 불구하고, 전문가의 도움은 인간의 감정과 행동의 기저에 있는 심리적인 과정을 이해한다는 점에서 도움이 될 수 있다. 이 장에서 이에 관한 심리적 이론을 전반적으로 논하거나 요약하고자 하는 것이 아니다. 그러나 기분 조절이나 행동의 변화를 촉진한다고 알려진 핵심적인 심리적인 요인들에 관해서는 간단하나마 설명하고자 한다.

3.3
질병에 대한 믿음

자신의 질병에 대한 환자의 믿음은 그에 적응하는 행동상의 변화에 영향을 미친다. Petrie 등[30]은 환자들이 자신의 병이 치료가 가능하거나 조절될 수 있다고 믿을 경우에 심장재활 프로그램에 더 잘 참여한다는 사실을 발견하였다. 6주 후의 직장 복귀는 질병이 오래 지속되지 않을 것이고, 적은 후유증만을 남길 것이라 환자 스스로가 믿는 경우에 잘 이루어졌다. 결국 자신의 심장병이 심각한 결과를 가져올 것이라는 환자의 믿음은 이후에 집에서 활동, 여가활동, 사회적 대인관계에서의 장애와 관련성을 갖게 된다. Weinman 등은 우리가 어떤 질병에 대하여 생각할 때 떠올리는 5가지 주요 측면을 발견하였다:

- **질병의 특성** 질병의 증상에 대하여 의사의 전문가적 생각과 환자의 생각이 같다고 할 수는 없다. 실제로 둘은 상당한 정도로 다르다. 내가 치료한 한 환자는 생명을 심각하게 위협하는 심근경색이 발생하기 전 2번의 가벼운 심근경색이 발생한다고 강력하게 믿고 있었다. 때문에 그는 두 번째 심근경색까지는 심장재활 프로그램에 참

여할 필요가 없다고 생각하였다.

- **질병의 원인** Perkins-Porras 등[28]은 최근 연구에서 가장 흔히 심장문제의 원인으로 환자가 드는 것이 스트레스라고 보고하였다(조사 대상의 64%). 그 다음으로는 흡연(56%), 고혈압(55%), 우연히 또는 운이 없어서(49%), 유전(49%) 등이었다. 이들 자료는 특별한 것은 아니지만, 자신의 심근경색에 대한 환자의 반응에 대하여 시사하는 바가 크다. 자신의 심근경색의 원인이 우연히, 운이 나빠서, 또는 유전적으로 타고나서라고 믿는 환자는 흡연이나 혈압처럼 스스로의 노력으로 바꿀 수 있는 원인에 의하여 생겼다고 믿는 경우보다 심장재활 프로그램에 덜 참여할 것이다. 특별히 흥미로운 것은 스트레스가 심장 문제의 일차적인 원인이라고 흔히 논의된다는 점인데, 그 이유는 불명확하다. 하지만, "이 병은 내가 잘못해서 생긴 것이 아니야, 내가 외부로부터 압박을 받고 살아왔기 때문에 생긴 거야"와 같이, 심근경색의 원인을 외부 요인 탓으로 돌리는 것으로 볼 수 있다. 이 믿음은 개인이 생활습관을 대폭 바꾸게 하는 데 방해가 될 수가 있다. 의료전문가에게 흡연이 관상동맥질환을 일으킨다는 것은 널리 받아들여지는 통념이다. 그러나 환자들은 그렇게 생각하지 않는다. 흡연이 폐암을 일으키는 과정은 직관적으로 볼 때도 분명하다. 그러나 어떻게 흡연이 담배연기의 성분과 직접적으로 접촉이 없는 다른 장기에 영향을 미치는가?
- **질병의 기간** 관상동맥질환을 혈전용해제나 심혈관 중재시술로 치료가 되는 단기 질병인가 아니면 장기적으로 조절받아야 하는 만성질환인가? 증상의 현저한 경감이 최근에는 내과적인 치료중재에 의하여 가능하다는 사실은 자신의 병의 특성에 대한 인식과 장기적인 행동 변화에 참여하는 환자들에 대한 동기부여에 영향을 미칠 것이다. 심근경색이 단기 질병이고, 매우 효과적으로 치료되는 질병이라면, 왜 힘들게 행동변화를 모색하겠는가?
- **치료 및 조절 방법** 심장질환은 의학적 치료나 자기 조절에 의해 치료 및 조절이 가능한가? 질병 기간과 관련되어, 치유와 소실에 대한 환자의 믿음은 그들의 행동에 큰 영향을 미친다. 질병이 금연과 건강식을 하는 것과 같은 행동에 의하여 호전된다고 믿는 사람은 그런 믿음이 없는 사람보다 건강을 증진시키는 활동에 더 적극적으로 참여할 것이다. 반대로 약물 치료에 대한 믿음이 강한 사람은 자기조절에 대해서는 확신이 부족하여, 스타틴과 같은 처방 약물을 복용해야 안도감을 얻을 것이다.
- **질병의 영향력** 직업, 여가생활 등, 여러 측면에서 질병이 개인에게 미치는 영향력. 개인이 질병의 영향에 대하여 크게 인식할수록, 건강을 증진시키거나 고치기 힘든

행동의 변화를 만드는 데 더 많은 시간과 노력을 쏟는다. 그러나 어떤 사람들은 질병의 의미에 압도당하여 질병을 극복할 수 없는 것으로 인식하여 개선시키려는 노력을 거의 하지 않아 재활 참여에 실패하기도 한다.

약물치료에 대한 환자들의 생각도 이러한 맥락과 관련되어 있다. Horne[13]은 환자가 기꺼이 약물치료를 받는 이유는 질병과 그 치료에 대한 믿음을 전제로 한다고 보고하였다. 단기간의 저절로 치유되는 가벼운 질환이라면 만성질환보다 적극적인 치료를 덜 받을 것이다. 이런 숙고의 두 번째 이유는 약물을 처방받는 이득과 비용에 대한 평가 때문이다. 치료가 얼마나 효과가 있는지와 비용이 얼마나 드는지를 고려하게 된다. 비용에는 약물의 부작용에 대한 고려도 포함된다. 이러한 과정을 고혈압 약물 복용에서 찾아볼 수 있다. Nabi 등[26]은 전체 고혈압 약 처방 환자의 60%만이 약물복용에 완전히 순응하며, 36%은 부분적인 순응을 보이고, 4%는 전혀 순응하지 않는다고 보고하였다. 이는 일정 부분 환자의 질병 성격과 치료에 대한 믿음에 기인한다고 할 수 있을 것이다. 많은 환자들이 고혈압을 일시적인 것으로 인식한다. 그렇게 생각하지 않더라도, 혈압을 규칙적으로 측정하지 않으면, 치료의 효과를 즉각적으로 알 수 없다. 어지럼증, 구갈, 변비, 졸림, 두통, 발기 부전과 같은 많은 부작용과 함께, 알 수 없는 상황에 대해 매일매일 약을 복용하는 시나리오는 뚜렷한 이득을 보이지 못하고 불쾌한 부작용만 가져올 수 있다. 이러하므로 약물에 대한 순응도가 낮은것은 놀랄 일이 아니다. 질병에 대한 믿음은 행동과 함께 기분에도 영향을 미친다. 심근경색이 심장에 심각한 손상을 가져왔고, 치료될 수 없는 상황이라는 믿음은 불안과 우울증을 유발한다. Beck[1]은 다음의 여러 특징적 유형의 생각이 부정적인 감정을 유발한다는 사실을 밝혀 냈다. 파국적 생각(catastrophic thinking, "이건 재앙이야, 이것을 해결할 방법은 전혀 없어")은 불안이나 우울증을 가져올 것이다. 보다 차분하고 냉담한 생각(phlegmatic thought, "어렵네, 하지만 다른 방법이 있을 거야")은 보다 차분한 감정을 불러일으킬 것이다. 파국적 생각은 스트레스와 압박을 받을 때 마음속에 떠오른다(자동차 열쇠를 분실했을 때를 떠올려 보라, 어떻게 생각하고, 그래서 어떤 감정을 느끼는가?). 이는 그 사람이 이후에 합리적이고 보다 분명하게 생각할 수 있게 되면, 장기적인 문제를 가져오지 않는다. 그러나 그 사람이 계속해서 파국적인 생각을 한다면, 이는 그의 기분과 재활에 심각한 영향을 미칠 수 있을 것이다. 재활 프로그램에 참여 여부에 영향을 미치는 다른 유형의 믿음에는 다음과 같은 것들이 있다:

- **자기 효율성(자신감)** 특정 개인이 어떤 행동 변화에 참여할지 여부는 자신이 원하는 변화를 이룰 것이라고 믿는 정도에 달렸다. 자기 효율성이 낮은 경우에는 잠재적인 이득이 예상되는 경우일지라도 도전조차 하지 않을 것이다.
  — 공포와 위협: 많은 사람들이 질병과 관련된 위협(생명, 생계 등)에 맞닥뜨리면 불안해진다. 어떤 사람들에게는 이것이 적절한 행동 변화를 일으키는 동기가 된다. 하지만, 어떤 사람들에게는 심각한 위협이 사람을 설망감과 걱정에 빠뜨려 변화하지 못하게 하여, 위협을 감소시킬 변화조차도 가져오지 못한다. 이러한 이유로 금연하지 않으면 추가적인 심근경색을 경험할 것이라는 충고도 스스로 금연할 수 있는 능력이 있다고 스스로 믿지 않는 한 행동의 변화를 가져오지 못할 것이다(그러나 불안은 증가시킬 수 있다).
  — 부정: 지나친 낙관주의 또는 심근경색이 실제 있었다는 것마저 부정하는 것("생각해 보니 약간의 가슴 통증만 있었던 것 같아")은 환자로 하여금 재활프로그램에 참여하지 않도록 만들 것이다.

3.4
변화에 대한 동기

심근경색과 같은 갑작스럽고 부정적인 사건은 많은 경우에 적절한 행동 변화의 동기가 되기도 하지만, 모든 환자에게서 그런 것은 아니다. 이러한 동기도 특히 자신이 이룬 변화로부터 뚜렷한 이득을 얻지 못한 경우에는 시간이 지나면서 점차 약해진다. 따라서 모든 환자가 자신의 건강을 향상시킬 행동의 변화에 대한 동기를 가질 것이라고 기대할 수는 없다.

Prochaska와 di Clemente[31]는 변화를 고려할 때 개인이 통과하는 과정을 변화의 5단계로 기술하였다.

1. **숙고 이전** 변화를 기대하지 않음.
2. **숙고** 변화를 고려하지만 어떻게 이룰 것인가 또는 정확한 특징을 생각한 적이 없다.
3. **준비** 어떻게 변화를 할 것인지 계획한다.
4. **변화** 능동적으로 변화를 시도한다.

5. 유지 또는 재발 변화를 유지하거나(6개월 이내) 또는 다시 변화 전으로 돌아간다.

Prochaska와 di Clemente는 한 단계에서 다른 단계로 이동하게 만드는 요인은 필수적으로 개인에 따라 그리고 시간에 따라 다를 것이라고 설명한다. 그러므로 이 모델은 이러한 요인들이 일어날 수 있다는 것이지 구체적으로 무엇이 이런 요소인지를 확인하려고 하는 것은 아니다. 따라서, 심근경색을 앓은 결과 숙고 이전 단계에서 숙고 단계로 이행한 흡연자가 준비 단계로 이행할 수도 있고 도서관에서 책을 읽은 후에 담배를 끊을 수도, 친구들과 맥주를 마실 때 담배를 피고 싶은 유혹으로 다시 흡연할 수도 있다. 변화 단계 접근 방식은 각 변화 단계에서 가장 좋은 방식의 개입이 무엇인지에 초점을 맞추는 치료 관점이라는 점에서 유용하다. 만약 환자들이 숙고 이전 단계 또는 숙고 단계에 머무르고 있을 가능성이 높다면, 환자들에게 어떻게 변화를 이루어낼 수 있는지 보여 주려고 시도하는 것은 아무 의미가 없다. 이런 환자들은 변화 욕구에 대한 충분한 동기 부여가 되지 않을 것이고 어떻게 변화하는지를 보여 주는 것은 별다른 효과를 볼 수 없을 것이다. 하지만 반대로, 준비하거나 행동하는 단계에 있는 환자들에게는 아마 이러한 방식의 접근 방식이 효과적일 것이다.

3.5
각각의 대응 전략

앞에서는 질병에 대한 믿음들이 어떻게 행동에 영향을 미치는지에 대해 알아보았다. 하지만 이 과정에서 생각해야 할 것이 있다. 바로 질병으로 인하여 발생한 스트레스에 대한 대처 방식이다. 심근경색을 겪고 심장재활을 시작한 사람이 있다고 가정해 보자. 그는 그의 컨디션이 조절 가능하고, 완치될 수 있다고 믿는다. 운동은 그의 심장을 강하게 하고 그를 건강하게 유지시킬 것이다. 그는 운동할 수 있다고 자신하고, 이것이 자신에게 도움이 될 것이다. 그래서 그는 계속 운동하려 할 것이고 계속 잘 할 수 있으리라 믿는다. 그가 계속 운동을 할 것이라는 예상은 비교적 간단한 논리의 비약이다. 하지만 그가 운동을 하는 동안에 가슴이 답답하고 숨이 차는 것을 경험했다고 가정해 보자. 그런 느낌은 그에게 심근경색을 다시 일깨울 수 있다. 이것은 그를 불안하게 만들고 그는 운동하는 것을 그만둘 것이다. 증상들이 다시 나타나지 않는다고 하더라고 그는 운동을 하기 전, 또는 운동을 하는 동안 자꾸 증상에 대해 신경을 쓰고 걱정하면서 매우 불편해할 것이다. 그는 이제 그의 건강을 회복하는 욕망과 운동과 관련된 불안한 마음, 이 두 가지의 갈등 상황에 놓이게 된다. 한 요인은 그를 운동하게 만들었고, 다른 요인은 운동을 피하게 만들었다. 이제 걱정이 된 그의 아내가 그에게 말을 한다고 가정해 보자. "너무 자신을 몰아붙이지 마요, 당신이 그럴 때마다 걱정돼요." 그러면 운동에 강력한 의지가 있었던 그도 운동을 완전히 그만두게 될 것이다. 그와 그의 아내가 불안에 대처하는 방법은 운동을 할 것이라고 예상했던 것과는 상반된 것이다. 다른 더 긍정적인 방식을 사용했다면, 계속 운동을 하면서도 그가 경험한 증상은 심근경색의 증상이 아니라 단순히 운동하는 과정에서 느끼는 자연스러운 증상이며, 만약 그가 계속 운동을 한다면 그러한 증상은 시간이 지날수록 줄어들 것이고 그의 심장은 점점 건강해졌을 것이라고 자신을 다독이며 안심시켰을 것이다. 만약 그가 이러한 방법으로 대처했다면, 그는 계속 운동을 하였을 것이다. 그래서 심근경색이나 심장재활에 대한 반응을 결정하는 중요한 인자는 질병으로 인한 걱정이나 불안에 대하여 어떻게 대처를 하느냐이다. 이것을 위해 환자들이 재활을 계속 유지하는 동안에, 불안을 경험하고 있는지 주의 깊게 살펴보고 불안의 원인을 발견하고, 그리고 (할 수 있다면) 불안을 최소화시키는 것이 중요하다.

3.6
행동 변화

이번 장에서는 환자들과 효율적으로 대처해 나갈 수 있는 세 가지 방안에 대하여 논의할 것이다. 변화 접근의 단계에 따라, 행동 변화를 원하는 환자에 대한 적극적인 중재에 앞서, 행동 변화에 대한 의지가 없는 환자들에게 우선적으로 초점을 맞출 것이다. 다음 이 3가지에 대해 논의할 것이다.

- 동기 부여식 면담
- 교육적인 접근
- 문제 중심의 상담

3.7
동기 부여적인 인터뷰

변화 모델에서 제안하는 것과 같이, 심지어 심근경색 같은 갑작스런 사건을 경험한 후에도 모든 사람들에게 질병 진행의 위험성을 높이는 행동 변화에 대한 동기가 부여되는 것은 아니다. 이러한 종류의 사람들이나, 특히 행동 변화를 간절히 권고하는 것을 받아들이지 않는 환자, 행동 변화를 위한 개입에서 별다른 이득을 얻지 못할 것 같은 사람들을 대하는 것은 의료 종사자들에겐 매우 어려운 일이다. 이러한 환자들에게는 변화에 대한 가장 근본적인 동기를 증진시켜 주는 것이 가장 좋은 접근 방법이다.

동기 부여적인 인터뷰[24]는 이러한 목표를 성취할 수 있는 가장 좋은 방법으로 알려져 있다. 이러한 접근 방식은 환자들을 탐색하고 행동 변화에 대해 가지고 있을 양가적인 감정을 해결하는 데에 적합하다. 한 개인이 변화의 필요성에 직면하게 되면, 자신이 충분한 지지를 받을 것이라는 믿음과 자세뿐 아니라, 역(逆)변화(좋지 않은 방향으로의 변화)의 가능성에 대한 의구심도 가지게 된다고 추정할 수 있다. 역변화에 대한 의구심이 변화의 필요성에 대한 믿음을 압도하지 않는다면, 개인은 더욱 능동적으로 변화를 이루기 위해 노력하게 된다. 그럼에도 불구하고, 이 인터뷰의 목적은 변화에 대한 믿음과 반항적인 태도—예를 들면 "나는 흡연이 건강에 해롭다는 것을 알고 있어"와 "나는 그래도 흡연을 즐기지"—를 모두 이끌어내고, 환자에게 분명한 핵심을 제시하는 것이다. 이 인터뷰를 통해 환자들은 결정을 내려야 할 시점을 알 수 있게 되고, 변화에 대한 믿음과 반항적인 태도 중 하나를 선택하게 된다. 즉 환자들은 변화를 선택할 수도, 선택하지 않을 수도 있다. 만약 행동을 변화시키려고 결심하였다면, 어떻게 변화를 이룰 수 있는지에 대해 중점을 두어야 한다. 만약 환자가 아직도 변화하기를 원하지 않는다면, 환자들이 변화하도록 설득해도 별 소용이 없을 것이다. 그보다는, 그들이 차후에 다시 행동 변화에 대하여 결정해야 할 때 다시 만날 것을 제안하는 것이 더 적절할 수 있다.

첫 번째 개입이 진행되었을 때, 해야 할 두 가지 중요한 질문이 있다.

- 현재 환자의 행동에서 좋은 점은 무엇입니까?
- 현재 환자의 행동에서 좋지 않은 점은 무엇입니까?

첫 번째 질문은 환자가 현재 행동에서 얻고 있는 것이 무엇인가에 대한 정보를 얻음으로써 나중에 있을 논쟁과 대립적인 태도를 줄일 수 있다는 점에서 중요하다. 최근에, Miller & Rollnick은 환자들이 변화를 통한 이득과 변화를 이룬 후에 어떠한 것들이 달라질 것인가를 생각하며 동기를 부여할 수 있다고 하였다. 이러한 목표를 위한 중요한 전략은 다음과 같다.

- **사려 깊게 들으며 공감을 표현하라** 이것은 환자와의 관계를 가깝게 하고 의료 종사자로서 건강을 위해 행동 변화를 독려하는 것보다 환자의 시각으로 접근하도록 만들어 준다. 이러한 과정은 환자와 의료 종사자 간의 관계가 대립관계가 아닌 협력자로서의 관계로 발전하도록 해준다.
- **행동 변화의 결정은 전적으로 개인에게 달려 있다는 말로 논쟁을 피해라** 이것은 의료 종사자들이 환자를 설득해야 한다는 부담을 덜어 준다. 결국 행동 변화는 의료 종사자가 아닌 환자가 변화하는지 안 하는지에 달려 있다.
- **환자의 저항에 맞서거나 반대하지 말고 유연하게 대처하라** 다시 한 번 말하지만, 직선적인 설득이나 논쟁을 피하라는 뜻이다.
- **변화를 이룰 수 있는 능력에 대한 낙관적인 믿음을 지지하라** 만약 환자가 변화를 할 수 있을까라는 의구심 때문에 변화하기를 꺼려 한다면, 환자가 변화할 수 있는 환자의 능력을 찾아 알려주거나 변화할 수 있다는 자신감을 주는 대화가 유용할 것이다.

동기 부여적인 접근 방식은 행동 변화에 반감을 지닌 환자들에게조차 큰 영향력이 있다. 두 번의 심근경색이 있었고 계속 담배를 피우면 허혈로 인하여 양쪽 무릎 이하 절단 수술을 받아야 하는 상황이지만 아직도 계속 담배를 피우는 존스 씨(Mr. Jones)의 예를 보자.

존스 씨: 내가 금연해야 한다는 것을 압니다. 의사도 제게 금연하라고 했습니다. 그리고 이렇게 이야기하는 것이 당신의 일인 것도 압니다. 하지만 절 설득시킬 순 없습니다. 담배를 끊을 수 없습니다. 제겐 이것이 유일한 낙입니다.

간호사: 알겠습니다. 당신에게 금연을 하라고 설득하지 않겠습니다. 결국 선택은 당신의 몫이니까요. 하지만 의사는 금연을 계속 재촉하는데도 불구하고 금연하지 않는 이유와 담배를 왜 피우는지 알고 싶습니다.

존스 씨: 오!(놀라운 듯이 간호사를 쳐다보고 안심하면서 한층 대립적이지 않은 태도로 이야기를 시

작한다.) 글쎄요, 저는 어릴 적부터 일생 동안 흡연을 했습니다. 제가 오랫동안 해왔던 흡연을 그만둔다는 것은 매우 어려운 일입니다. 흡연은 저의 일생의 한 부분이죠. 그게 가장 큰 이유입니다. 흡연은 단지 제 인생의 한 부분입니다. 흡연이 없는 제 인생은 상상이 안 돼요. 흡연은 절 안심시키고, 제 주변의 모든 친구들이 흡연자이기 때문에 저의 사회생활의 한 부분이기도 합니다.

간호사: 네, 흡연이 없는 당신의 삶은 상상하기 어렵군요.

존스 씨: 사실 그렇습니다. 금연을 시도해 본 적이 있습니다. 매우 힘든 일이더군요. 곧 다시 흡연을 하게 되었습니다. 제가 금연하길 원해도 흡연을 포기하는 제 자신을 보는 것이 매우 힘듭니다.

간호사: 네, 당신은 과거에 금연을 시도한 적이 있군요. 무엇이 당신을 금연하게 만들었었나요?

존스 씨: 흡연이 저의 심장에 나쁜 영향을 미치는 것을 압니다. 흡연을 할 때면 숨이 가쁩니다. 분명히 저는 제 자신에게 나쁜 행동을 하고 있습니다. 네, 그래요. 제 아내는 흡연할 때마다 잔소리를 합니다. 제 건강을 매우 걱정하거든요. 하지만 아내는 단지 제게 금연과 이를 실천하라는 잔소리만 합니다. 제가 제 자신이 할 수 없다는 걸 아는데 노력이 뭐가 필요하겠습니까?

존스 씨를 설득시키려고 능동적으로 행동하거나 시도하려고 하지 않은 이 시점에서는 (비록 처음에는 대립적인 대화가 진행되었지만) 대화가 금연을 원하지 않는다는 대화에서—그 전 대화에서는 명확하지 않던—왜 금연을 하고 싶지 않은지에 대한 내용으로 바뀌게 되었다. 그래서 간호사는 행동 변화의 장단점을 파악할 수 있었다. 이러한 장단점 파악은 어떻게, 그리고 왜 금연에 실패했는지에 대한 단서를 제공하고 행동 변화를 고려하게 만들 수도 있을 것이다.

간호사: 예전에 금연을 시도해 본 적 있다고 하셨는데 어떻게 시도했었습니까?

존스 씨: 음. 그냥 금연을 하려고 했습니다. 뭐라고 말해야 할까요? 그냥 의지로?

간호사: 금연하는 데 도움이 됐나요? 당신이 말한 것처럼 그렇게 도움은 되지 않았을 것 같은데요.

존스 씨: 그래요 별로 효과가 없었죠. 금연을 하면 기분이 이상해지고, 땀이 나고 불안해서 흡연을 해야 했습니다. 다시 흡연하기 시작하면 다시 원점으로 돌아오는 거죠. 그렇지 않나요?

간호사: 니코틴 금단 현상 같군요. Nicorette나 이와 같은 니코틴 대체품을 시도해 보셨나요?

존스 씨: 아니요. 그냥 혼자 금연을 시도했습니다.

간호사: 그래서 당신이 금연하는 데 문제가 발생했을 수도 있습니다. 금단을 도울 수 있는 것을 이용한다면 훨씬 더 쉽게 금연하실 수가 있었을 것입니다.

존스 씨: 맞아요. 그러면 어떻게 해야 하나요?

그가 금연을 할 수 있을 것이라고 간호사는 설득하지 않고, 이전의 금연 시도가 왜 실패하였는지 원인을 찾기 시작했다. 사실에 기초하지 않은 잘못된 자신감은 행동 변화를 야기할 수 없을 것이다. 하지만 지금은, 왜 이전의 금연 시도가 실패했는지에 대한 단서가 있고 금연하기 위해서 어떻게 존스 씨가 변화할 수 있는지를 알고 있다. 이것은 희미하게나마 존스 씨에게 영향을 미쳤고, 비록 간호사는 이 대화를 통해 능동적인 설득을 하지는 않았지만 존스 씨는 금연을 생각하기 시작했다.

3.8 교육적 개입

환자가 변화를 원한다면, 변화를 어떻게 가장 효과적으로 도울 수 있는지가 관건이다. 심장재활에 가장 많이 쓰이는 접근 방식은 약에 관한 정보, 스트레스, 식이요법 등 재활에 중요한 측면들을 교육해 주는 것이다. 대부분의 경우 교육 프로그램들은, 교육자가 수강자들에게 무엇을 해야 하는지 가르쳐 주면, 수강자들이 교육 내용에 따라 합리적으로 행동하기 시작할 것이라는 가정하에 이루어진다. 그러나, 현재 이러한 접근이 최상의 방법은 아닌 것으로 판명되었고, 좋은 교육 프로그램은 사람들에게 무엇을 변화시킬 것이고 그리고 어떻게 변화시켜야 하는지를 알려 주어야 한다. 이 변화의 한 좋은 예는 영국에서 사용되는 금연에 관한 전단지에서 찾을 수 있다. 이는 담배로 인한 질병과 폐 손상을 중점적으로 강조하는 방식에서 계획적이고 실천적인 변화 전략을 강조하는 방식으로 바뀌고 있다.

아마도 심장재활 및 협심증 관리의 관점에서 가장 좋은 예는 Lewin과 그 동료들의 연구에서 찾을 수 있을 것이다.[21] 심근경색을 가지고 있는 환자들을 대상으로 하는 심장매뉴얼(Heart Manual)은 다이어트, 운동 및 스트레스를 포함한 관상동맥질환 위험 요소들을 변화시키는 점진적인 과정으로 환자들을 유도하는 데에 초점을 두고 있다. 참가자들은 매주 프로그램의 목표에 대한 정보를 읽고 나서 그들 스스로 달성할 목표들(운동수준 증가, 식단 변경, 휴식 등)을 정한다. 이 프로그램의 성공에 크게 기여하는 한 가지 핵심 원리는 각 단계를 통한 점진적인 진전이다. 각 단계는 프로그램 이용자들이 실제로 달성할 수 있어야 하고 또한 그들이 의미 있는 변화를 달성한다는 느낌을 충분히 제공할 수 있어야 한다. 이는 그들 자신의 변화 달성 능력에 대한 자신감과 [illegible]

그램을 유지할 동기를 증강시킨다.

심장매뉴얼은 표준화된 프로그램이다. 이 매뉴얼은 많은 장점을 가지고 있지만, 중요한 것은 여러 상황에서 프로그램의 효과적 적용이 용이하다는 것이다. 이 매뉴얼은 세심하게 만들어졌으며 수년간의 테스트를 통해 그 효율성이 증명되었다. 그러나 더욱 단순하고 임시 방편적인 접근 방식들 또한 효과가 있을 수 있다. 이러한 방법 중의 하나인 최소한의 상담 기술을 요구하는 방법이 Petrie와 그의 동료들에 의해 개발되었다.[29] 그들은 심근경색으로 입원해 있는 환자들을 대상으로 인터뷰를 진행했다. 주요 목적은 환자들의 자신의 질병에 관한 주요 신념을 찾아내기 위함이었다. 예를 들어, 그들이 생각하는 질병 발생 요인, 그들의 삶에 어떤 영향을 미칠 것인지, 얼마나 치료가 가능할지, 얼마나 그들이 질병의 경과와 기간을 조절할 수 있을지 등이다. 그런 다음 그들은 인터뷰 동안 명백히 잘못 이해하고 있는 것들을 찾아서 교정하였다. 이 비교적 간단한 방법의 장점은 의료진과 환자들 간의 접점을 찾을 수 있는 틀을 제공해 준다는 것이다. 또한 이는 더욱 체계적인 심장질환 재활 프로그램의 활용도 증가에 효과적인 수단임을 증명하였다.

실망스러운 것은, 필자가 참여하고 있는 심장병 재활 네트워크에서 심장병 재활에 효과가 있다는 명백한 증거가 없었다고 최근에 결론지었다는 것이다. 이는 현 상황에선 아마도 솔직한 표현일 것이다. 그러나 다음 두 연구는 이런 맥락에서 특히 중요하다. 첫 번째로 영국에서 진행된 한 연구는 심장매뉴얼의 효과가 건강 전문가들에 의해 실행되는 "생방송" 프로그램의 효과와 동등하다는 것을 증명하였다.[16] 건강 전문가들의 존재가 심장재활에 끼치는 영향이 미미하다는 것이 실망스럽기는 하지만, 반대로 생각해 보면 심장매뉴얼이 그만큼 널리 사용되고 효과가 크다는 사실을 재확인할 수 있다. 두 번째 연구는 조금은 오래되고 아마도 덜 잘 알려진 연구이지만 마찬가지로 중요한 연구일 것이다. Oldenburg 등[27]에 의해 행해진 호주에서의 한 연구는 설교적인 교육 프로그램과, 같은 정보를 제공하지만 그룹 토론을 동반하는 다른 교육 프로그램을 함께 비교하였다. 후자 교육 프로그램은 그룹 토론을 통해 참가자들이 그들의 삶에 어떻게 프로그램에서 제시한 변화를 실행시킬지 고려하도록 하였다. 여러 측정 결과를 종합한 결과 실제적으로 후자 프로그램이 이후 연도까지도 더 효과가 좋은 방법으로 입증되었다.

또한 이러한 관점에서 중요한 것은 "실행의지(implementation intentions)"라고 언급되는 것과 관계된 단순한 중재를 평가하기 위해 시행되는 연구들이다. 덜 전문적으로 말하자면, 이러한 중재들은 이미 행동 변화를 권고받은 참가자들에게 언제 그리고 어떻게 그들이 목표로 삼은 변화를 언제 어떻게 만들어 낼 것인지 생각하도록 권유하는 것이다. 이 방법은 자궁 경부암 선별검사를 받는 것처럼 간단한 일회적인 행동을 촉진시키는 데에 아주 효과적인 방법으로 증명되었다.[32] 더욱 인상적인 것은, 목표를 성취하는 것이 아주 어렵다고 알려져 있는 비만 환자들의 체중 감량에도 이 방법은 상당히 효과적인 것으로 입증되었다.[22] 종합적으로, 이러한 연구들이 제시하는 바는, 행동 변화를 유도하도록 설계된 정보 자료는 관련 정보를 사람들에게 제공해 줄 수 있어야 할 뿐만 아니라 어떤 정보가 그들에게 적합할지, 그리고 어떻게 그들이 변화를 달성할 수 있을지 생각할 수 있도록 유도해 주어야 한다.

3.9 문제 해결 접근법

위에서 설명되었던 접근법은 상대적으로 시행하기 쉽고 심장병 재활 프로그램 참여하는 많은 사람들에게 도움을 줄 수 있다. 그러나 담배, 운동 또는 음식 선택과 같은 행동 변화는 우리의 복잡한 생활의 맥락 내에서는 어려울 수 있다. 우리는 무엇을 해야 하는지 알고 있지만 여전히 우리의 의지를 행동으로 옮기는 데 종종 실패한다. 앞에서는 의지를 행동으로 옮길 수 있는 확률(가능성)을 증가시키는 한 가지 방법, 즉 원하는 변화를 어떻게 이룰 것인지에 대해 생각하고 계획을 세우는 방법에 대해서 논의하였다. 하지만 5분 남짓의 그러한 계획이 어떤 환자들에서는 변화를 이끌어내기에 충분하지 않을 수 있다. 이러한 사람들을 위해서는 Egan[7]이 개발한 것과 같은 더 복잡한 상담 과정이 필요할 수도 있다. 이러한 접근은 한 개인이 그의 행동을 변화시키고 싶지만 잘 되지 않을 때에 가장 적합하게 쓰일 수 있다.

이 방법의 철학은 사람들이 겪고 있는 어떠한 문제들에 대한 조언 또는 해결책을 제공하는 것이 건강 전문가의 역할은 아니라는 것이다. 오히려, 자신의 문제에 자신의 해결책을 찾을 수 있도록 도와주어야 한다는 것이다. 해결책을 제공하기 위한 자신의 욕심을 참는 것은 때때로 어려울 수 있다. 그러나 이것은 2가지 중요한 결과를 나타낸다. 첫 번째로, 이것은 (개인의 실제 정보가 부족할 경우) 건강 전문가가 잘못된 정보를 제공하는 것을 방지한다. 두 번째로, 개인 자신의 문제를 스스로 해결하도록 도움으로써 개인이 문제 해결 능력을 키울 수 있도록 하고 미래에 이와 비슷한 문제들을 겪을 경우 그 문제들을 효과적으로 해결할 수 있도록 도울 수도 있다.

Egan의 문제 중점식 카운슬링 모델은 행동의 변화를 방해하는 요인들을 찾아내고 해결하는 3단계를 거친다.

- 문제 탐색 및 명료화
- 목표 설정
- 행동 촉진

다음에서는 Egan식 접근법의 일부 주요 방법들을 간략하게 소개하겠다.

3.9.1
문제 제기와 명확화

Egan은 상담의 일반적 모델을 제시하였다. 그는 상담에 참여하는 많은 사람들이 모호한 불편감이나 스트레스를 경험하지만 그 스트레스나 불편감의 정확한 원인은 모르는 경우가 대부분이라고 하였다. 따라서, 상담의 첫 번째 단계는 문제나 어려움의 정확한 원인을 파악하는 것이다. 이것은 정확히 알지 못하는 문제점을 더 명확하게 풀어낼 수 있는 문제로 바꾸는 작업일 것이다. 심장 재활에서의 목표는 어떠한 새로운 행동을 할 것인지 결정하는 것과 변화를 방해하는 원인을 알아내는 것이다. 일일이 세심하게 살펴보아야 하며 구체적인 원인을 알아내야 할 것이다. "저는 정말 건강한 식생활을 한다는 것이 너무 힘들어요"는 "저는 항상 일 때문에 늦게 들어와서 요리하기엔 시간이 너무 늦기 때문에 음식을 사다 먹어야 해요"나 "저는 집에서 건강에 도움이 되는 음식 재료를 사 본 적이 없어요" 또는 "나는 항상 다른 가족들이 먹기 싫어하는 음식만 하는 것 같아요"로 바꿀 수 있을 것이다. 각각의 문제점들은 좀더 세부적으로 표현되어야 하고, 이는 애매모호한 첫 번째 문장보다 더 해결 가능한 것이다.

이 단계에서의 목표는 환자들이 겪고 있는 문제점을 확실하고 자세하게 밝히는 것이다. 지금은 명확하지 않을 수도 있는 사안과 문제점을 이끌어 낸다는 것은 노력과 의지가 필요하다(위의 존스 씨의 예시 참조할 것). 하지만 적절한 문제점을 파악하지 않고서는 정확한 해결 방안을 적용하는 것은 불가능하다.

이러한 종류의 정보를 이끌어 내는 가장 확실한 방법은 직접적으로 질문하는 것이며, 폐쇄형 질문보다는 개방형 질문을 사용한다. Egan은 또 "~에 대해 말해 보세요" "~에 관해 설명해 보세요"와 같이 구체적으로 유도해 내는 방법을 제안하였다. 문제점을 탐색하고 이끌어 내는 더 심화된 방법은 "그래요. 당신이 건강에 도움이 되는 음식을 만들면서 동시에 모든 가족들을 만족시키는 것은 어려울 수 있어요"처럼 Egan이 말한 공감적 피드백을 사용하는 것이다. 그는 비록 직접적인 질문에 이어서는 또 다른 직접적인 질문을 계속 이어서 하기보다는 공감적인 반응을 할 수밖에 없지만 정보를 이끌어 내는 데 이것이 가장 강력한 방법이라 보았다.

3.9.2

목표 설정

어떤 사람들은 한번 특정한 문제점이 발견되면 문제들을 잘 해결할 수 있을 것 같다고 생각하고 더 이상 추가적인 도움을 필요로 하지 않는다. 반면에 무엇을 바꿔야 하고 어떻게 변화해야 하는지 결정하는 데 추가적인 도움이 필요한 환자도 있을 것이다. 이 과정에서 첫 번째 단계는 그들이 이루고 싶은 목표를 설정하는 것과 막연하지 않고 구체적인 목표를 설정할 수 있게 도와주는 것이다(예를 들어, "휴식을 취하도록 노력하겠습니다"와 "매일 요가를 20분 동안 하겠습니다"와의 차이). 명심해야 할 것은 이 단계에서 환자들이 어떻게 목표를 이룰 것인지에 대한 것은 다루지 않고 단지 그들이 어떤 목표를 성취하고 싶은지만을 정하게 된다.

한 번에 목표를 달성하기 어려워 보인다면 최종 목표를 위한 중간 목표를 세우는 것이 목표를 이루는 데 도움이 될 것이다. 단기적인 목표를 이룰 수 있다면 막연히 장기적인 목표를 추구하는 것보다는 훨씬 더 동기 부여가 될 수 있을 것이다.

막연한 기간 동안 15킬로그램을 빼야 한다는 목표보다 일주일에 1킬로그램씩 빼는 것이 쉬울 것이다. 목표는 반드시 각각의 개인의 능력을 고려해야 하며, 최상의 결과는 아니더라도 변화가 없는 것보다는 나을 것이다. 비록 일주일에 2~3번 10분 동안 짧게 걷는 것은 아무 시간에도 운동을 하지 않는 사람의 목표로서는 충분할 것이다.

이 과정이 종료될 때쯤에 의료 종사자는 환자들이 세우고 싶어 하는 목표를 알아야 하며 그중에서 어떤 것을 가장 먼저 해야 하는지 심사숙고하도록 만들어 줘야 한다. 〈그림 3.1〉과 〈그림 3.2〉는 심장매뉴얼이 환자들에게 어떻게 적절한 목표를 설정하고

Week 2

얼마나 오래 운동할 수 있나요?

아래의 내용을 읽고 적용하세요.

5분 이내의 경우

당신이 할 수 있는 만큼 최선으로 운동하는지 스스로 물어 보세요.
만일, 그렇다면 문제가 있습니다. 사람마다 나이, 심장 발작 전에 얼마나 운동하던 사람인지, 병원에 얼마나 오래 입원했는지 등등에 따라 회복되는 속도는 다릅니다.

5분 이상의 경우

이제 매일의 운동 계획을 세우고 걷기를 늘려 갈 시간입니다

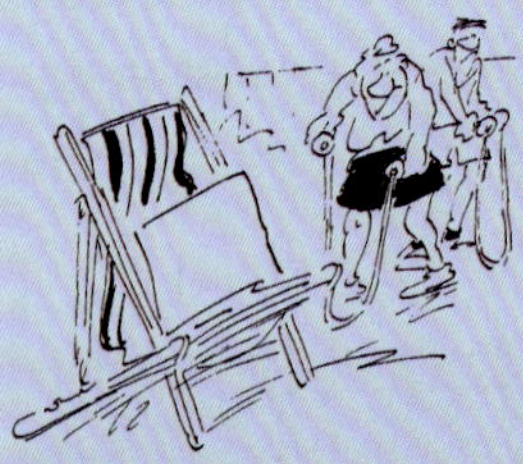

다시 말하지만 초기에 계획을 세우는 것이 중요합니다.

쉽게 걸을 수 있는 장소를 고르세요. 이것이 당신의 목표입니다. 정원 끝까지가 될 수 있고, 길 끝까지가 될 수도 있습니다. 다시 돌아와야만 한다는 것도 기억하세요. 당신이 갈 수 있는 제일 먼 거리를 선택하는 것이 아니라는 것을 명심하세요. 쉽게 조절하면서도 열심히 걸을 수 있는 목표를 정하세요. 기억하세요. 운동은 당신의 호흡을 가쁘게 하고, 덥게 느껴지게 할 수 있습니다.

평평한 곳을 걷기 시작하는 것이 좋습니다. 언덕진 곳에 살고 있다면 누구에게 운전을 시켜서 좀더 평평한 곳으로 가서 운동하는 것이 좋습니다.

다음 페이지에 걷기 기록지가 있습니다. 운동량에 맞게 얼마나 힘들었는지 쉬웠는지 표시하세요. 만일 '꽤 쉬움'에 이틀 동안 표시된다면 '꽤 쉬움'과 '꽤 어려움'의 사이 정도로 표시될 만한 새로운 거리로 늘려 갑니다. 그리고 운동의 정도가'꽤 쉬움'이 되도록 반복한다.

걷기는 매일 하도록 노력하고, 다른 운동은 하루에 2번 유지해야 한다는 것을 기억하세요.

15분 이상의 경우

당신이 이런 계획을 정확하게 따랐다면, 당신은 이 정도 거리까지 운동해서는 안 됩니다. 지침을 적절하게 읽으셨나요? 너무 당신을 몰아붙이고 있나요? 좋아지려고 너무 달려 나가는 것은 회복에 도움이 되지 않습니다.

물론 당신이 심장 발작 이전에 너무나 운동량이 많아서 이러한 운동 계획이 느릴 수 있습니다. 이런 경우는 의사나 전문가와 상담하세요.

가정에서의 운동을 하루 두 번으로 하는 것이 좋습니다. 이 단계에서는 걷는 것 이상의 다른 것을 하도록 권하지는 않습니다. 기록지를 채우고 무리하지 않는지 점검하세요.

그림 3.1 얼마나 오래 운동을 지속할 수 있나요? 심장매뉴얼은 환자들에게 적절한 목표를 정하게 격려한다.

Week 2

걷기 기록지

집에서 운동하는 것이 5분 이상 가능하면, 걷기의 목표가 어떤지 고르세요. 쉬워지면 다른 단계로 올려 보세요.

날짜........월.......일.......... 나는 .... 를 쉽게 걸어갔다 올 수 있다

그것은

매우 쉽다	꽤 쉽다	꽤 어렵다	매우 어렵다

날짜.................................. 나는 .... 를 쉽게 걸어갔다 올 수 있다

그것은

매우 쉽다	꽤 쉽다	꽤 어렵다	매우 어렵다

날짜.................................. 나는 .... 를 쉽게 걸어갔다 올 수 있다

그것은

매우 쉽다	꽤 쉽다	꽤 어렵다	매우 어렵다

날짜.................................. 나는 .... 를 쉽게 걸어갔다 올 수 있다

그것은

매우 쉽다	꽤 쉽다	꽤 어렵다	매우 어렵다

날짜.................................. 나는 .... 를 쉽게 걸어갔다 올 수 있다

그것은

매우 쉽다	꽤 쉽다	꽤 어렵다	매우 어렵다

날짜.................................. 나는 .... 를 쉽게 걸어갔다 올 수 있다

그것은

매우 쉽다	꽤 쉽다	꽤 어렵다	매우 어렵다

날짜.................................. 나는 .... 를 쉽게 걸어갔다 올 수 있다

그것은

매우 쉽다	꽤 쉽다	꽤 어렵다	매우 어렵다

날짜.................................. 나는 .... 를 쉽게 걸어갔다 올 수 있다

그것은

매우 쉽다	꽤 쉽다	꽤 어렵다	매우 어렵다

그림 3.2 걷기 기록지. 심장매뉴얼은 환자들이 그들의 발전과 그것이 얼마나 쉬운지 혹은 어려운지 기록하도록 격려한다.

목표를 향한 과정을 관찰하게 도와주는지 보여 준다.

3.9.3
행동 촉진

목표가 일단 정해지면, 어떤 환자들은 목표를 이루기 위한 도움을 필요로 하지 않는다. 하지만 아직도 정해진 목표를 이루기 위한 계획을 세우는 것을 힘들어하는 환자도 있다. 따라서, 마지막 단계는 정해진 목표를 이루기 위한 방법에 대한 것이다. 환자의 목표를 이루는 데 도움이 되는 기술이나 능력에 대한 확신을 얻는 것과 같은 어려운 목표보다는 변화를 시도하는 초기 단계에서는 상대적으로 이루기 쉬운 목표를 시도하는 것이 도움이 될 것이다. 예를 들어서, 환자에게 식이요법을 조금만 바꿔 보라고 권유하는 것보다 금연을 시도해 보라고 독려하고 싶은 유혹이 더 강할 수도 있다. 하지만 그들이 아직 그러한 변화를 시도할 준비가 되어 있지 않다면 그러한 시도를 독려하는 것은 되려 역효과가 될 수 있다.

이 단계에서는 환자와 건강 전문가와의 토론이 진행된다. 하지만 다른 전략도 도움이 될 수 있다. Egan이 제시한 접근법 중의 하나는 브레인스토밍(brainstorming)이다. 이 접근 방식은 "아니오, 나는 할 수 없을 것 같아요"와 같은 자기검열 없이 문제 해결을 위한 가능한 모든 해법들을 나열해 보도록 하는 것이다. 여러 가지 가능성 있는 해결책을 나열하다 보면, 가능성이 있는 방법들을 추려 낼 수 있을 것이고 문제를 해결할 최상의 전략을 세울 수 있을 것이다. 〈표 3.1〉의 사례에서는 문제 중심 상담(problem-focused counseling)에 대한 예시와, 문제에 대한 적절한 평가가 어떻게 변화를 위한 시도가 성공적일 것이라는 확신을 심어 줄 수 있는지를 보여 준다.

3.10
감정적인 적응 용이하게 하기

3.10.1
고통 감소

고통을 감소시키기 위해서는 고통을 겪게 만드는 요소를 이해하는 것이 중요하다. 따라서 이 장에서는 간단한 스트레스의 단순 모델 개요와 함께, 스트레스 감소에 자주 사용되는 다양한 전략들의 개요를 제시할 것이다. 스트레스는 우리 주변에서 일어나는 사건에 대한 (부정적인) 생각으로부터 비롯된 부정적인 감정이나 심리적인 상태라고 여겨진다. 즉, 스트레스는 결과라기보다는 과정이라고 할 수 있다. 스트레스 감소 방법은, 우리의 감정을 결정하는 사건의 본질—사건 그 자체가 아니라—에 대한 우리의 믿음과 고통의 감정 혹은 다른 부정적인 감정 상태는 "잘못된" 혹은 "비합리적인"

표 3.1 T 부인: 문제 중심 상담 사례

비교적 어린 나이에 경색을 앓은 T 부인은 비만이고 혈청 콜레스테롤이 높은 것으로 나타났다. 영양사를 만난 후, 그녀는 다음 달까지 일주일에 2파운드(0.9kg)를 감량하기로 동의하였다. 그녀는 여러 가지 음식의 칼로리와 지방에 대한 정보와 여러 가지 건강 요리법이 나와 있는 책자를 받았다. 이후 그녀가 다시 방문했을 때, 그녀의 콜레스테롤 수치와 몸무게는 변함이 없었다. 그래서 영양사는 전략을 바꾸어 왜 그녀가 권고를 따르지 않았는지에 대해 알아보기 시작했다. T 부인은 그녀가 이미 건강에 좋은 음식과 좋지 않은 음식에 대해서 알고 있다고 설명했다. 게다가 그녀는 성공하지 못한 다이어트를 예전에 많이 해보았다고 했다. 그래서 그들은 왜 이것이 문제인지 알아보기 시작하였다. 여기에서, 가장 큰 문제점은 분명해졌다. T 부인의 남편은 그녀의 체중 감량 시도를 지지하였고 그녀를 돕기 위해서 그의 식단도 바꿀 준비도 되어 있었다. 그러나 그녀의 아들들은 종종 술 마시고 집에 돌아온 후 늦은 밤에 감자칩이나 햄버거와 같은 음식을 달라고 했으며 심지어 술을 달라고 하기도 했다. 따라서 T 부인은 가끔 다이어트에 성공할 수 있는 하루를 마치는 마지막 순간에 밤늦게 요리를 시작했다. 그리고 부인은 요리를 하는 동안 고칼로리 음식을 조금씩 먹었다. 이 행동에 두 가지 결과가 발생하였다. 첫 번째는 칼로리 섭취량이 증가했다. 두 번째는 자포자기하며("난 너무 많이 먹었으니 오늘 다이어트는 단념해야 할 것 같아") 배가 부르게 식사를 했다. 이는 또한 다음 날 다이어트를 지속하기 위한 동기를 감소시켰다.

일단 문제가 분명해지자 T 부인은 자신의 아들들을 위해서 밤늦게 튀김 요리를 하지 않는다는 목표를 정했다. 그녀는 만약 아들들이 튀김 요리를 원하면 자신들이 스스로 만들어 먹으라고 하기로 결심했다. 일단 목표가 세워지자 T 부인은 아들들이 더 이상 요리를 해주지 않겠다는 자신에게 뭐라고 할지 걱정이 됐다. 따라서 부인과 상담사는 함께 아들에게 자신의 목표를 말하고 자신의 결심을 지켜 나갈 수 있는 방법에 대하여 상의하였다. 결국 부인은 다음 주에 말하기로 정하고 왜 더 이상 밤늦게 아들들을 위해서 요리를 할 수 없는지를 설명하기로 했다. 그녀는 심지어 어떻게 말할지에 대해서 연습을 하기도 하였다. 이렇게 하고 나니 효과가 나타났는데, 아들을 위해서 요리를 하지 않게 되면서 몸무게가 감소하기 시작했다.

이 사례는 무엇이 변화를 저지하고 있는지에 대한 맹목적인 추정의 위험성을 보여 준다(이 경우 영양사는 건강에 좋은 식재료에 대한 지식이 부족한 것 때문이라고 추측했다). 개인이 겪고 있는 문제의 특정한 원인을 찾아내는 데 들이는 시간은 적절하고 유용하게 시간을 쓰는 것이라 할 수 있으며 나머지 시간을 적절한 문제에 집중할 수 있도록 해준다.

생각의 결과라는 원칙에 기반한다(그림 3.3). 즉, 스트레스는 내재되어 있는 부정적 요소를 과장되게 생각하는 환경에 대한 잘못된 해석의 결과이며 긍정적인 측면에 집중할 수 있는 능력을 상실케 한다는 것이다.

Beck은 부정적인 감정을 일으키는 생각들을 자동적 부정적 가정(automatic negative assumption)이라고 언급했다. 이 생각들은 특정한 상황에 대한 개인의 첫 반응으로 마음에서 자동적으로 일어나며 현실에서 어떠한 논리나 근거도 없이 존재한다. 이러한 사실에도 불구하고 이 매우 즉각적인 자동성은 이 생각들이 의심 없이 진실로 받아들이게 한다. 스트레스를 야기시키는 생각들은 추가적인 반응들을 연속적으로 일으키는데 여기에는 교감신경계 각성 수준 증가(이 경우, 예를 들면 분노 혹은 걱정)와 그리고 개인이 직면하는 문제를 해결하는 데 다소 도움이 될 수 있는 행동이 포함된다. 이 모든 과정에 연결되어 있는 것은 감정적인 경험으로 이는 분노, 걱정, 혹은 다른 부정적인 감정이다. 물론 이러한 과정이 항상 직선적인 것은 아니며, 우울한 생각 등의 결과물인 높은 수준의 각성이거나 혹은 행동적인 단절이 부정적 방향으로 악순환이 계속되는 것일 수도 있다(그림 3.4).

Beck은 부정적인 감정으로 이어지는 여러 가지 사고의 종류를 제시하였다. 부정적 사고의 종류는 다음과 같다.

- **파국적 사고** 사건을 완전히 부정적이고 재앙처럼 여기는 생각: "그거야, 나 심장마비 걸린 것 같아", "나는 직장을 잃을 거야", "나는 집 대출금을 갚을 돈을 벌지 못할 거야."
- **과대 일반화** 단 하나의 사건을 기반으로 전체적인(부정적인) 결론을 내리는 것: "그거야. 통증 때문에 나는 영화를 보러 가지 못할 거야. —이건 내가 어떻게 할 수 없는 거야."
- **자의적 추론** 결론을 뒷받침할 충분한 증거 없이 결론을 내리는 것: "이 통증은 내 건강에 심각한 문제가 있다는 것을 의미해. 그냥 난 알 수 있어."

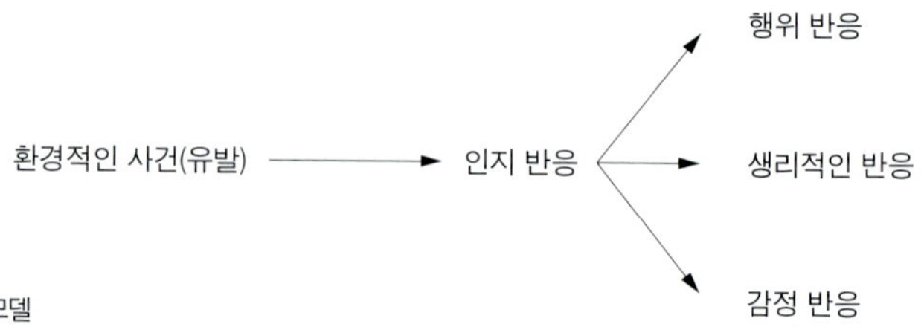

그림 3.3 스트레스 기본 인지 행동 모델

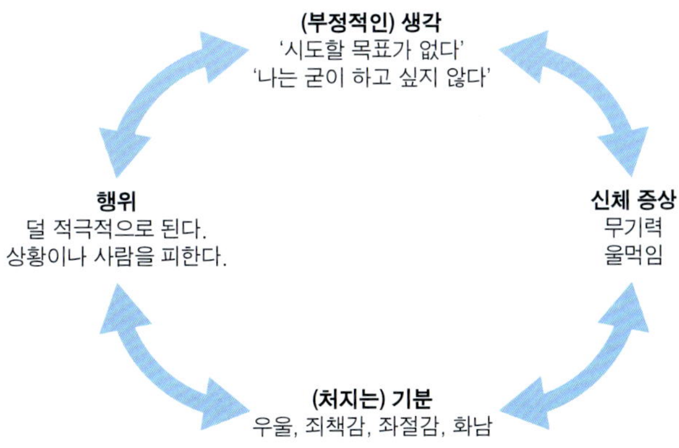

그림 3.4 각각의 스트레스의 요소가 네거티브 피드백을 줄 수 있다

- **선택적 추상** 전체적 맥락에서 (부정적인) 세부적 사항에 집중하는 것: "좋아, 나는 내가 나갈 수 있을 줄 알았어. 하지만 협심증 약을 먹어야 했어, 나는 앞으로 나가지 못한 거야."

3.10.2
스트레스 관리 훈련

이 스트레스 모델은 개인의 스트레스를 감소시키기 위해 변화될 수 있는 다양한 요소들을 제시한다. 포함되는 요소는 다음과 같다.

- 스트레스 반응을 유발시키는 환경적인 사건
- 이 사건에 대한 반응으로 나타나는, 적절하지 못한 행동적·심리적·인지적 반응

대부분의 스트레스 관리 프로그램은 자신의 주변, 또는 자신에게 일어난 사건에 대한 사람들의 반응을 변화시키는 데 집중한다. 대부분의 프로그램들은 스트레스와 관련하여 발생하는 높은 수준의 각성을 최소화하기 위한 이완법만을 교육한다. 조금 더 복합적인 일부 프로그램들의 경우에는 적절한 개입을 통해, 스트레스를 유발하는 사건들에 대한 참가자들의 인지적(그리고 감정적) 반응을 변화시키는 것을 목표로 한다. 애초부터 스트레스 반응을 야기시키는 요소를 해결하는 프로그램은 거의 없다. 이는 심

각한 한계이기도 하다. 스트레스 감소를 위한 가장 효율적인 방법은 애초에 스트레스가 생기지 않도록 하는 것이다.

3.10.3
유발 요인의 변화

유발 요인의 변화는 종종 스트레스 관리 훈련에서 무시되는 경향이 있는데, 이는 적용 가능한 표준 개입 방식이 없기 때문으로 보인다. 각 개인의 스트레스 유발 요인은 필수적으로 다르며 스트레스 생성 빈도를 감소시키기 위해 개발된 전략도 다를 것이다. 간단한 예를 들자면, 출근길에 스트레스를 덜 받으려면 평소보다 약간 일찍 출발하는 것이 좋다. 이 경우 출근 시간에 대한 압박에서 보다 자유로워지기 때문에 스트레스를 덜 받을 수 있다.

3.10.4
이완 훈련

이완 기술을 가르치는 목적은 특정한 스트레스가 발생할 때와 하루 종일 각 개인이 가능한 최대로 적절하게 긴장을 풀게 만드는 것이다. 이것은 일반적으로 "시간 종료"의 기간을 제공하는 중재와 같은 절차와 대조적이다. 이완 기술의 효과적인 사용은 육체적인 이득뿐 아니라 스트레스 반응에 대한 실질적이고 인식된 통제를 강화할 수 있게 한다. 이완법은 서로 다른 스트레스 인자들 사이의 상호 작용을 반영하여, 상대적으로 효과가 미약하기는 하지만, 차분하고 건설적인 사고 과정에 대한 접근성을 높여 준다.

이완 기술은 다음의 세 가지 과정을 통해서 잘 습득할 수 있다:

1. 기본 이완 기술 학습
2. 일상 생활 속 긴장 관찰
3. 스트레스 발생 시 이완법의 이용

첫 번째 단계는 조용한 방에 놓여진 편안한 의자와 같이 최적화된 상황에서 이완하는 법을 배우는 것이다. 이상적으로 훈련된 의사는 깊은 이완법 과정을 가르칠 수 있어야 한다. 이후 녹음된 설명을 이용하여 집에서 지속적인 훈련을 하는 전형적인 방법이 추가될 수 있다. 며칠 혹은 몇 주 동안의 정기적인 연습은 첫 번째 단계에서 매우 중요한데, 이는 "실제 삶" 속에서 효과적으로 사용되기 전에 이러한 기술에 잘 숙달되어야 하고 비교적 자동적으로 될 정도가 되어야 하기 때문이다.

가장 흔한 이완 과정 교수법은 제이콥슨(Jacobson)의 깊은 근육 이완 기술에 기반한다. 이 교수법은 궁극적으로 지시된 순서대로 몸 전체의 근육을 긴장하고 이완하는 방식을 포함한다. 시간이 지나면 연습보다는, 실생활에서의 자연스러운 근육 이완을 모방한 방법(사전 긴장 없는 이완 또는 다른 근육들을 사용하면서 특정 근육군[群]을 이완시키는 방법)이 강조된다. 근육을 완화하는 순서는 다양하지만 전형적인 운동은 아마 다음과 같은 순서를 포함할 것이다(긴장 과정은 괄호에 묘사되어 있다):

- 손과 팔뚝(주먹 쥐기)
- 상박(손가락에서 어깨까지 만지기)
- 어깨와 목 하부(어깨 올리기)
- 목 뒷부분(턱에서 가슴까지 만지기)
- 입술(입술 모아서 밀기)
- 이마(찡그리기)
- 복부/가슴(깊은 숨 참기)
- 복부(복부 근육 긴장시키기)
- 다리와 발(발뒤꿈치 밀기, 발가락을 머리쪽으로 당기기: 다리는 들어 올리지 않기)

이완 기술을 훈련하는 동시에 개인은 하루 종일 육체적인 긴장의 수준을 관찰하기 시작할 수 있다. 초기에 이는 학습의 과정이며 어떤 특정한 때에 본인이 얼마나 긴장을 하는지 그리고 무엇이 과도한 긴장을 유발하는지를 인지하는 데 도움을 준다. 이 과정은 추후의 스트레스 유발 요인을 밝혀내고 이완 과정이 특히 언제 유용한지에 대해 쉽게 파악할 수 있게 해 준다. '긴장 일지'가 이 과정에서 빈번하게 사용되는데, 긴장 일지는 온종일 또는 특정한 스트레스를 받는 시점에서의 스트레스 강도를 숫자(0=긴장이 전혀 없음 100=최고 수준의 긴장)로 표현하여 기록하는 것이다. 인지적이거나 혹은 행동적인 개입에 대한 선조로서 이러한 일지는 또한 스트레스 받을 때 겪는 생각, 감정, 행동에 집중한다. 〈표 3.5〉는 환자가 겪은 스트레스의 최고 수준을 측정한 전형적인 스트레스 일지에서 발췌한 것이다. 환자가 자신의 스트레스와 싸우기 위해 추가적인 전략을 사용하기 시작하면서 이완 기술과 스트레스를 받는 생각을 극복하기 위해 사용한 생각 등을 사용한 이후에 긴장 수준을 측정하는 막대를 덧붙일 수 있다.

이완 기술 습득과 긴장 관찰 기간 후에 환자는 이완법을 일상생활에 통합할 수 있다. 이 단계에서 이완법 사용 기술이 더욱 능숙해짐에 따라 스트레스 증가 시 이완법을 사용하여 최대한 이완된 상태를 유지하고, 상대적으로 낮은 스트레스 수준을 유지해야 한다. 이완법의 목적은 스트레스의 원인으로부터 도망치는 것이 아니라 특정한 스트레스 요소를 해결하며, 가능한 한 이완된 상태를 유지하는 것이다. 대체 전략은 하루 중 일정한 간격으로 이완시키는 방법(예를 들면 "coffee break")이 포함된다.

3.10.5
인지적인 개입

인식을 바꾸는 데는 두 가지 전략이 자주 사용된다. 가장 간단한 것은 마이켄바움(Meichenbaum)이 개발한 자기 지시 훈련(self-instruction training)이다.[23] 이 방법은 스트레스를 유발하는 생각의 흐름을 끊고, 이 생각들을 사전 연습을 통해 준비한 '긍정적인 내적 대화'로 대체하는 것이다. 이 전략을 사용하는 사람들은 전형적으로, 다음 두 범주들 중 하나에 속하게 된다. 첫 번째 범주에 속하는 사람들은 이전에 학습했던 스트레스 관리 기술들("너는 지금 너무 긴장하고 있어. 너무 어렵게 생각하지 마. 숨 깊게 들이쉬고 근육을 이완시켜")을 상기하게 된다. 두 번째 범주에 속하는 사람들은 이전에 스트레스를 효과적으로 해결했던 경험들을 떠올려 재확신을 얻는다("괜찮아. 이전에도 이런 일들을 잘 해결했잖아. 다시 잘 할 수 있어. 침착해. 통제할 수 없는 상황이 오지는 않을 거야"). 마이켄바움은 둘 중 어느 방향을 택하는지는 개인의 성향에 달려 있으며,

시간	상황	긴장	행위들	생각들
8.32	운전해서 회사 가기–지각!	62	긴장–운전대 잡기. 끼어들기, 신호등 욕하기	또 지각!!… 사장님이 아시겠군… 힘내–서둘러–빨간 신호등은 항상 왜 이리 안 바뀌는 거야?!
10.00	운동 시 숨참	100	어쩔 줄 모른다. 집에 전화를 걸어 심장마비가 올 것 같다고 말한다.	오, 안 돼… 또다시 심장 발작… 이번에는 죽는 걸까? 지난 번처럼 가슴이 아파.

그림 3.5 스트레스 유발요소, 긴장 수준, 관련 행동과 생각을 나타내 스트레스 일지 발췌

무엇을 선택하든 스트레스가 발생한 상황에서 도움을 얻으려면 스트레스 발생 이전에, 스트레스 상황에서 떠올려야 하는 특정한 생각들을 미리 준비하고 연습해야 한다고 제안했다. 이러한 사전 연습을 통해 떠올리게 된 생각들은 최소한 스트레스를 유발하는 생각의 흐름을 차단하며, 최상의 경우에는 개인의 스트레스 정도를 상당히 낮추어 준다.

'인지적 재구성'으로 알려진 좀더 복합적인 개입 방법은 먼저 스트레스를 유발하는 생각들이 무엇인지를 밝혀낸 뒤, 그 정확성에 대한 의구심을 갖게 하는 것이다. 치료자는 먼저 환자가 밝혀낸 스트레스 유발 인자들을 사실이 아닌 가설로 생각하도록 한 후, 그 타당성을 편견 없이 평가하게 한다. 인지적 재구성의 기술을 가르치기 위해 치료자는 산파술(Socratic method)로 알려진 전형적인 방법을 사용한다.[1] 환자는 산파술을 통해 스트레스를 유발하는 구체적인 생각들을 분명히 찾아낸 후, 전문가의 지도하에 그 정확성에 대한 의문을 갖고 스스로에게 질문을 던지게 된다. 여기서 중요한 것은, 전문가의 역할은 내담자의 믿음이 '틀렸다'는 확신을 심어 주는 것이 아니라는 점이다. 이러한 산파술은 다른 경우에도 사용할 수 있다. 아래의 예문을 통해 자신의 심근경색 증상을 부정적으로 과장하고 있는 톰(Tom)이라는 환자를 간호사가 어떻게 격려하고, 상황을 바라보는 다른 방법을 제시하는지 살펴보자.

톰: 이제 다 끝났어요. 심장마비가 왔고 이제 직장도 잃게 될 거예요. 돈은 또 어쩌나… 집도 차도 다 팔아야 될 거예요.

간호사: 너무 많은 걱정을 하시네요, 왜 직장을 잃을 거라고 생각하세요?

톰: 심장마비는 안 좋잖아요. 대부분의 사람들이 심장마비가 걸리고 일을 그만두지 않나요?

간호사: 그만두는 사람도 있겠죠. 하지만 대부분의 사람들은 다시 일을 합니다. 심장마비가 있다고 해서 당신이 무능력해진다거나 일을 그만두어야 하는 건 아니지요. 대부분의 사람들은 심장마비가 일어나기 전의 상태나 비슷한 생활로 돌아가곤 합니다. 지금 어떤 일을 하시나요?

톰: 저는 큰 마케팅 회사의 매니저로 있습니다.

간호사: 당신의 일은 육체적인 걸 많이 요구하는 일은 아니네요. 그건 심장에 많은 무리를 주진 않을 거예요. 신체적인 측면으로 봤을 때 다시 일로 돌아가는 것은 어려울까요?

톰: 아니오. 그렇지 못 할 것 같아요.

간호사: 당신 동료 중에도 심각한 병을 앓은 사람이 있을 거라고 생각되는데요, 회사에서는 어떻게 그들을 대우하지요? 그 사람들은 일을 그만두었나요?

톰: 어떻게 보면 그건 미친 짓이죠. 만약에 그들이 좋은 직원이었고 계속해서 일을 할 수

있으면 회사에서도 그들을 계속 근무하게 할 거예요.

간호사 : 그러니까 당신이 알기로는 직원들이 아파도 회사에서는 계속 일자리를 보장해 준다는 거죠?

톰: 그렇죠. 그러면 저와 회사 사이에 문제가 생길 가능성은 현실적으로 낮은 편이겠죠?

간호사 : 아마도 그럴 거예요.

톰: 그래요. 상황이 그렇게 나쁘지는 않은 것 같네요. 와 그렇게 생각하니 기분이 좋아졌어요.

이 대화에서, 톰은 회사가 자신의 병에 어떻게 반응할지에 대한 자신만의 생각을 곧바로 사실로 믿지 않고, 이를 객관적인 관점에서 다시 생각해 볼 수 있도록 격려를 받았다. 간호사가 직접적인 확신을 주려고 한 것은 아니었지만, 톰이 갖고 있던 잘못된 가정에 객관적으로 도전할 수 있는 관련 정보들을 제공함으로써 더욱 강력한 효과를 줄 수 있었다. 체계적인 인지행동 치료에서, 전문가는 환자가 품은 부적절한 가정들에 대해 이야기하고, 환자의 걱정이 현실적으로 일어날 가능성이 희박할 수 있다는 의구심을 가지도록 이끌게 된다. 전문가가 환자에게 던지는 핵심적인 질문들은 다음과 같다.

- 나의 가정을 뒷받침하거나 부정할 만한 증거들은 무엇인가?
- 이 상황과 관련해서 다르게 생각할 수 있는 방법은 없는가?
- 내가 이 상황을 오해하고 있진 않은가?

치료 과정 중 인지적 개입에 참여하게 된 환자들에게는, 일상생활에서 스트레스를 경험할 때마다 산파술을 사용하도록 권장하는 것이 좋다.

3.10.6
명상

명상을 이 장의 인지적 전략 부분에서 다룬다는 것이 다소 의외일 수 있다. 그러나 명상은 매우 인지적인 과정이다. 기본적으로 명상은 "생각 또는 인식의 대상"에 대해 몰입해서 집중하는 상태이다. 두 가지 종류의 명상이 널리 알려져 있다. 초월 명상법(Transcendental Meditation)은 요기(Yogi, 요가 수행자) 마하리시 마헤시에 의해 서방으로 전파된 인도의 전통 명상법이다. 일반적으로 하루 두 번 명상을 하고, 만트라(브

라만교의 주문)를 20분간 반복하여 외우기 전 짧은 시간 조용한 휴식을 갖는다. 또 다른 명상법은 최근 점점 인기를 얻고 있는 마음 챙김(mindfulness)이다.[15] 불가의 가르침에 기반을 둔 요법은 수련자들에게 '지금 바로 그 순간'을 살 것을 가르친다. 항상 현재에 집중하고 늘 깨어 있으면서, 미래나 과거의 근심들에 대해서는 생각하지 않아야 한다. 개인이 품는 생각은 '사실적 진실'이라기보다는 '가능한 진실'이다(이는 전술한 인지 모델에서의 가정과 동일하다). 마음 챙김의 기술은, 한 개인이 가진 생각과 걱정들에 직면하되, 이에 대한 집착을 버리고 '현재' 그리고 '여기'의 경험에만 집중하는 것이다. 전문가들은 이러한 과정을 촉발하기 위해 알람 시계나 빨간 신호등 같은 도구를 자주 사용한다(도구를 사용하지 않는 가장 단순한 방법은 세 번 연속하여 호흡하는 동안 집중 상태를 유지하는 것이다). 이 방법은 특히 정기적으로 명상 수련을 하기 힘든 환자들에게 도움이 된다.

3.11
맺음말

모든 심장질환 환자들은 고품격의 심리 치료의 혜택을 받을 수 있다. 심리 치료는 심각한 심리적 문제를 가진 사람들에게만 제공되는 것도 아니며 그리 복잡하지도 않다. 심리 치료는 먼저 각 개인들이 무엇을 필요로 하는지 밝혀내고, 적절한 개입을 통해 효과적인 도움을 주는 것을 목표로 한다. 행동 변화의 가능성이 보이는 경우 세 가지의 핵심적 질문들을 던질 수 있다. 환자가 변화의 필요성을 인식하고 있는가? 행동 변화의 동기가 있는가? 행동을 변화시킬 수 있는 능력이 있는가? 이 세 질문들에 대한 대답 여하에 따라 교육 프로그램(이미 확립된 간단한 계획 세우기 과정)/동기 부여적 개입/더 복합적이면서 표준화된 행동변화 프로그램(심장매뉴얼 또는 더 개인화된 문제 중심적 상담 등) 중 어떤 치료를 제공할지를 결정해야 한다. 〈그림 3.6〉은 환자의 자신감과 동기 부여 수준에 따라 어떤 치료를 선택할 것인지에 대한 간단한 흐름도를 보여 준다. 이 방법은 이상적이기는 하지만, 바쁘고 복잡하고 과중한 업무량이 동반되어 진행되는 심장병 환자 재활 과정에서 현실적으로 달성하기는 힘들다. 그러나 이 방법은 환자의 성공적인 재활 과정에서 반드시 이루어져야 하는 핵심적인 결정들을 뒷받침하는 기초를 제공한다.

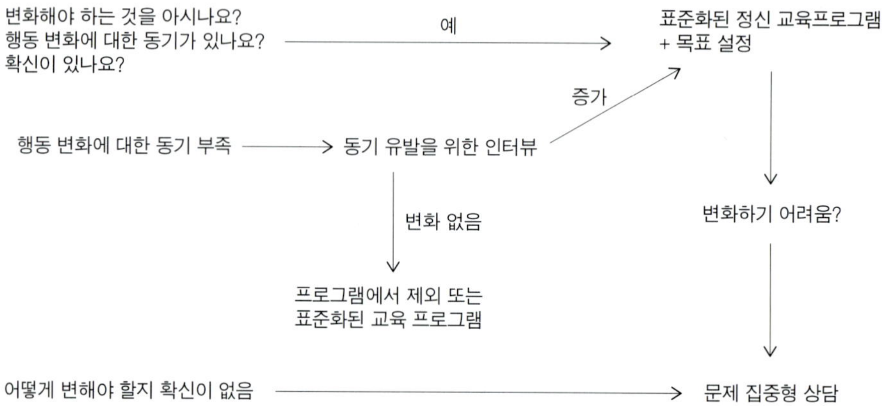

그림 3.6 변화하는 능력에 있어 환자마다 지식, 동기, 확신에 따라 다른 수준을 보여 주는 차트

환자에게 감정적인 문제가 있을 경우 다음과 같은 질문을 던질 수 있다. 환자가 겪는 문제가 전문가의 치료(정신과 의사 또는 심리 치료사)가 필요할 만큼 심각한가? 아니면 간단한 스트레스 관리 기술로 조절할 수 있는 정상적인 스트레스 반응인가? 이에 대한 결정을 내려야 할 때 간단한 설문지(Hospital Anxiety and Depression Scale[39] 또는 General Health Questionnaire[8] 등)를 사용하여 도움을 받을 수 있다. 이 설문지를 통해 분노, 우울, 고통 각각에 대한 객관적인 척도를 얻을 수 있다. 그러나 이러한 도구들을 사용할 때 주의해야 할 사항들이 있다. 먼저 고통에 대한 평가는 시간이 지남에 따라 상당히 달라질 수 있다. 어떤 사람들은 재활 프로그램이 진행됨에 따라 불안감이 감소하는 반면, 다른 사람들은 예상하지 못했던 문제점들과 맞닥뜨리면서 불안감이 가중되기도 한다. 또한 한 개인이 어떤 도움을 필요로 하는지 결정할 때에는 단순한 수치상의 데이터뿐만 아니라, 환자에 대한 충분한 이해가 선행되어야 한다.

Acknowledgment Thanks to the Heart Manual – NHS Lothian for permission to reproduce these pages.

References

1. Beck AT. *Cognitive Therapy and the Emotional Disorders*. New York: Penguin; 1991.
2. Bennett P. Coronary heart disease: impact. In: Ayers S et al., eds. *Cambridge Handbook of Psychology, Health and Medicine*. 2nd ed. Cambridge: Cambridge University Press; 2007.
3. Bennett P, Connell H. Dyadic responses to myocardial infarction. *Psychol Health Med.* 1999;4:45-55.
4. Bennett P, Mayfield T, Norman P, Lowe R, Morgan M. Affective and social cognitive predictors of behavioural change following myocardial infarction. *Br J Health Psychol.* 1999;4:247-256.
5. Bennett P, Owen R, Koutsakis S, Bisson J. Personality, social context, and cognitive predictors of post-traumatic stress disorder in myocardial infarction patients. *Psychol Health.* 2002;17:489-500.
6. Dickens CM, Percival C, McGowan L, et al. The risk factors for depression in first myocardial infarction patients. *Psychol Med.* 2004;34:1083-92.
7. Egan G. *The skilled helper: models, skills, and methods for effective helping.* Monterey: Brooks Cole; 1998.
8. Goldberg DP, Hillier VF. A scaled version of the general health questionnaire. *Psychol Med.* 1979;9:139-45.
9. Hajek P, Taylor TZ, Mills P. Brief intervention during hospital admission to help patients to give up smoking after myocardial infarction and bypass surgery: randomised controlled trial. *Br Med J.* 2002;324:87-9.
10. Halaris A. Comorbidity between depression and cardiovascular disease. *Int Angiol.* 2009;28:92-9.
11. Havik OE, Maeland JG. Verbal denial and outcome in myocardial infarction patients. *J Psychosom Res.* 1988;32:145-157.
12. Hevey D, Brown A, Cahill A, Newton H, Kierns M, Horgan JH. Four-week multidisciplinary cardiac rehabilitation produces similar improvements in exercise capacity and quality of life to a 10-week program. *J Cardiopulm Rehabil.* 2003;23:17-21.
13. Horne R. Representations of medication and treatment: advances in theory and measurement. In: Petrie KJ, Weinman J, eds. *Perceptions of health and illness*. Chur: Harwood; 1997.
14. Huijbrechts IP, Duivenvoorden HJ, Deckers JW. Modification of smoking habits five

months after myocardial infarction: relationship with personality characteristics. *J Psychosom Res.* 1996;40:369-78.

15. Kabat-Zinn J. *Full Catastrophe Living: How to Cope with Stress, Pain and Illness Using Mindfulness Meditation.* London: Piatkus Books; 2001.
16. Lacey EA, Musgrave RJ, Freeman JV, Tod AM, Scott P. Psychological morbidity after myocardial infarction in an area of deprivation in the UK: evaluation of a self-help package. *Eur J Cardiovasc Nurs.* 2004;3:219-24.
17. Lane D, Carroll D, Ring C, Beevers DG, Lip GY. Predictors of attendance at cardiac rehabilitation after myocardial infarction. *J Psychosom Res.* 2001;51:497-501.
18. Lane D, Carroll D, Ring C, Beevers DG, Lip GY. The prevalence and persistence of depression and anxiety following myocardial infarction. *Br J Health Psychol.* 2002;7:11-21.
19. Lear SA, Ignaszewski A, Linden W, et al. The Extensive Lifestyle Management Intervention (ELMI) following cardiac rehabilitation trial. *Eur Heart J.* 2003;24:1920-7.
20. Leslie WS, Hankey CR, Matthews D, Currall JE, Lean ME. A transferable programme of nutritional counselling for rehabilitation following myocardial infarction: a randomised controlled study. *Eur J Clin Nutr.* 2004;58:778-86.
21. Lewin B, Robertson IH, Irving JB, Campbell M. Effects of self-help post-myocardial-infarction rehabilitation on psychological adjustment and use of health services. *Lancet.* 1992;339:1036-1040.
22. Luszczynska A, Sobczyk A, Abraham C. Planning to lose weight: randomized controlled trial of an implementation intention prompt to enhance weight reduction among overweight and obese women. *Health Psychol.* 2007;26:507-12.
23. Meichenbaum D. *Stress Inoculation Training.* New York: Pergamon; 1985.
24. Miller W, Rollnick S. *Motivational Interviewing: Preparing People to Change Addictive Behaviour.* New York: Guilford; 2002.
25. Moser DK, Dracup K. Role of spousal anxiety and depression in patients' psychosocial recovery after a cardiac event. *Psychosom Med.* 2004;66:527-32.
26. Nabi H, Vahtera J, Singh-Manoux A, et al. Do psychological attributes matter for adherence to antihypertensive medication? The Finnish Public Sector Cohort Study. *J Hypertens.* 2008;26:2236-43.
27. Oldenburg B, Allam R, Fastier G. The role of behavioral and educational interventions in the secondary prevention of heart disease. *Clinical and Abnormal Psychology.* 1989;27:429-438.
28. Perkins-Porras L, Whitehead DL, Strike PC, Steptoe A. Causal beliefs, cardiac denial and pre-hospital delays following the onset of acute coronary syndromes. *J Behav Med.*

2008;31:498-505.

29. Petrie KJ, Cameron LD, Ellis CJ, Buick D, Weinman J. Changing illness perceptions after myocardial infarction: an early intervention randomized controlled trial. *Psychosom Med.* 2002;64:580-6.
30. Petrie KJ, Weinman J, Sharpe N, Buckley J. Role of patients' view of their illness in predicting return to work and functioning after myocardial infarction: longitudinal study. *Br Med J.* 1996;312:1191-4.
31. Prochaska JO, di Clemente CC. Towards a comprehensive model of change. In: Houston BK, Heather N, eds. *Treating Addictive Behaviors: Processes of Change.* New York: Plenum; 1986.
32. Sheeran P, Orbell S. Using implementation intentions to increase attendance for cervical cancer screening. *Health Psychol.* 2000;19(2):83-9.
33. Shemesh E, Yehuda R, Milo O, et al. Posttraumatic stress, nonadherence, and adverse outcome in survivors of a myocardial infarction. *Psychosom Med.* 2004;66:521-6.
34. Soderman E, Lisspers J, Sundin O. Depression as a predictor of return to work in patients with coronary artery disease. *Soc Sci Med.* 2003;56:193-202.
35. Steptoe A. *Depression and Physical Illness.* Cambridge: Cambridge University Press; 2006.
36. Stern MJ, Pascale L. Psychosocial adaption postmyocardial infarction: the spouses' dilemma. *J Psychosom Res.* 1979;23:83-7.
37. Stewart M, Davidson K, Meade D, Hirth A, Makrides L. Myocardial infarction: survivors' and spouses' stress, coping, and support. *J Adv Nurs.* 2000;31:1351-60.
38. Strik JJ, Lousberg R, Cheriex EC, Honig A. One year cumulative incidence of depression following myocardial infarction and impact on cardiac outcome. *J Psychosom Res.* 2004;56: 59-66.
39. Zigmond AS, Snaith RP. The Hospital Anxiety and Depression Scale. *Acta Psychiatr Scand.* 1983;67:361-370.

2부

특정 사례에서의 심장재활

심장재활에서의 운동요법

4

Birna Bjarnason-Wehrens and Martin Halle

심장재활에서 운동요법(운동처방, 상담 및 관리)은 종합적이고, 체계적인 심장재활 프로그램의 핵심으로서, 모든 심장재활프로그램의 30~50%(심지어 70% 이상)를 차지한다. 이는 만성심부전 환자, 심장수술(관상동맥우회술, 판막수술, 심장이식) 환자 및 급성 관상동맥증후군 환자의 2-3단계에 해당한다.

코크란(Cochrane) 데이터베이스에 있는 대규모 메타분석에 의하면, 운동요법은 관상동맥질환 환자의 사망률을 27%(위험도 감소 0.73; 신뢰구간 0.54-0.98) 낮추고, 심장질환에 의한 사망률을 31%(위험도 감소 0.87; 신뢰구간 0.71-1.05) 낮추는 것으로 알려져 있다(그림 4.1).[1,2] 그러나, 운동재활프로그램에 의한 급성 심장사나 비치명적 심장발작의 위험에 대해서는 아직 통계적으로 충분한 근거는 없다.[1-3]

4.1 용어 정의

기초대사율 이상의 에너지대사를 일으키는 모든 근육수축은 신체활동(physical activity)이라고 할 수 있다.[4] 운동(exercise) 혹은 운동훈련(exercise training)은 신체건강도를 향상시키기 위해 시행하는 계획적·구체적·반복적인 신체활동이다.[4] 신체건강도(physical fitness)는 심폐 지구력, 근육 강도, 체성분구성, 신체 유연성 및 소설성(협응성)을 포함한 포괄적인 신체활동 능력을 의미한다.[4,5] 심폐건강도(cardiorespiratory fitness)는 최대 심혈관 운동 능력을 통해 측정하며, 호흡을 통한 근육의 에너지대사(근육세포 미토콘드리아의 ATP-synthase)에 사용되는 산소공급 능력이다. 최고산소섭취량(VO_{2peak})은 심폐건강도를 평가하는 황금기준(gold standard)으로서, 트레드밀

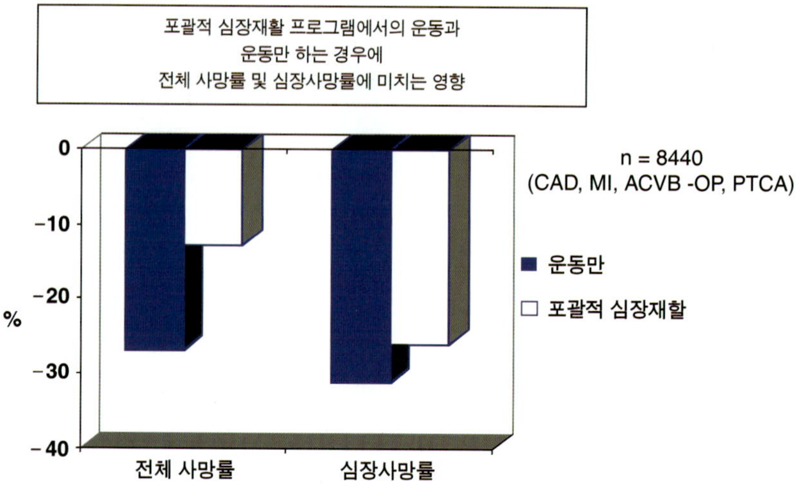

그림 4.1 포괄적 심장재활 프로그램에서의 운동과 운동만 하는 경우에 전체 사망률 및 심장사망률에 미치는 영향(Jolliffe et al.[1]에 따름)

(treadmill)이나 사이클 에르고미터(bicycle ergometer)를 이용한 운동부하검사를 통해 측정한다.[6] 최대운동능력(maximal exercise capacity)은 어떠한 병리적 증상 발생 및 의학적 소견과 무관하게, 운동부하검사 시 지속할 수 있는 최대운동강도이다.[6] 운동지구력(exercise tolerance)은 어떠한 병리적 증상 발생 및 의료적 소견이 발생하기 전에 낼 수 있는 최대운동강도이다.[7] 건강한 사람에서는 위 두 가지 용어를 혼용할 수 있지만, 환자의 경우 다르게 사용될 수 있다.[6] 정의상, 신체활동량 혹은 운동량은 운동의 강도(intensity)와 총량(total dose)을 고려해야 한다. 총량은 소비된 에너지의 총합을 의미하며, 강도는 에너지소모율을 의미한다. 절대운동강도(absolute intensity)는 운동 중 발생하는 에너지 소모율로서, 보통 대사당량(metabolic equivalent tasks, METs)으로 나타낸다. 1MET는 앉아 있을 때 발생하는 에너지소모율 혹은 산소소비량(VO_2)으로서, 약 3.5ml O_2 kg^{-1} min^{-1}이다. MET-시간은 운동강도와 운동시간의 곱으로 산출한다.[4] 상대운동강도는 운동 중 발생하는 유산소운동량을 의미하며, 최고심박수의 퍼센트 혹은 최대산소섭취량(VO_2max)의 퍼센트로 표시한다. 저강도운동은 상대운동강도(relative intensity)가 VO_{2peak}의 40% 이하인 운동이며, 고강도운동은 상대운동강도가 VO_{2peak}의 60% 이상인 운동이다.[4] 운동강도 측정은 반드시 개인별로 고려해야 한다. 가령, 4.8km/hr 정도의 가벼운 걷기는 약 4METs로서, 건강한 젊은 사람에게 이는 저강도운동이겠지만, 80세 노인에게는 고강도운동이다.

운동치료(exercise therapy)는 의료적으로 처방되거나 지시된 운동으로서, 의사가 함께 관리하고, 치료사에 의해 계획되고 정해지며, 환자 혼자 혹은 그룹으로 수행되는 운동이다.[8] 스포츠 운동치료(sport and exercise therapy)는 운동에 기초한 치료 방법으로서, 적당한 스포츠요법을 통해 망가진 신체적, 정신적, 사회적 기능을 회복하고, 2차적인 손상을 예방하여, 건강지향적인 행동을 추구하는 요법이다. 스포츠치료(sport therapy)는 생물학적인 원리에 입각한, 의학적, 생리학적, 정신과적, 사회적 치료이다.[8]

4.2
운동요법(Exercise-Based Training Intervention)의 목표

심장재활에서 운동요법의 첫째 목표은 질환의 진행 및 예후에 긍정적인 효과를 유도하는 데 있다. 이는 관상동맥질환 및 그로 인한 합병증(급성관싱동맥증후군, 급사, 허혈성 심부진), 비허혈싱 심부전에서 가상 성공석이었다.[4,9 12] 누 번째 목표는 무증상운동지구력(symptom-free exercise tolerance) 및 전반적인 삶의 질을 향상시키는 것이다.[4,10-12] 구체적으로, 특히 만성심부전이나 개심수술 후, 심혈관위험인자를 개선하고, 비활동으로 인한 심혈관 및 근골격계 한계를 극복하여 신체적 활동성을 증가시킴으로써, 신체적 독립 및 정서적 안정을 유지하고, 사회적·직업적 재융합을 유도하여, 미래에 가정간호의 필요성을 줄이는 것이다. 이를 위해서는 개인별 교육을 포함한 통합적인 신체활동 상담이 운동훈련과 더불어 매우 중요하다.[4,9,10,12-15]

개인별 목표는 환자의 기저 심장질환, 운동량, 동반질환, 나이, 성별, 과거 운동경험 및 환자 개인의 의욕 정도, 운동목표, 선호도를 종합하여 결정한다(표 4.1).

4.3
심장재활에서 운동훈련 프로그램 작성

심장재활에서 운동훈련은 의료진의 감독하에 숙련된 운동치료사에 의해 이루어져야 한다. 특히, 급성기 직후에는 반드시 의료진의 감독하에 조심스럽게 이루어져야 한다. 의료진의 감독에는 반드시 환자에 대한 신체검사를 포함한 운동 전·중·후의 심박수, 혈압 및 심전도를 모니터해야 한다.[10,12] 이를 통해, 환자의 반응, 한계량, 임상적 안정성

표 4.1 심장재활에서 개별적으로 처방되고 감독하에 시행되는 운동훈련의 신체적, 정신사회적, 교육적 목표(Bjarnason-Wehrens[16] 참조 수정)

신체적 목표
- 질환의 진행 및 예후의 호전
- 저하된 신체활동으로 인한 심혈관, 곤골격계 한계의 극복
- 운동능력의 향상
  - 심폐운동능력 향상
  - 근력, 유연성, 협응성의 향상
- 심혈관질환 위험인자의 개선

정서사회적 목표
- 신체인지능력. 특히 운동훈련 중 자기인지능력의 향상
- 운동에 대한 불안감 해소
- 자신의 실제 운동능력에 대한 판단력 향상
- 행복감 증진
- 질환에 대한 정서사회적 적응능력 향상
- 전반적 사회적응능력 향상
- 독립성 향상
- 삶의 질 개선

교육적 목표
- 규칙적 신체활동 및 운동훈련이 건강에 미치는 긍정적인 영향에 대한 지식의 함양
- 신체활동 및 운동훈련 시 자가조절능력의 향상
- 운동훈련에 대한 장기적 순응도 향상 및 생활습관 변화 유도
- 신체적으로 활동적인 생활 유도

을 파악하고, 프로그램이 조절이 필요하거나 끝내야 하는 증상 및 증후가 나타나는 것을 즉시 감지할 수 있어야 한다. 특히 고위험군의 환자(심한 관상동맥질환, NYHA III의 심부전, 심실성부정맥, ICD이식, 심장이식)에서는 보다 오랫동안 이루어져야 하는데, 이러한 환자에게는 입원환자 프로그램을 권장한다.[10]

심장재활에서 운동훈련은 반드시 위험도 평가를 포함한 임상적 평가를 통해 개별적으로 처방되어야 한다. 운동부하검사(자전거 혹은 트레드밀), 동반질환 평가, 신체기능 평가(특히 노인, 여자, 심부전 환자 같은 기능적으로 취약해진 환자), 개인별 특성평가(과거 운동경험, 일상 신체활동 정도, 생활습관 조절 용이성, 자신감, 신체활동 증가에 따른 기타 고려해야 할 점 및 사회적 지지 정도), 환자의 개별적 목표 및 운동에 대한 선호도를 고려한다. 질환의 종류 및 중등도 역시 환자의 나이 및 성별과 마찬가지로 고려해야 한다(그림 4.2).[10,12]

심장재활에서 운동훈련은 유산소(지구력)운동을 중심으로 하되, 추가적으로 평형

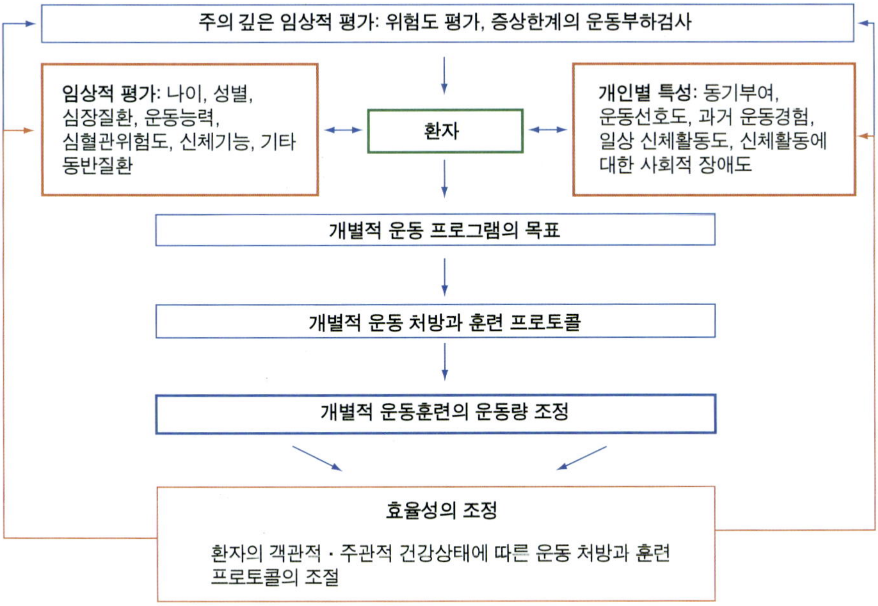

그림 4.2 심장재활에서 개별적 운동훈련 프로그램 작성법

성, 유연성, 협응성 및 근력을 포함한 체조 및 저항성 운동을 고려할 수 있다.

개별적인 임상적 평가 결과에 따라, 다음과 같은 정보가 포함된 '개별 운동훈련 권고사항'을 환자에게 제시해야 할 것이다.[12]

- 운동훈련의 목적(예시: 운동량 및 근력의 향상)
- 운동훈련의 종류(예시: 유산소[지구력]운동, 중등도 저항성운동)
- 선호하는 운동에 따른 운동훈련의 내용(예시: 사이클 에르고미터, 트레드밀, 걷기, 노르딕 워킹[Nordic walking], 탄력밴드 및 웨이트 장비를 이용한 저항성 운동)
- 운동훈련의 방법(지속[steady state]훈련, 간격[interval]훈련 등)
- 운동훈련의 강도(예시: % 심박수, % 최대산소섭취량, % 일회반복최대치)
- 운동훈련의 시간(개별단위훈련시간[예시: 30~60분], 직접감독훈련기간[예시: 3~6개월])
- 운동훈련의 빈도(예시: 주당 단위운동 3~7회)[12]

운동훈련의 시간, 강도 및 빈도는 낮은 단계에서 시작하여 점차 늘리도록 하며, 특히

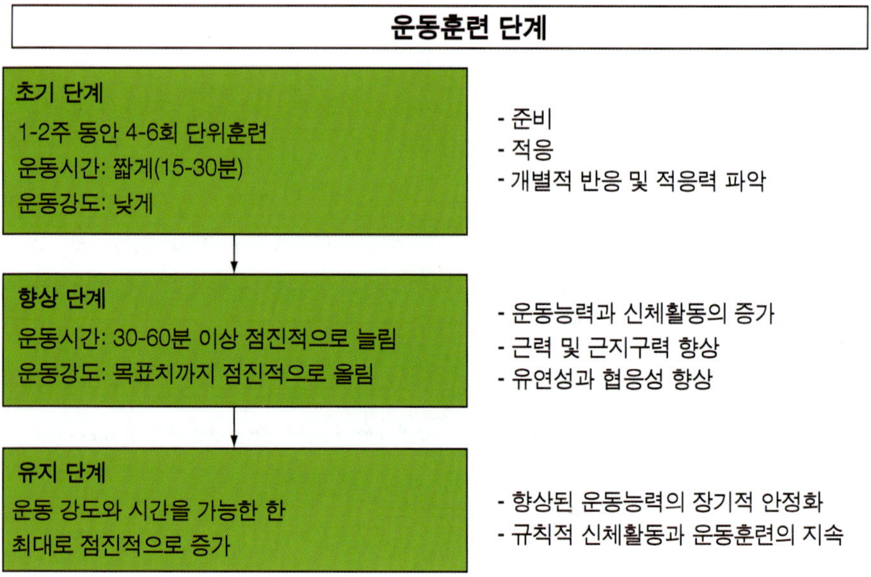

그림 4.3 심장재활에서 운동훈련 단계

무활동기간이 길었던 환자의 경우, 훈련과정에 적응하기 위해 필요한 신체 각 기관의 차이에 대해 파악하는 것이 중요하다. 대개 심폐기관 및 근육은 빠른 적응을 보이지만, 뼈, 인대, 관절은 매우 느린 적응을 보인다. 우선적인 훈련의 목표는 훈련시간과 빈도를 올리는 것이며,[10] 이것이 어느 정도 용이해진 다음, 훈련의 강도를 높인다.

운동훈련은 초기 단계, 향상 단계, 유지 단계의 3단계로 계획한다(그림 4.3).

초기 단계의 목적은 저강도운동프로그램에 대한 환자의 반응 및 적응력을 확인하는 것이다. 이 단계는 운동강도에 대한 환자의 적응력 및 유연성, 협응성을 향상킨다. 우전적으로 신체적으로 비활동적인 사람과 노인에게 주로 관심을 가져야 하며, 낮은 강도의 운동으로 시작하여야 한다. 환자가 느끼는 증상과 임상적 상태에 따라 단위운동의 시간을 조금씩 늘릴 수 있다(예시: 15분에서 30분으로). 초기 단계의 훈련시간은 환자의 임상적 상태와 운동에 대한 환자의 적응력에 의해 결정되기는 하지만, 1~2주에 4~6회의 단위훈련을 넘어서는 안 된다.

향상 단계의 목표는 총 운동량을 점진적으로 늘리면서, 동시에 지구력, 근력, 유연성, 협응성 같은 다른 신체운동능력의 향상을 목적으로 한다. 이 단계에서는 환자의 개별 운동처방과 목표에 따라 운동의 강도를 점진적으로 늘린다. 마찬가지로, 각 단위훈련은 30분에서 60분 혹은 그 이상까지 늘릴 수 있으며, 훈련 빈도 역시 매일까지 늘릴 수 있다. 그러나, 이는 반드시 환자의 객관적인 의학적 상태와 주관적인 건강 상태에 맞게 정해져야 한다.

유지 단계의 목표는 향상된 운동능력을 유지한 채로 이를 오랫동안 유지시키는 것이다. 운동의 강도, 시간, 빈도는 적응할 수 있는 한 점차 늘릴 수 있다. 이 단계에서는 환자의 동기유발을 유지시켜 일상적인 신체활동 및 운동훈련을 지속적으로 유지할 수 있도록 환자 교육에 중점을 두어야 한다. 또한 신체활동 및 운동훈련을 스스로 적당히 조절할 수 있는 실질적인 필요한 기술을 환자에게 제공해야 한다. 일상적인 신체활동 및 운동훈련의 효과와 이득에 대한 자상한 설명은 환자의 활동적인 삶을 유지시키고 향상시키는 데 도움이 될 수 있다.

결론적으로, 심장재활 운동훈련은, 동반질환, 입원, 복약 내용, 환자의 의학적 상태의 변화에 따라 재평가하여 환자에 맞추어 개별적으로 적용하여야 한다.

4.4
신체활동 상담—활동적인 신체활동에 대한 동기 유발

규칙적인 운동훈련 및 신체활동은 장기적으로 건강상에 많은 이득이 있다. 따라서 활동적인 삶에 대한 동기유발과 장기적이고 규칙적인 운동훈련은 심장재활의 중요한 목적이다. 한 조사에 의하면, 의사를 통한 교육 및 동기부여가 환자의 생활패턴의 변화를 유도하는 데 가장 효과적으로 나타났다.[17] 처음에 의사에 의해 부여된 동기는 재활과정 동안 개별상담 및 그룹상담을 통해 강화되고 유지되어야 한다. 그래서, 심장질환의 위험인자로서 비활동적인 생활패턴을 인식시키고 신체활동의 증진에 따른 건강상의 이익에 대해 강조하는 게 중요하다. 상투적이고 일상적인 정보제공만으로는 불충분하며, 재활기간 동안 신체활동 및 운동훈련에 대한 환자의 지각, 태도 및 건강에 대한 자부심에 대한 긍정적인 영향이 지속되어야 한다. 환자에게 운동훈련이 삶의 질을 향상시키고, 재미있는 사회적 활동으로서 환자가 협조적으로 할 수 있는 것으로 인식되는 것이 매우 중요하다. 장기적으로 의학적 이득과 환자의 가치관이 연관되어, 신체활동 및 운동훈련이 환자의 일상적인 생활에 녹아들 것이다. 건강을 위한 활동적인 신체활동에 대한 동기부여는 내개 수개월 지속된다.[18] 따라서, 건강을 위한 운동훈련이라는 동기유발(이차적 동기유발)에서 환자 스스로 좋아하는, 즐거운 운동훈련이라는 동기

유발(일차적 동기유발)로의 전환이 필수적이다. 그렇지 않으면, 환자들은 짧은 시간 안에 다시 비활동적인 생활패턴으로 돌아갈 것이다.

심장재활 프로그램에는 프로그램이 종료된 이후에도 환자가 할 수 있는 개별적인 운동처방 및 조언이 포함되어 있어야 하며, 이를 감독하에 환자가 실제로 적용해 볼 수 있는 기회가 있어야 한다. 이러한 개별적인 조언에는 환자의 나이, 성별, 과거 습관, 동반질환, 선호도, 개인적인 목표 등이 고려되어야 한다. 또한, 생활태도의 변화에 대한 환자의 적극성, 자신감 및 이를 위한 사회적 지지 또한 중요하다. 가능하다면, 장기적인 유지프로그램으로서 심장카페 같은 그룹활동에 참여하는 것이 권장할 만하다.

4.5
인지훈련, 신체인지 및 자가조절에 요구되는 기술들

급성심장사고(급성관상동맥증후군, 관상동맥 스텐트 시술, 심장수술) 후에 대부분의 환자는 전반적인 신체활동, 특히 어떤 강도 및 종류의 신체활동이 가능한지 몰라 불안해한다. 이러한 불안감은 심장사건에 대한 경험과 함께 환자로 하여금 신체활동을 피하게 하고, 비활동적인 생활패턴을 조장하게 된다. 또한, 심장사건을 숨겨서 오히려 위험을 조장하는 경우도 있다. 운동훈련은 환자로 하여금 운동에 대한 적응력과 한계를 파악하게 해줄 수 있다. 운동훈련을 통해 환자 스스로 저하된 운동능력을 현실적으로 판단하고 받아들이게 하는 것 역시 중요한 목표인 것이다. 즉, 운동훈련은 환자의 신체인지도를 향상시킬 수 있는 적절한 방법으로서, 환자로 하여금 운동훈련 중 발생하는 각종 주관적이고 객관적인 증상들과 심장 과부하 시에 발생하는 증상의 관련성을 파악하고 제대로 인식하는 데 도움을 준다. 신체인지도를 향상시키는 것은 운동훈련의 중요한 부분으로서, 운동훈련이 이로운 점뿐만 아니라 해로운 점 또한 있다는 것을 환자에게 인지시킬 수 있다. 따라서 환자는 운동훈련 중에 발생하는 여러 증상들(맥박수 증가, 호흡수 증가, 근육의 피로도, 주관적 행복도)을 인지하는 법을 배우고 이를 객관적인 운동량과 연결하여 파악할 수 있어야 한다. 특히, 운동의 강도를 점차 증가시킬 때에는 환자가 자신의 운동의 한계를 인지할 수 있어야 한다. 운동치료사는 환자에게 환자가 느끼는 주관적이고 객관적인 증상에 대해서 계속 물어봐야 한다. 이러한 실질적인 자가조절능력은 효과적이고 안전한 신체활동에 중요한 도구이다. 이를 통해 환

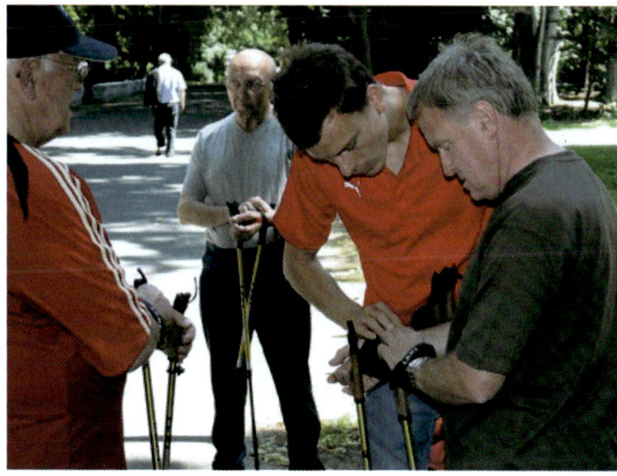

그림 4.4 환자는 운동 중에 발생하는 신체 반응(예: 맥박수 증가)을 스스로 인지하는 법을 배워야 한다

자의 불안감을 해소하고, 직업, 여가 및 일상적인 활동 중에 발생하는 신체활동에 대한 자신감을 향상시킬 수 있다(그림 4.4).

4.6 유산소훈련

최고산소소모량(VO_{2peak})은 심폐운동검사를 통해 측정할 수 있으며, 관상동맥질환 및 만성심부전 환자의 예후와 관련해서 가장 강력한 예측인자 중에 하나이다(그림 4.5).[19-24] VO_{2peak}가 1.0mL/kg/min 향상될 때, 심혈관계 사망률은 9~10% 정도 감소한다.[19,20] 유산소운동훈련 프로그램을 통해서 환자의 운동능력 및 무증상 운동적응

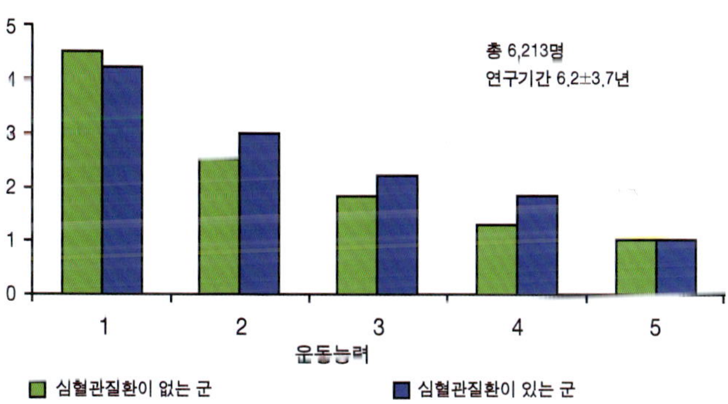

그림 4.5 심혈관질환이 있는 사람과 없는 사람에서 운동능력에 따른 전체 사망률의 상대적 위험도(Myers et al.24 참조)

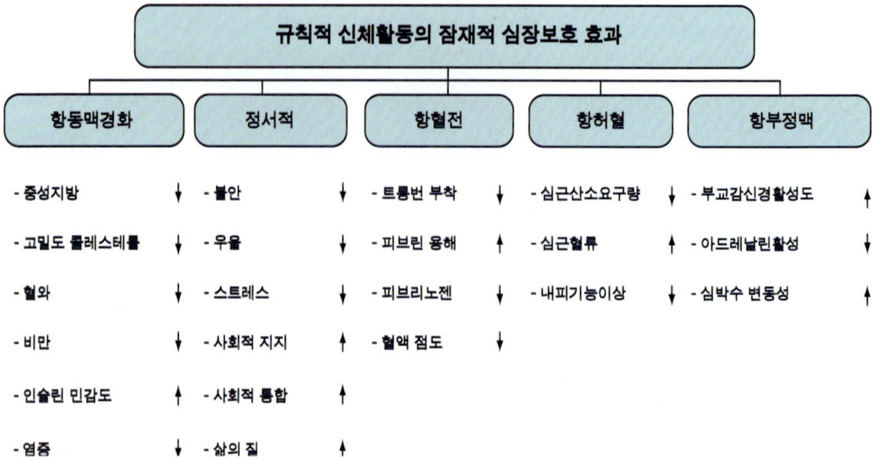

그림 4.6 규칙적 신체운동, 특히 유산소 지구력 훈련의 잠재적 심장 보호 효과

력을 향상시킬 수 있다.[11,25-29] 환자의 운동적응력, 임상소견, 운동훈련의 강도의 양에 따라 다르기는 하지만,[11,30,31] 심혈관 환자의 운동능력을 약 11~36% 정도 향상시킬 수 있다.[11,26,29] 앉아만 있고, 체력이 많이 저하된 환자군에서 운동을 통해 가장 이득이 많고,[11,30,31] 장기적으로 볼때, 고혈압, 당뇨, 고지혈증, 복부비만 같은 심혈관계 위험인자를 감소시키는 효과가 있다(그림 4.6).[32-42]

4.7 운동처방 및 개인별 운동강도의 정의

유산소운동훈련은 운동검사 같은 위험도 평가 및 임상적 평가를 통해 안전하고 효과적으로 이루어져야 한다.[1,2,29] 최대운동량과 더불어 최대운동강도(어떠한 병리적 소견 없이 수행할 수 있는 운동강도[운동적응력])는 정확히 판단하여 운동처방 시 제시되어야 한다. 유산소운동훈련의 절대적 금기증은 〈표 4.2〉에 요약하였다.[12]

4.7.1 운동강도의 결정

훈련강도는 혈압 및 심전도 모니터하에 시행하는 사이클 에르고미터 운동부하검사

표 4.2 유산소지구력훈련에 대한 금기증[12]

• 급성관동맥증후군 (ACS) • 고혈압 약을 충분히 복용하는 데도 운동 중 혈압이 >190 mmHg 악성고혈압 • 관상동맥질환(CHD) 환자에서 운동 중 수축기 혈압이 ≥20 mmHg 이상 감소 • 중증2차성 승모판부전이나 운동 중 심해지는 중증도 이상 승모판부전 • NYHA(New York Heart Association) IV의 심부전 • 지속적인 심실빈맥과 같이 증상을 유발하거나 혈압에 영향을 주는 상심실성 또는 심실성 부정맥 • 진행된 좌심실부전, 심근경색 후, 운동 후, 운동 후 재생기간 등에서 잦은 심실성 이상수축이나 지속적이지 않은 심실성 빈맥 • 심혈관질환이 4.1.3에 따라 위험도 평가가 안 된 경우와 최선의 가능한 예후에 따른 가이드라인에 따라 치료하지 않은 경우(예: 허혈성 심질환에서 베타차단제, 심부전에서 앤지오텐신 전환효소 저해제), 또는 혈역학적 조절(심한 고혈압에서 혈압 조절을 위해 최고의 약물치료)이 안되는 경우. 악성 부정맥 때문에 운동의 금기증이 되는 환자들, 반면에 항부정맥 치료(예: 이식형 제세동기[ICD], 항부정맥 약물치료)를 받은 후에는 운동 프로그램에 참여할 수 있다.

결과를 토대로 정해야 한다. 운동부하검사를 통해 운동에 대한 최대심박수, 최대운동능력(단위: watt), 허혈역치(ischemic threshold), 혈압반응을 파악할 수 있는데, 이는 개별적인 훈련량과 훈련 시 맥박수을 결정하는 근거가 된다. 만약 운동부하검사 중에 흉부 불쾌감이 발생했다면, 더 자세한 심혈관검사 및 처방이 필요하다. 특히 이러한 증상이 적절한 처치에도 불구하고 지속되었다면, 증상이 전혀 없는 정도의 운동량을 유지하는 것이 중요하다. 일반적으로 훈련강도는 허혈역치를 절대로 넘지 않도록 정하는 것이 권장된다.[9-11]

심박수는 심장재활에서 운동량을 조절하는 데 객관적이고, 비교적 쉽게 측정 가능한 지표이다. 최대심박수(HR_{max})는 운동부하검사 중에 주관적 혹은 객관적인 이유로 더 이상 검사를 지속할 수 없을 때까지 나타난 최대 심박수이다.[6] 훈련 중 목표심박수는 HR_{max}의 피센트로 결정할 수 있다. 심장재활에서 훈련 중 목표심박수는 HR_{max}의 60~75%가 권장된다. 환자가 복용하는 약을 일상적으로 복용한 상태에서 시행한 운동부하검사에서 나타나는 심박수를 운동처방에서 사용해야 한다. 이는 특히 베타차단제(β-blocker)를 복용하는 환자의 경우 주의해야 한다(그림 4.7).

훈련 중 목표심박수는 예비심박수(hear rate reserve, HRR)을 계산하는 카보넨(Karvonen)식을 이용하여 산술적으로 계산할 수도 있다. 예비심박수는 운동부하검사 중에 나타나는 최대심박수와 안정 시 심박수의 차이를 나타낸다(그림 4.8). 심장 환자에서 훈련 중 심박수는 예비심박수의 40~60%를 권장하고 있다. 예비심박수를 이용한 방법은 특히 변시성부전(chronotropic incompetence)이 있는 환자에서 사용되어야 한다. 훈련 중 심박수는 절대로 허혈역치(예: 분당 10번)를 절대로 넘어서는 안 된다.

최대운동능력(단위: watt)은 사이클 에르고미터 운동부하검사를 통해 측정할 수 있는 신뢰성 및 재현성이 높은 지표이다.[9] 심장재활에서 운동강도는 운동부하검사에서 나타난 무증상 최대운동부하(단위: watt)의 40~60%(최대: 70~80%)가 권장된다. 운동능력이 매우 낮은 환자, 예비심박수가 매우 낮은 환자 혹은 심방세동, 인공심박기 이식, 심장이식 환자같이 변시성부전이 있는 환자에서는 운동부하나 보그 스케일(Borg scale)을 이용하여 운동강도를 정해야 한다.

보그 스케일(자각인지도[rate of perceived exertion, RPE])은 환자가 운동 중에 느끼는 주관적인 피로감을 6~20단계로 등급화한 것이다(그림 4.9).[43] 보그 스케일은 생소한 느낌, 부족한 자각인지능력, 과도한 의욕, 주변 사람들로부터 받는 압박감 등으로 인한 여러가지 주관적인 영향들이 들어갈 수 있기 때문에 이것만 가지고 운동강도를 정하는 것은 추천되지 않는다.[44] 보그 스케일은 환자의 자각인지도를 향상시키고, 추가적인 조절방법으로서 사용될 수 있다. 적정 목표치는 RPE 11~14 정도로 경도에서 중등도의 운동강도에 해당한다.

운동부하검사 중 나타나는 최고산소소모량(VO_{2peak})과 무산소역치(anaerobic threshold) 시 산소소모량(VO_2-AT)은 운동강도을 정하는 데 중요한 지표이다.[45] 후자는 환자의 의욕과 무관하게 최대하운동부하검사(submaximal exercise test)에서도 파

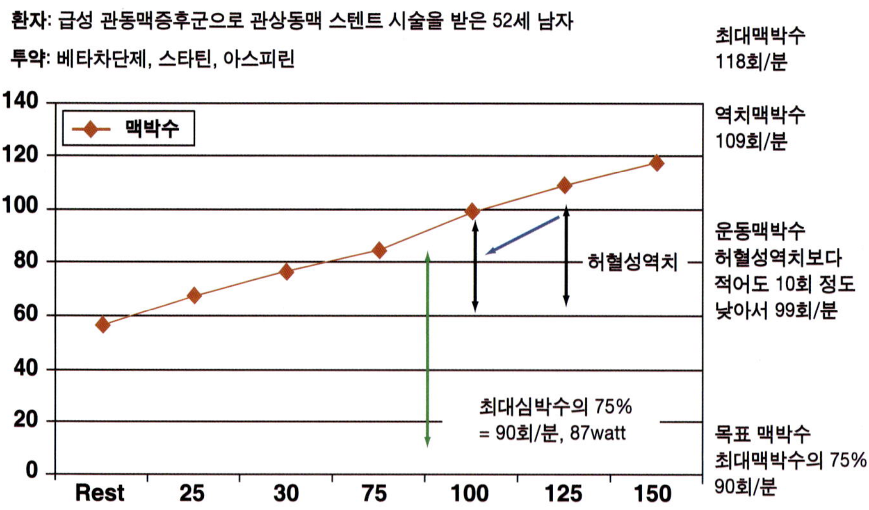

그림 4.7 심장재활에서 운동훈련에 대한 운동량과 목표맥박수를 결정하는 방법

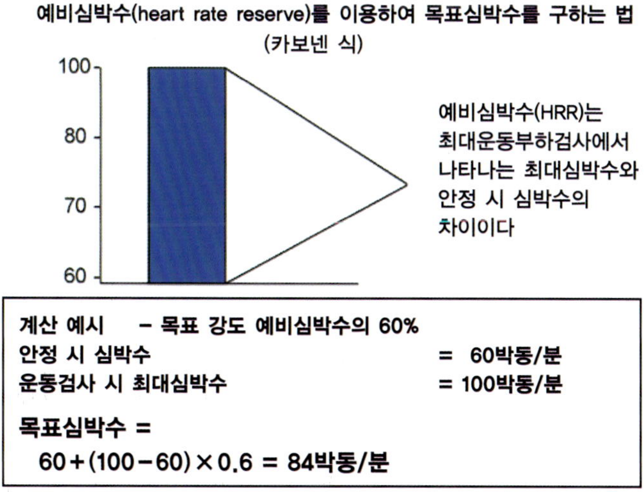

그림 4.8 카보넨 식을 이용하여 심장재활에서 훈련 중 목표심박수를 산출하는 방법

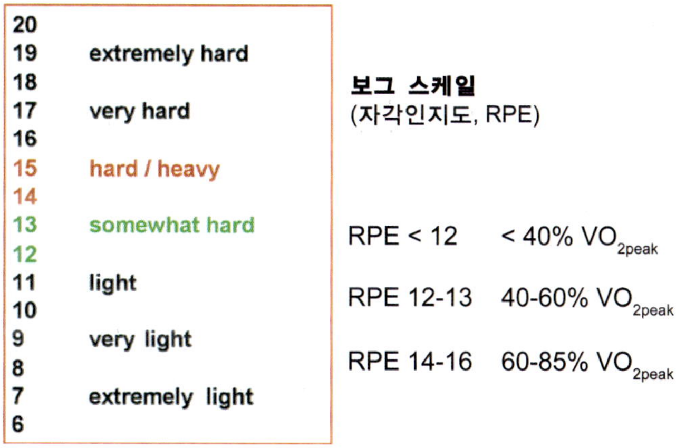

그림 4.9 보그 스케일(Borg Scale) – 자각인지도(RPE)

악할 수 있다.[46] 유산소훈련강도는 VO_{2peak}의 40~70%(최대 80%) 정도, 무산소역치 근처에 목표치를 정하게 된다(그림 4.10).

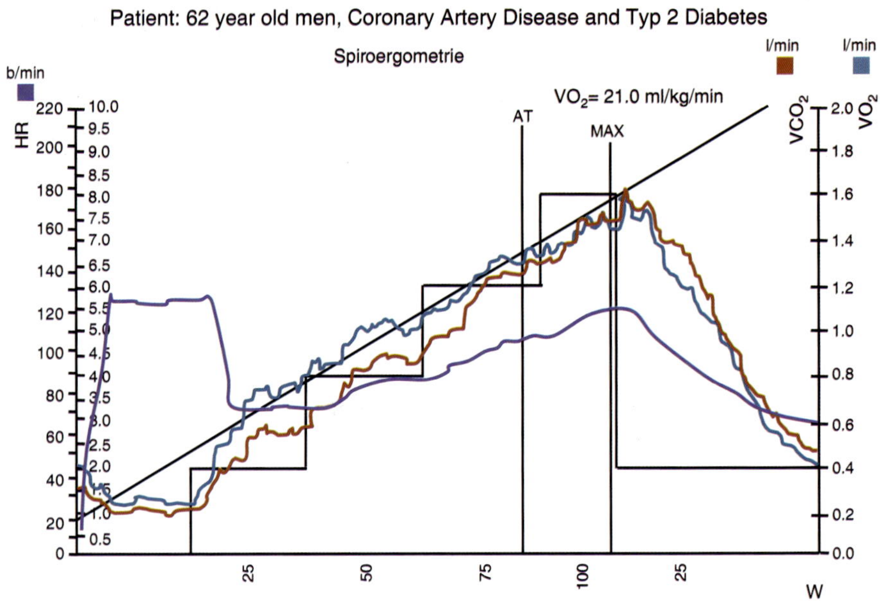

그림 4.10 2형 당뇨와 관상동맥질환을 가진 62세 남자에서 심폐운동검사의 모범적인 결과

4.7.2

유산소운동의 기간 및 빈도

운동훈련은 오랜 기간 동안 규칙적으로 시행해야만 건강상에 이득을 줄 수 있다. 유산소훈련은 최소 주 3~5회(가능하다면, 매일) 30분 이상 시행하여, 주당 150분 이상(혹은 2시간 30분 이상) 이루어져야 한다. 하지만 초기에는 5~10분 정도 시작하고, 점차 30분 이상으로 늘려가야 한다. 평상시에는 평지를 걷는 정도의 낮은 강도의 신체활동을 가능하면 하루에 한 번 정도는 하는 게 좋다.[10,12]

4.7.3

유산소운동을 하는 방법

심장재활에서 유산소운동을 위해 가장 많이 사용하는 훈련방법은 사이클 에르고미터와 트레드밀이다. 하지만 그 밖의 흔한 유산소운동으로는 걷기, 노르딕 워킹, 자전거타기, 조깅, 수영이 있다. 심장재활에서 적절한 운동방법을 선택하는 데 중요한 요소로

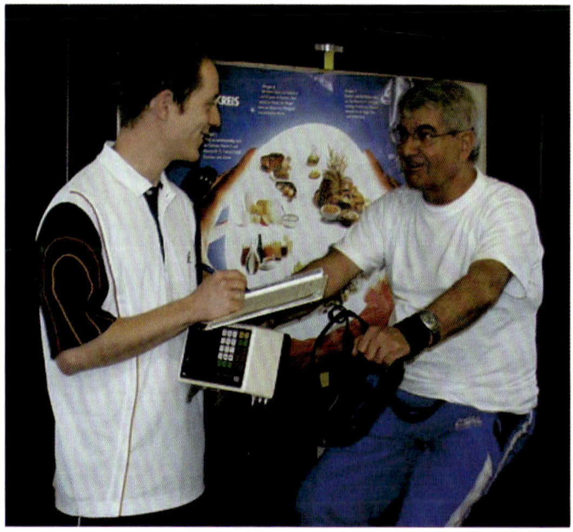

그림 4.11 사이클 에르고미터를 이용한 관리(supervised) 운동훈련

는 운동량 및 강도의 조절 용이성뿐만 아니라 심전도, 심박수, 혈압등의 활력징후에 대한 모니터 용이성도 고려해야 한다. 또한 환자의 나이, 성별, 운동경험, 운동능력, 동반질환 같은 개별적인 특성 및 환자의 동기유발과 선호도도 역시 고려해야 한다. 비만이나 과체중 환자의 경우, 자전거, 수영 같은 체중부하가 적은 운동방법을 선택해야 하며, 걷기, 노르딕 워킹 같은 운동방법을 선택할 때에는 환자에게 동반된 관절문제는 없는지 확인해야 한다.

4.7.4

사이클 에르고미터를 이용한 유산소지구력훈련

심장재활 2단계에서는 고정자전거를 이용한 유산소지구력훈련이 표준적인 방법으로서 권장된다. 이 방법의 장점은 체중부하가 적고, 환자의 체중과 관계없이 운동량을 세밀하게 조절할 수 있다. 게다가, 하체의 움직임이 거의 없기 때문에 혈압이나 심전도 모니터가 용이하다. 또한 앉은 자세뿐만 아니라 누운 자세에서도 가능하며, 과도하게 비만인 환자나 고령의 나이든 환자, 뇌졸중의 경력이 있는 환자 같은 특별한 조치가 필요한 환자에게도 적용할 수 있다(그림 4.11). 심장재활에 특화된 컴퓨터 조절 사이클 에르고미터 및 모니터 시스템도 있다. 사이클 에르고미터는 개별적인 훈련뿐만 아니라 단체훈련도 가능하다. 훈련은 전자 정지 시스템이 있는 사이클 에르고미터를 주당 3~5회 실시하며, 가능하다면 매일 수행하는 프로그램도 실시할 수 있다.

표 4.3 사이클 에르고미터를 이용한 유산소지구력훈련(하루 훈련의 구성)

1단계 (워밍업 1단계) 훈련 강도 훈련 시간	목표 강도의 50% 이하 2분 이상
2단계 (워밍업 2단계) 훈련 강도 훈련 시간	목표 강도에 도달할 때까지 분당 1-10와트(환자의 운동 내성에 따라)씩 점차 증가시킴 5-10분
3단계 (훈련 단계) 훈련 강도 훈련 시간	목표 강도 그리고/또는 목표 심박수의 100% 5분 이상 20-30분 동안 지속. 최대 45-60분
4단계 (회복 단계)	3분 내에 서서히 0와트까지 감소

10~30분간의 지구력훈련(indurance training)은 유산소심폐지구력을 향상시킬 수 있는 가장 효과적인 방법이다. 일일 훈련단위는 4단계로 구성된다(표 4.3, 그림 4.12), 〈표 4.4〉에서는 심장재활에서 유산소지구력훈련의 권장 훈련방법을 보여 준다.

간격훈련(interval training)은 중증의 만성심부전 환자 같은 운동능력이 극도로 약화된 환자에서 도움이 된다.[48,49] 심장재활에서 가장 흔하게 사용되는 간격훈련의 방법은 20~30초의 짧은 고강도 운동과 2배 이상 긴 회복운동기를 반복하는 방법이다(간격훈련의 운동시간비율, 고강도운동기 : 회복운동기 = 1 : 2)(그림 4.13, 표 4.5). 이 훈련방법의 장점은 짧은 고강도 운동을 통해서 심장에 전체적인 과부하 없이 말초근육을 강화시킬 수 있다는 것이다. 운동강도는 운동부하검사에서 측정된 무증상 최대운동부하($watt_{max}$)의 퍼센트로 결정한다. 최대운동부하의 85~100% 강도가 권장된다. 이런 훈련방법의 효과 및 안정성에 대한 임상적 근거는 아직 예비시험밖에 없어 향후 무작위대조시험이 필요하다.

4.7.5
심장재활에서 다른 종류의 유산소지구력훈련

유산소 지구력을 향상시키기 위한 다른 방법으로 걷기, 노르딕 워킹, 조깅, 자전거 타기 등이 개인별 선호도나 운동능력에 따라 훈련프로그램에 추가될 수 있다. 이는 또한 2단계 심장재활로서 적용될 수 있다.

걷기는 신체적 단련뿐만 아니라 심혈관 위험인자에 긍정적인 영향을 끼친다.[51-53] 팔을 흔들면서 하는 빠른 걷기를 포함한 걷기는 심혈관계에 부담 없이 컨디션이 안 좋은 환

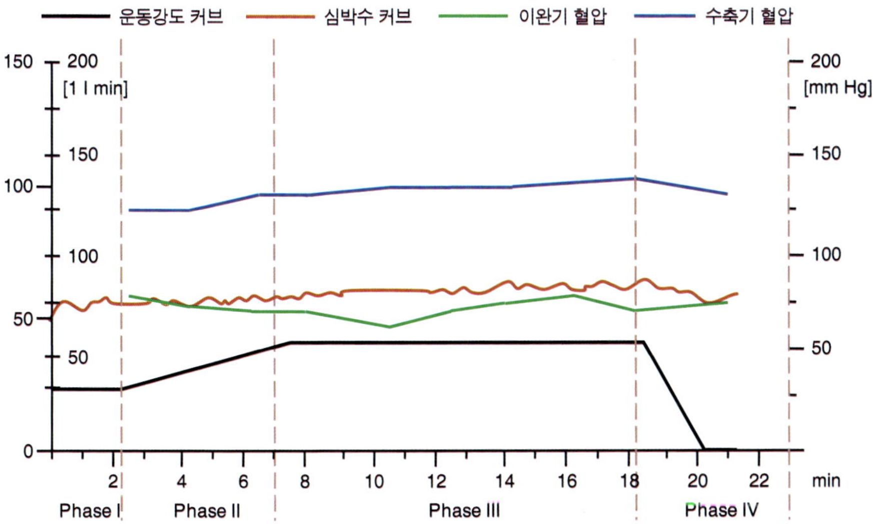

그림 4.12 사이클 에르고미터를 이용한 유산소지구력훈련. 그래프는 모범사례를 보여 준다

표 4.4 사이클 에르고미터를 이용한 유산소지구력훈련. 장기적인 운동 프로그램은 3단계로 이루어져야 한다(시작 단계, 향상 단계, 유지 단계)(주 12, 14 참조 수정)

모니터링과 함께 사이클 에르고미터를 이용한 유산소 지구력훈련			
단계	운동 강도	시간	횟수
시작 단계	저강도 40–50% VO_{2peak}, 60% HR_{max} 40% HRR RPE < 11	5분으로 시작해서 10분가지 늘린다	주당 3–5일
향상 단계	환자 상태에 따라 목표치까지 점진적으로 늘린다 50%, 60%, 70% (80%) VO_{2peak} 65%, 70%, 75% HR_{max} 45%, 50%, 55%, 60% HRR RPE 12–14	10-20분부터 30-45분까지 점차 늘린다	주당 3–5일
유지 단계	향상 단계에서 얻은 강도와 시간을 장시간 유지한다	20–45분에서 60분 이상까지 늘린다	주당 3–5일

자, 고령 환자나 폐경기 여성 환자에게 시작해 볼 수 있는 이상적인 유산소지구력 운동이다.

체계적인 재활프로그램은 부적합한 동반질환이 없는 적절한 운동능력이 있는 모든 환자에게 감독보호하에 시행하는 걷기 및 걷기 프로그램에 참여할 수 있는 기회를 제공해야 한다. 걷기 장소, 빠르기, 시간은 참여 환자 각각에 맞춰서 개별적으로 조절되

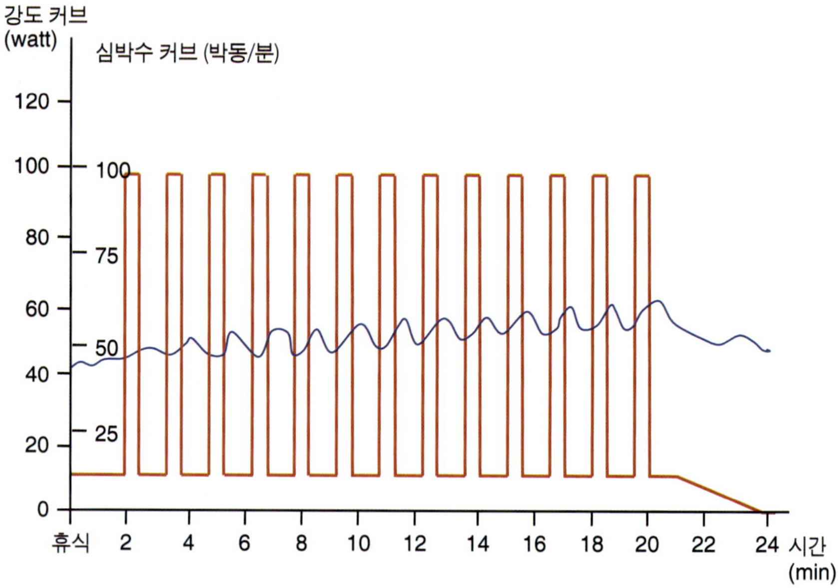

그림 4.13 사이클 에르고미터를 이용한 간격 훈련. 그래프는 모범적인 운동의 구성을 보여 준다

표 4.5 사이클 에르고미터를 이용한 간격 훈련. 운동 단위의 구축(주 50 참조 수정)

1단계 (워밍업 단계) 낮은 강도로 2분 이상
2단계 (운동 단계) 100% 강도의 짧은(20~30초) 운동과 2배 시간(40~60초)의 매우 낮은 강도의 회복을 번갈아 진행 10번 반복에서 20번까지 증량
3단계 (회복 단계) 낮은 강도로 3분 이내

야 한다. 걷기 프로그램의 장점은 일상생활에 적용함으로써, 일상의 신체활동이 증가하도록 동기부여를 할 수 있다는 점이다. 또한 환자의 자가인지능력 또한 향상된다. 심박수, 호흡수, 행복도(well-being), 피로도 같은 지표에 친숙해지면서 이러한 경험을 일상생활에 적용할 수 있게 된다. 운동의 강도는 마찬가지로 유산소지구력 훈련 시의 목표심박수에 따라 조절한다. 이는 다른 대부분의 운동에도 동일하게 적용될 수 있다(그림 4.14).

노르딕 워킹은 사용하는 근육을 증가시켜서 운동강도를 많이 증가시킬 수 있다. 이 운동을 통해 산소섭취량이 약 4.4mL/kg/min까지 상승하고 전체적인 에너지 소모량도 1.5kcal/min 정도 늘릴 수 있다.[54] 뿐만 아니라, 지팡이를 사용함으로써 관절의 부담을 줄여 주고(특히 내리막에서), 몸의 균형을 안정시키는 데 도움이 된다.[55,56] 최근에 노르딕 워킹이 폭넓게 일반화되어, 특히 고령이나 여성 환자에서 인기가 높다. 이 운동방법은 정확한 운동방법을 숙지하는 것이 중요하다(그림 4.15). 이 운동방법 역시 유산소지구력 훈련 시의 목표심박수에 따라 조절한다.[56]

자전거 타기는 모든 연령의 환자에게 적용할 수 있는 이상적인 운동이다. 체계적인 재활프로그램은 자전거 여행 같은 프로그램도 제공하고 있으며, 이는 심장재활에도 적용해 볼 수 있다. 자전거 여행을 하기 위해서는 적절한 자전거의 선택(기어, 변속기, 충격흡수장치, 안장), 코스의 지형(딱딱하고 편평한 지형) 및 안전성(헬멧)을 반드시 고려해야 한다. 재활프로그램에서 시행하는 감독하 자전거 여행의 경험은 환자에게 자전거 타기를 일상생활에 적용하게 하는 강력한 동기부여가 된다. 딱딱한 평지에서 타는 자전거는 체중부하가 적은 운동으로서 낮은 운동능력을 가진 환자에게도 비교적 잘 적용될 수 있지만, 다른 대안으로 모터가 달린 자전거를 사용해 볼 수 있다. 그러나 이는 운동강도가 낮다는 점을 반드시 고려해야 한다. 이 운동방법 역시 유산소지구력 훈련 시의 목표심박수에 따라 조절한다.

비교적 양호한 운동능력을 가진 환자에서는 유산소운동능력을 향상시키고, 심혈관 위험인자를 조절하는 데 조깅이 적절한 운동방법이다. 이 운동방법은 적은 노력으로 최대의 효과를 이룰 수 있다.[6] 역시 유산소지구력 훈련 시의 목표심박수에 따라 조절한다.

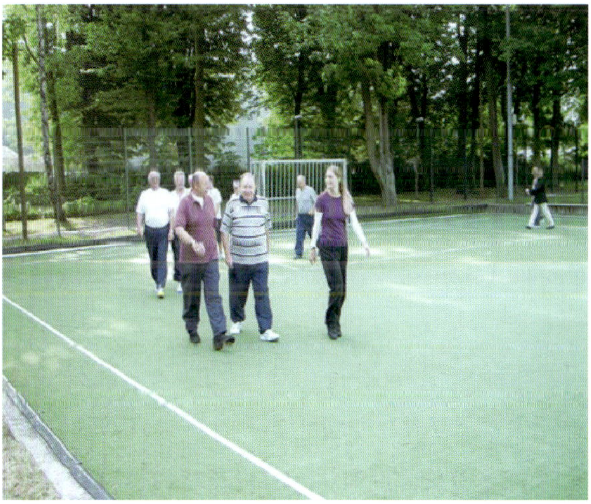

그림 4.14 속보(Brisk walking)

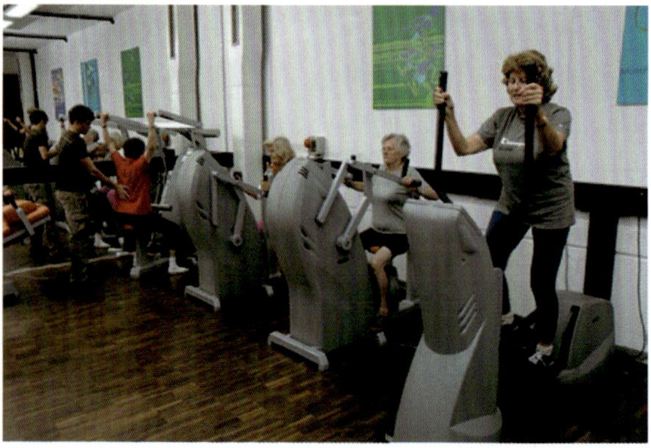

그림 4.15 노르딕 워킹

4.7.6
저항성운동 훈련

저항성운동 훈련의 목표는 정적(static)/동적(dynamic) 근육수축을 통한 근력 강화이다. 동적(등장성[isotonic]) 운동은 사지를 움직이는 운동이고, 정적(등척성[isometric]) 운동은 사지를 움직이지 않는 운동이다. 대부분의 신체운동은 동적 및 정적 근육수축이 같이 일어나기 때문에 어떤 수축이 더 많이 일어나는가에 따라 분류한다.

근육의 비대는 총 근육질량의 증가로 정의된다. 근력강화를 목적으로 한다면(Hypertrophy training), 높은 강도의 등척성 근수축 운동이 효과적이며, 근지구력 강화가 목적이라면, 근력을 유지한 채 오랜 시간 동안 등장성 근수축 운동을 하는 것이 효과적이다[6].

저항성운동의 운동강도는 1-RM(one repetition maximum[1회 반복할 수 있는 최대중량], 정적/동적 근수축을 사용하여 한 번에 들 수 있는 가장 큰 무게) 방법을 사용하여 결정한다.[57] 근지구력 강화훈련의 운동강도는 1-RM의 퍼센트로 정의한다.

4.7.7
심장재활에서 저항성운동의 효과

저항성운동은 근육량을 증가시키고, 근육의 조절능력 및 근대사기능을 개선시켜서 근력 및 근지구력을 향상시킨다. 이를 통해 심장질환이나 고령으로 인한 근육량의 감소를 줄이고, 운동능력 및 기능의 향상되는 다양한 건강상의 이득이 있다(표 4.6).

개별화된 적당량의 동적 저항성운동 훈련은 심장 환자에게 안전하고 효과적이다. 따라서 심장재활 운동훈련에서 이를 권장하고 있다.[9-11] 특히 이는 양호한 운동능력 및 좌심실구혈률을 가지고 있는 관상동맥 환자에 적용할 수 있다. 저항성운동은 또한 고령이나 여성 환자에서도 비교적 용이하며 효과적이다.[69-73] 만성심부전 같은 고위험 환자군에서 저항성운동의 안정성 및 효과에 대해서는 아직 논란의 여지가 있다. 이에 대해 그동안 많은 연구들이 수행되었지만, 대부분이 소규모 코호트 연구였으며, 연구방법 및 수행에서 많은 차이가 있었다. 그러나, 기존의 연구에서 저항성운동이 심장위험도를 증가시키지는 않으며, 전체적으로 효과적이라고 나타났다. 최근에 연구결과에 의하면, 감독하에 이루어지는 개별적인 저·중강도의 동적 저항성운동 훈련은 안전하고 효과적인 훈련방법으로서 유산소훈련과 더불어 같이 처방되어야 한다고 보고하고 있다. 이 운동은 심부전 환자에서 나타나는 전형적인 말초의 변화 및 근육의 퇴화를 막는 데 도움이 된다.[74-77]

하지만, 임상적인 예후를 향상시키는 것과 관련해서 유산소운동만이 증명된 상황이며, 저항성운동에 대해서는 아직 그 근거가 확실하지 않다.[78] 따라서, 심장재활에서

표 4.6 심장재활 프로그램의 일부로서 저항운동의 목표와 가능한 효과

심장재활 프로그램의 일부로서 저항운동의 영향(impact)
목표: 근육량을 증가시키고 조절 능력 및 근대사기능(인슐린 저항성과 말초지방소비의 개선)을 개선시켜 근력과 근지구력을 증진하기 위해서 다음과 같은 이유로 근육량과 근력이 감소하는 것을 막기 위해 • 고령[58,59] • 질병으로 인한 장기적인 침상생활 • 골격근의 위축 (예: 심부전)[60,61] • 장기적인 면역억제 치료 (예: 심장이식)[62] 골질량의 감소를 예방하기 위해(고령, 폐경, 장기적인 면역역제 치료)[63] 균형감각을 유지하기 위해 (조절과 균형에 좋은 영향; 낙상 예방)
적절한 강도의 저항운동에 의한 근력과 근지구력의 향상은 다음과 같은 효과를 보일 수 있다 • 운동능력의 증가[61] • 심폐능력의 증가 • 기능부전의 감소 • 일상활동 수준의 향상[64,65] • 자신감과 심리사회적 만족감, 사회 재적응과 복직에 긍정적인 영향 • 삶의 질을 개선 • 심혈관계 위험인자들에 긍정적인 영향 – 체중조절과 안정화[47] – 인슐린 저항성의 호전 (체중의 변화와 지구력과 별개로)[66-68] – 혈압의 감소[33]

저항성운동훈련은 유산소운동훈련에 보조적으로 권장될 뿐이다.

저항성운동훈련의 절대적 금기증은 유산소운동의 절대적 금기증과 동일하다(표 4.2)

4.7.8
저항성운동 시 혈압반응

저항성운동은 혈압을 심하게 상승시킬 수 있지만, 적절한 훈련량(무게, 반복횟수, 세트수)을 통해 이러한 극심한 혈압상승을 피할 수 있다. 따라서, 저항성운동에 대한 혈압반응이 정적(등척성) 근수축의 양, 실질적인 운동부하량(개인별 1-RM의 퍼센트),[79,80] 운동에 필요한 근육량[81]에 비례해서 나타난다는 것을 운동처방 시 고려해야 한다. 또한 혈압반응은 반복횟수나 근수축 시간에 비례하기도 한다. 혈압반응은 운동부하의 양과 기간에 비례하기 때문에, 가장 높은 혈압반응은 1-RM의 70~95%의 부하량으로 지칠 때까지 반복했을 때 나타난다. 이때 혈압은 저강도 저항성운동 시 혹은 1-RM의 운동 시보다 더 높을 수 있다. 1-RM의 70% 이하의 운동부하량으로 1-RM의 95% 이상의 시간 동안 시행한다면, 혈압은 그다지 심하게 상승하지 않는다.[82]

저·중강도의 동적 저항운동은 다소 반복횟수가 많더라도(근지구력훈련[15-30회 반복], 중강도의 근력강화훈련[15-30회 반복]) 혈압을 심하게 상승시키지는 않는다. 이 정도의 훈련은 오히려 중강도의 지구력훈련 때보다 혈압을 덜 상승시킨다.

저항성운동 시에 발살바 매뉴버(Valsalva maneuver, 성문을 닫은 상태에서 힘주어 숨을 내쉬는 것)를 시행한다면, 혈압이 더 상승한다. 발살바 매뉴버는 흉곽 내의 압력을 증가시키고, 이는 대정맥환류(Venous return)를 감소시켜, 심박출량을 감소시킨다.[83] 따라서, 심박출량을 유지하기 위해 심박수가 상승하고, 혈압을 유지하기 위해 혈관이 수축하게 되는데, 이러한 반응이 적절히 일어나지 않으면, 심박출량이 감소하게 된다. 발살바 매뉴버를 멈추게 되면, 갑자기 대정맥환류량이 상승하게 되어, 이로 인해 증가된 심박출량이 수축된 혈관에 반영되어 혈압이 오르게 된다. 이러한 갑작스런 혈압의 상승과 하강으로 심근의 산소공급이 제약받게 되어, 결과적으로 위험한 부정맥이나 심근의 허혈을 유발할 수 있다.[83] 때때로 최대운동부하 후에 갑자기 나타난 혈압하강으로 건강한 사람조차 실신하기도 한다(그림 4.16).[84]

따라서 저항성운동 시 환자가 발살바 매뉴버를 하는 것에 대해 주의해야 한다. 저항

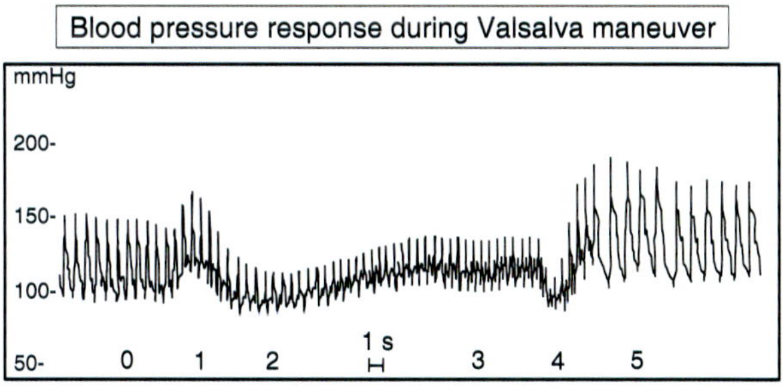

그림 4.16 발살바 매뉴버(Valsalva maneuver) 동안 혈압의 반응 (주 84에 따른 수정)

성운동 프로그램을 시작하기 전에 환자는 반드시 이러한 고강도 저항성운동의 위험성, 특히 발살바 매뉴버의 위험성에 대해 교육받아야 한다. 그리하여 환자는 저항성운동 중에 항상 자신의 호흡에 주의를 기울여, 발살바 매뉴버를 피하면서 운동과 호흡을 잘 조화시키는 방법을 배워야 한다. 이는 운동의 첫 단계에서 반드시 준비되어야 하는 부분이다.

4.7.9

심장재활에서 저항성운동의 시행

심장재활에서 운동훈련은 반드시 유산소지구력운동훈련으로 시작한다. 저항성운동훈련은 심장재활 2단계 혹은 3단계의 선별된 환자에서 고려해야한다. 1단계(Phase I) 환자에서는 절대금기이다. 저항성운동은 유산소운동에 부가적으로, 대체 훈련방법으로 고려해야 하며, 최소한 4~6세션(session)의 꾸준한 유산소지구력운동훈련 프로그램을 마친 다음 시행해야 한다.

별다른 동반질환이 없고, 운동능력이 양호하며, 좌심실구혈률이 중등도 이상이고, 심부전의 징후가 없고, 운동부하검사 중 허혈성 흉통이나 허혈성 ST분절 하강이 없었던 저위험군의 안정적인 심혈관질환 환자(심근경색 환자, 중재적 혈관개통술을 받은 환자)에게 중강도의 동적 저항운동훈련을 권유해 볼 수 있다. 저강도의 저항성운동훈련은 심근경색 후 최소 2주 후에 중재적 혈관개통술 후 최소 7일 후에 시행해야 한다.

심장동맥우회로 수술(CABG)을 시행한 환자나 기타 개흉수술 환자들은 운동능력이 극도로 저하되어 있다. 개흉술로 인한 상처 치유 기간은 약 4~6주 정도 소요된다 또한, 흉골 근처에 힘이 가해지는 신체운동은 수술 후 최소 3개월 동안 피해야 하며, 저항성운동을 시작하기 전에 반드시 흉골이 안정적인지 확인해야 한다. 만약 수술 후에 별다른 후유증이 없고 환자의 운동능력이 양호하다면, 상체가 안정될 때까지 하체의 저강도 저항성운동훈련을 할 수 있다.

심장이식 환자의 경우, 면역억제제로 인해 근육이 퇴화되고 골질량이 감소하게 된다. 게다가 이런 환자들은 대개 수술 전 오랜 기간 심장질환으로 근골격 기능이 불량하다. 저항성운동훈련은 이런 환자에게 좋은 효과가 있다고 알려져 있다.[62,63] 임상적으로 안정적인 환자에서 개별적으로 중등도의 동적 저항성운동 훈련은 수술 후에 가능한 빨리 시작해야 하며, 지속적으로 장기간 유지하여 면역억제제로 인한 부작용을 감소시켜야 한다.

만성심부전 환자의 경우, 환자의 운동능력과 좌심실기능은 무관하다. 운동능력이 감소될수록 환자의 말초근육의 형태적, 대사적, 기능적 변화가 일어난다. 몇몇 연구들은 저·중강도의 적당한 동적 저항성운동 훈련이 만성심부전으로 인한 근육의 퇴화를 막는다고 보고하고 있다. 따라서, 안정적인 만성심부전 환자(NYHA I-III) 역시 유산소지구력 훈련과 더불어 적당한 저항성운동이 권장된다.[74-77]

4.7.10
저항성운동 방법

심장재활에서 저항성운동은 의료진의 감독하에 경험 많은 운동치료사의 지도하에 이루어져야 한다. 훈련의 목적은 환자에 맞춰서 개별적으로 조절되어야 한다. 훈련을 위해 탄력밴드나 적은 무게의 장비를 사용하는 것도 좋다. 이러한 장비들은 개별 훈련 및 그룹 훈련에서 환자에 맞게 개별적으로 사용할 수 있다. 또한 보관도 쉽고, 가격도 저렴하다. 그러나, 특히 탄력밴드는 환자가 안전하게 사용할 수 있도록 충분한 교육을 받아야 한다.

좀더 세밀하고 더 안전한 운동부하를 위해서 웨이트 장비를 사용할 수 있다. 이러한 장비는 환자별 프로그램에 맞춰 더욱 세밀하고 안전하게 운동을 조절할 수 있도록 도와준다. 하지만, 이러한 장비를 사용할 때에는 반드시 개별적인 감독이 필요하다.

〈표 4.7〉에 심장재활에서 저항성운동 훈련에 대한 지침이 나와 있다.

시작 단계에서는 모든 환자는 정확한 운동자세를 배우고 익히기 위해서 매우 낮은 강도(1-RM의 30% 이하)에서 시행한다. 이후에 30-50%까지 점차 증가한다. 고령의 환자나 심부전 환자같이 운동능력이 저하된 환자는 반드시 낮은 강도(30% 이하)에서

표 4.7 심장재활에서 저항운동의 권고안 (주 83-85 참조 수정)

운동 프로그램	운동 목적	운동 방법	강도	반복	운동량
시작 단계 Pre-training	정확한 운동법을 배우고 균형을 증진시킨다	동적	최대의 30% 이내	5–10	주당 2-3회 1-3세트씩
향상 단계 I Muscular endurance training	국소적인 유산소 지구력의 증진	동적	최대의 30-50% RPE 12-13	12–25	주당 2-3회 1세트씩
향상 단계 II Strength/ hypertrophy training	근육량의 증가	동적	최대의 40-60% 1-RM RPE ≤ 15	8–15	주당 2-3회 1세트씩

특별운동지침

- 표준화된 운동과 몸풀기, 준비, 정리운동을 위한 스트레칭
- 정확한 운동법을 강조한다
- 한 세트에 6-10회의 운동을 한다
- 주요 근육 부위를 아우르는 다양한 운동을 한다: 흉부, 어깨, 팔, 등, 복부, 허벅지, 다리 (몇몇 운동은 편측 시행)
- 상하지의 주요 근육 부위를 포함한다. 운동 사이에 쉴 수 있도록 상하지를 번갈아 운동한다
- 리드미컬한 방법으로 관절운동 범위 전체를 이용하여 천천히 저항운동을 한다
- 계속 꽉 잡는 것을 피한다
- 이완 때 들이쉬고, 수축 때 내쉬어서 발살바와 같이 숨을 참는 것을 피한다
- 증상이 생기면 즉시 운동을 중지한다 (현기증, 부정맥, 호흡곤란, 흉통)

시작해야 하며, 비교적 운동능력이 양호한 환자는 중강도(50%)에서 시작할 수 있다. 향상 단계 2기에서는 환자의 운동능력이나 저항성운동에 대한 반응을 토대로 강도를 30-50% 혹은 60% 이상까지 끌어올릴 수 있다. 더 높은 강도의 운동은 잘 훈련받은 우수한 운동능력을 가진 저위험군의 환자에서 최소 4-6주간의 저항운동훈련 프로그램을 소화한 상태에서 고려해 볼 수 있다.[85]

4.7.11

저항성운동훈련의 운동부하 결정

1-RM은 저항성운동훈련의 운동부하를 결정하는 데 사용된다. 훈련의 강도는 1-RM

의 백분율에 따라 단계별로 구분할 수 있다(표 4.8).

최대강도평가(1-RM, maximal strength test)는 환자가 발살바 매뉴버를 할 수 있고, 평가 시 혈압에 대한 모니터를 해야 하기 때문에, 단계별 강도평가를 통해서 적당한 운동강도를 측정하는 방법을 사용할 수 있다. 이는 환자가 매우 낮은 세기의 저항성운동 부하부터 시작하여 점차 강도를 높여 가면서 복부긴장이나 증상이 없이 정확한 자세로 10-15회 반복할 수 있는 최대치까지 측정하는 방법이다.[85] 객관적인 수치를 측정하는 평가방법과 더불어서 보그 스케일같이 환자의 자각인지도를 평가할 수도 있다. 중등도의 자각인지도(RPE)는 12-13 정도로 절대 15를 넘지 않아야 한다(그림 4.17).

4.7.12

기타 심장재활 운동훈련 프로그램

근력, 근지구력, 유연성, 민첩성, 평형성을 향상시키기 위한 신체적 운동들은 심장재활에서 종합적인 운동훈련 프로그램에서 모두 중요한 요소이다. 주요 목표는 효과적인 운동훈련을 제공하고 부상을 방지하는 것이다. 신체의 균형과 위치감각을 향상시키

표 4.8 1회 반복할 수 있는 최대증량법

나중에 훈련에 사용할 기계로 운동검사를 시행한다. 발살바법은 피한다
• 최대 중량의 40-60%로 5번 반복
• 최대 중량의 60-80%로 5번 반복
• 조금씩 서서히 무게를 늘려간다. 1번 들어올리는 최대 중량은 3-5번 시도 후에 알 수 있다
관리자와 검사받는 사람의 의사소통이 중요하다

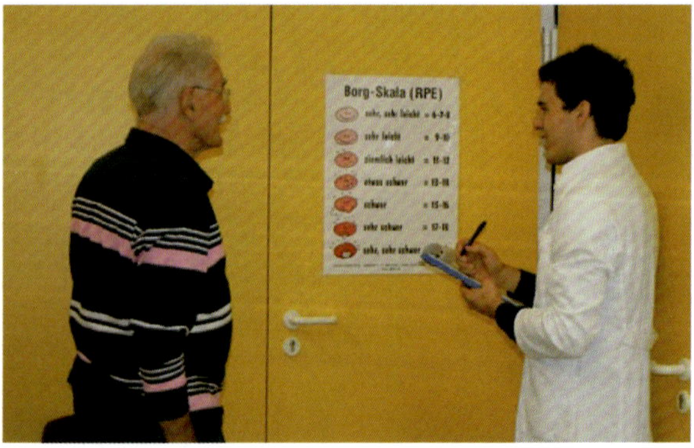

그림 4.17 환자의 자각인지도 향상에 대한 보그 스케일의 사용

는 운동 및 기술은 오랜 기간 운동을 하지 않은 상태에서 새롭게 운동을 시작하는 환자나 고령의 환자에게 낙상과 같은 부상을 방지하는 데 매우 중요하다. 이러한 운동 역시 과도한 운동부하 및 부상을 피하기 위해서는 적절한 운동의 선택 및 정확한 운동자세에 대한 주의가 필요하며, 모든 운동의 내용 및 강도는 운동치료사가 개별적으로 조절하고 정해야 한다. 이러한 운동의 적정강도를 정하는 것은 유산소운동에 비해 훨씬 어렵기 때문에 운동치료사가 운동훈련의 세기를 조절하고 심박수를 모니터하면서, 환자의 신체자각 및 인지능력을 향상시키는 것이 매우 중요하다. 감독하는 동안 환자의 적절한 호흡을 조절하고 운동의 과부하로 인한 증상(식은땀, 홍조, 운동자세의 흐트러짐)의 발생 여부를 파악하고 환자와 치료사의 의사소통을 통해 환자의 자각인지도(보그 스케일)를 평가할 수 있다. 반드시 발살바 매뉴버를 방지하여 위험한 혈압의 상승을 예방해야 한다.

환자들을 운동능력 및 신체 상태, 과거의 운동경험, 나이, 동반질환, 기타 운동의 제약 및 장애에 맞는 치료그룹으로 나눠야한다.

환자의 운동능력에 따라, 대부분의 재활센터들은 적어도 기초그룹("chair-group", 〉 0.3~0.5watt/kg), 저강도그룹(〉 0.5~1.0watt/kg), 중강도그룹(〉 1.0watt/kg)으로 나누어 운영하고 있다. 좀더 큰 재활센터에서는 환자의 나이, 성별, 재활의 적응증, 운동능력에 따라 더 세분하여 운영하고 있다.

특별한 적응증에는, 개흉수술 후에 수술 후 후유증을 치료·예방하기 위한 특별그룹을 필요로 하기도 한다. 이 특별 프로그램은 반드시 호흡운동 훈련, 구부리는 행동을 피해 상체의 움직임을 조심하도록 하는 훈련을 포함시켜, 호흡의 질을 향상시키고 하대정맥환류를 개선시킬 수 있도록 해야 한다. 비대칭적인 운동으로 인해 흉골 부위에 비스듬한 힘이 가해지는 신체활동은 반드시 금해야 한다. 심장수술 직후에는 이러한 신체활동의 제약이 있으므로, 운동훈련은 대개 앉아서 할 수 있는 운동으로 이루어진다("chair-group").

운동의 강도는 적절하고 정확한 방법으로 수행하는데, 필요한 운동의 소성력, 근력, 유연성, 움직임의 크기, 필요한 근육의 양, 운동시간, 움직임의 속도로 나눌 수 있다(표 4.9).

치료그룹 안에서 환자의 상호작용 및 동기부여를 향상시키기 위해서, 운동훈련 프로그램에 그룹별 게임을 도입하는 것도 좋은 방법이다. 규칙이 단순하고 비교적 적은 수로도 할 수 있는 움직임이 적은 게임이 적절하며, 넓게 서로 떨어져 수행할 수 있도

표 4.9 유연성, 민첩성, 조정력, 근력을 증진하기 위해 운동을 하는 동안 운동강도에 영향을 주는 요소들

High	Fast	Long	Great	High	High	High	High
	|	|	|	|	|	|	|
강도	운동 속도	기간	근육량	운동의 진폭	유연성 요구량	근력 요구량	조정력 요구량
	|	|	|	|	|	|	|
Low	Slow	Short	Small	Low	Low	Low	Low

록 운동장에서 시행하는 것이 좋다. 각자의 행동반경이 서로 떨어져 있는 것이 운동의 강도나 부상의 위험을 줄일 수 있다. 전반적으로 움직임의 강도는 인원수, 게임규칙, 장비, 운동반경, 움직임 속도 및 행동반경 등을 변경함으로써 조절할 수 있다. 이러한 조절을 통해 정해진 장소에 맞게 게임을 바꿀 수 있고, 이러한 놀이활동을 자연스럽게 운동훈련 프로그램의 일환으로 반영할 수 있다. 근력 및 유산소지구력을 많이 필요로 하는 게임은 움직임의 강도를 조절하기 쉽지 않기 때문에 부적절하다.

References

1. Jolliffe JA, Rees K, Taylor RS, Thompson D, Oldridge N, Ebrahim S. Exercise-based rehabilitation for coronary heart disease. *Cochrane Database Syst Rev Update.* 2001;(1):CD001800:Update Software.
2. Taylor RS, Brown A, Ebrahim S, et al. Exercise-based rehabilitation for patients with coronary heart disease: systematic review and meta-analysis of randomized controlled trials. *Am J Med.* 2004;116(10):682-692.
3. Clark AM, Hartling L, Vandermeer B, McAlister FA. Meta-analysis: secondary prevention programs for patients with coronary artery disease. *Ann Intern Med.* 2005;143(9):659-672.
4. Thompson PD, Buchner D, Pina IL, et al. Exercise and physical activity in the prevention and treatment of atherosclerotic cardiovascular disease: a statement from the Council on Clinical Cardiology (Subcommittee on Exercise, Rehabilitation, and Prevention) and the Council on Nutrition, Physical Activity, and Metabolism (Subcommittee on Physical Activity). *Circulation.* 2003;107(24):3109-3116.

5. U.S. Department of Health and Human Services. Rdt. Physical activity and health: a report of the surgeon general. Atlanta: U.S Department of Health and Human Services. Centers for Disease Control and Prevention National Center for Chronic Disease and Health Promotion;1996.
6. Hollmann W, Hettinger TH. *Sportmedizin. Grundlagen für Arbeit, Training und Präventiv-medizin. 4., völlig neu bearbeitete und erweiterte Auflage ed.* Stuttgart: Schattauer; 2000.
7. Gielen S. Trainingstherapie – theoretische Grundlagen und Evidenz. In: Rauch B, Middeke M, Bönner G, Karoff M, Held K, eds. *Kardiologische Rehabilitation*. Stuttgart: Thieme; 2007:77.
8. Deutscher Verband für Gesundheitssport und Sporttherapie. www.dvgs.de. (Web Page) 2009.
9. Balady GJ, Williams MA, Ades PA, et al. Core components of cardiac rehabilitation/secondary prevention programs: 2007 update: a scientific statement from the American Heart Association Exercise, Cardiac Rehabilitation, and Prevention Committee, the Council on Clinical Cardiology; the Councils on Cardiovascular Nursing, Epidemiology and Prevention, and Nutrition, Physical Activity, and Metabolism; and the American Association of Cardiovascular and Pulmonary Rehabilitation. *Circulation*. 2007;115(20):2675-2682.
10. Piepoli MF, Corra U, Benzer W, Bjarnason-Wehrens B, Dendale PAC, Gaita D, McGee H, Mendes M, Niebauer J, Olsen-Zwisler AD, Schmid JP. Secondary Prevention Through Cardiac Rehabilitation. 2008 Update. From Knowledge to Implementation. A Position Paper from the Cardiac Rehabilitation Section of the European Association of Cardiac Rehabilitation and Prevention. *Eur J Cardiop Prev and Rehab*. 2010;17(1);1-17.
11. Leon AS, Franklin BA, Costa F, et al. Cardiac rehabilitation and secondary prevention of coronary heart disease: an American Heart Association scientific statement from the Council on Clinical Cardiology (Subcommittee on Exercise, Cardiac Rehabilitation, and Prevention) and the Council on Nutrition, Physical Activity, and Metabolism (Subcommittee on Physical Activity), in collaboration with the American association of Cardiovascular and Pulmonary Rehabilitation. *Circulation* 2005;111(3):369-376.
12. Bjarnason-Wehrens B, Schulz O, Gielen S, Halle M, Dürsch M, Hambrecht R, Lowis H, Kindermann W, Schulze R, Rauch B. Leitlinie körperliche Aktivität zur Sekundärprävention und Therapie kardiovaskulärer Erkrankungen. *Clin Res Cardiol*. 2009;4 (4 Suppl):1-44.
13. Bjarnason-Wehrens B, Held K, Hoberg E, Karoff M, Rauch B. Deutsche Leitlinie zur Rehabilitation von Patienten mit Herz-Kreislauferkrankungen (DLL-KardReha). *Clin Res Cardiol*. 2007;Suppl 2-III/1-III/54.

14. Corra U, Giannuzzi P, Adamopoulos S, et al. Executive summary of the position paper of the working group on cardiac rehabilitation and Exercise Physiology of the European Society of Cardiology (ESC): core components of cardiac rehabilitation in chronic heart failure. *Eur J Cardiovasc Prev Rehabil.* 2005;12(4):321-325.

15. Pina IL, Apstein CS, Balady GJ, et al. Exercise and heart failure: a statement from the American Heart Association Committee on exercise, rehabilitation, and prevention. *Circulation.* 2003;107(8):1210-1225.

16. Bjarnason-Wehrens B. Trainingsmaßnahmen. In: Rauch B, Middeke M, Bönner G, Karoff M, Held K, eds. *Kardiologische Rehabilitation.* Stuttgart: Thieme; 2007:77.

17. Eden KB, Orleans CT, Mulrow CD, Pender NJ, Teutsch SM. Does counseling by clinicians improve physical activity? A summary of the evidence for the U.S. preventive services task force. *Ann Intern Med.* 2002;137(3):208-215.

18. Godin G, Desharnais R, Jobin J, Cook J. The impact of physical fitness and health-age appraisal upon exercise intentions and behavior. *J Behav Med.* 1987;10(3):241-250.

19. Kavanagh T, Mertens DJ, Hamm LF, et al. Peak oxygen intake and cardiac mortality in women referred for cardiac rehabilitation. *J Am Coll Cardiol.* 2003;42(12):2139-2143.

20. Kavanagh T, Mertens DJ, Hamm LF, et al. Prediction of long-term prognosis in 12,169 men referred for cardiac rehabilitation. *Circulation.* 2002;106(6):666-671.

21. Valeur N, Clemmensen P, Saunamaki K, Grande P. The prognostic value of pre-discharge exercise testing after myocardial infarction treated with either primary PCI or fibrinolysis: a DANAMI-2 sub-study. *Eur Heart J.* 2005;26(2):119-127.

22. Lund LH, Aaronson KD, Mancini DM. Validation of peak exercise oxygen consumption and the heart failure survival score for serial risk stratification in advanced heart failure. *Am J Cardiol.* 2005;95(6):734-741.

23. O'Neill JO, Young JB, Pothier CE, Lauer MS. Peak oxygen consumption as a predictor of death in patients with heart failure receiving beta-blockers. *Circulation.* 2005;111(18):2313-2318.

24. Myers J, Prakash M, Froelicher V, Do D, Partington S, Atwood JE. Exercise capacity and mortality among men referred for exercise testing. *N Engl J Med.* 2002;346(11):793-801.

25. Ades PA, Savage PD, Brawner CA, et al. Aerobic capacity in patients entering cardiac rehabilitation. *Circulation.* 2006;113(23):2706-2712.

26. Karmisholt K, Gotzsche PC. Physical activity for secondary prevention of disease. Systematic reviews of randomised clinical trials. *Dan Med Bull.* 2005;52(2):90-94.

27. Smart N, Marwick TH. Exercise training for patients with heart failure: a systematic review of factors that improve mortality and morbidity. *Am J Med.* 2004;116(10):693-706.

28. Piepoli MF, Flather M, Coats AJ. Overview of studies of exercise training in chronic heart failure: the need for a prospective randomized multicentre European trial. *Eur Heart J.* 1998;19(6):830-841.
29. Rees K, Taylor RS, Singh S, Coats AJ, Ebrahim S. Exercise based rehabilitation for heart failure. *Cochrane Database Syst Rev.* 2004;(3):CD003331.
30. Ades PA. Cardiac rehabilitation and secondary prevention of coronary heart disease. *N Engl J Med.* 2001;345(12):892-902.
31. Wenger NK, Froelicher ES, Smith LK, et al. Cardiac rehabilitation as secondary prevention. agency for health care policy and research and national heart, lung, and blood institute. *Clin Pract Guidel Quick Ref Guide Clin.* 1995;17:1-23.
32. Whelton SP, Chin A, Xin X, He J. Effect of aerobic exercise on blood pressure: a meta-analysis of randomized, controlled trials. *Ann Intern Med.* 2002;136(7):493-503.
33. Fagard RH, Cornelissen VA. Effect of exercise on blood pressure control in hypertensive patients. *Eur J Cardiovasc Prev Rehabil.* 2007;14(1):12-17.
34. Pan XR, Li GW, Hu YH, et al. Effects of diet and exercise in preventing NIDDM in people with impaired glucose tolerance. *The Da Qing IGT and Diabetes Study Diabetes Care.* 1997;20(4):537-544.
35. Tuomilehto J, Lindstrom J, Eriksson JG, et al. Prevention of type 2 diabetes mellitus by changes in lifestyle among subjects with impaired glucose tolerance. *N Engl J Med.* 2001;344(18):1343-1350.
36. Boule NG, Haddad E, Kenny GP, Wells GA, Sigal RJ. Effects of exercise on glycemic control and body mass in type 2 diabetes mellitus: a meta-analysis of controlled clinical trials. *JAMA.* 2001;286(10):1218-1227.
37. Kodama S, Tanaka S, Saito K, et al. Effect of aerobic exercise training on serum levels of highdensity lipoprotein cholesterol: a meta-analysis. *Arch Intern Med.* 2007;167(10):999-1008.
38. Halverstadt A, Phares DA, Wilund KR, Goldberg AP, Hagberg JM. Endurance exercise training raises high-density lipoprotein cholesterol and lowers small low-density lipoprotein and very low density lipoprotein independent of body fat phenotypes in older men and women. *Metabolism.* 2007,56(4):444-450.
39. Kelley GA, Kelley KS. Aerobic exercise and HDL2-C: a meta-analysis of randomized controlled trials. *Atherosclerosis.* 2006;184(1):207-215.
40. Kelley GA, Kelley KS, Franklin B. Aerobic exercise and lipids and lipoproteins in patients with cardiovascular disease: a meta-analysis of randomized controlled trials. *J Cardiopulm Rehabil.* 2006;26(3):131-139.
41. DiPietro L. Physical activity in the prevention of obesity: current evidence and research

issues. *Med Sci Sports Exerc.* 1999;31(11 Suppl):S542-S546.

42. Garrow JS, Summerbell CD. Meta-analysis: effect of exercise, with or without dieting, on the body composition of overweight subjects. *Eur J Clin Nutr.* 1995;49(1):1-10.
43. Borg G. Perceived exertion as an indicator of somatic stress. *Scand J Rehabil Med.* 1970;2(2):92-98.
44. Ilarraza H, Myers J, Kottman W, Rickli H, Dubach P. An evaluation of training responses using self-regulation in a residential rehabilitation program. *J Cardiopulm Rehabil.* 2004;24(1):27-33.
45. Wassermann K, Hansen JE, Sue DY, Casaburi R, Whipp BJ. *Principles of Exercise Testing and Interpretation.* 3rd ed. Baltimore: Lippincott Williams & Wikins; 1999.
46. Gitt AK, Wasserman K, Kilkowski C, et al. Exercise anaerobic threshold and ventilatory efficiency identify heart failure patients for high risk of early death. *Circulation.* 2002;106(24):3079-3084.
47. Dubach P, Sixt S, Myers J. Exercise training in chronic heart failure: why, when and how. *Swiss Med Wkly.* 2001;131(35–36):510-514.
48. Nechwatal RM, Duck C, Gruber G. [Physical training as interval or continuous training in chronic heart failure for improving functional capacity, hemodynamics and quality of life – a controlled study]. *Z Kardiol.* 2002;91(4):328-337.
49. Wisloff U, Stoylen A, Loennechen JP, et al. Superior cardiovascular effect of aerobic interval training versus moderate continuous training in heart failure patients: a randomized study. *Circulation.* 2007;115(24):3086-3094.
50. Meyer K, Samek L, Schwaibold M, et al. Interval training in patients with severe chronic heart failure: analysis and recommendations for exercise procedures. *Med Sci Sports Exerc.* 1997;29(3):306-312.
51. Kelley GA, Kelley KS, Tran ZV. Walking and resting blood pressure in adults: a meta-analysis. *Prev Med.* 2001;33(2 Pt 1):120-127.
52. Kelley GA, Kelley KS, Tran ZV. Walking and Non-HDL-C in adults: a meta-analysis of randomized controlled trials. *Prev Cardiol.* 2005;8(2):102-107.
53. Murphy MH, Nevill AM, Murtagh EM, Holder RL. The effect of walking on fitness, fatness and resting blood pressure: a meta-analysis of randomised, controlled trials. *Prev Med.* 2007;44(5):377-385.
54. Church TS, Earnest CP, Morss GM. Field testing of physiological responses associated with Nordic walking. *Res Q Exerc Sport.* 2002;73(3):296-300.
55. Willson J, Torry MR, Decker MJ, Kernozek T, Steadman JR. Effects of walking poles on lower extremity gait mechanics. *Med Sci Sports Exerc.* 2001;33(1):142-147.
56. Schwameder H, Roithner R, Muller E, Niessen W, Raschner C. Knee joint forces during

downhill walking with hiking poles. *J Sports Sci.* 1999;17(12):969-978.

57. Kreamer WJ, Frey AC. Strength testing: development and evaluation of methodology. In: Maud PJ, Foster C, eds. *Physiological Assessment of Human Fitness*. Champaign: Human Kinetics; 1995:121.
58. Narici MV, Reeves ND, Morse CI, Maganaris CN. Muscular adaptations to resistance exercise in the elderly. *J Musculoskelet Neuronal Interact*. 2004;4(2):161-164.
59. Latham NK, Bennett DA, Stretton CM, Anderson CS. Systematic review of progressive resistance strength training in older adults. *J Gerontol A Biol Sci Med Sci*. 2004;59(1):48-61.
60. Pu CT, Johnson MT, Forman DE, et al. Randomized trial of progressive resistance training to counteract the myopathy of chronic heart failure. *J Appl Physiol*. 2001;90(6):2341-2350.
61. Williams AD, Carey MF, Selig S, et al. Circuit resistance training in chronic heart failure improves skeletal muscle mitochondrial ATP production rate – a randomized controlled trial. *J Card Fail*. 2007;13(2):79-85.
62. Braith RW, Magyari PM, Pierce GL, et al. Effect of resistance exercise on skeletal muscle myopathy in heart transplant recipients. *Am J Cardiol*. 2005;95(10):1192-1198.
63. Braith RW, Magyari PM, Fulton MN, Aranda J, Walker T, Hill JA. Resistance exercise training and alendronate reverse glucocorticoid-induced osteoporosis in heart transplant recipients. *J Heart Lung Transplant*. 2003;22(10):1082-1090.
64. Hunter GR, Treuth MS, Weinsier RL, et al. The effects of strength conditioning on older women's ability to perform daily tasks. *J Am Geriatr Soc*. 1995;43(7):756-760.
65. Hunter GR, Wetzstein CJ, Fields DA, Brown A, Bamman MM. Resistance training increases total energy expenditure and free-living physical activity in older adults. *J Appl Physiol*. 2000;89(3):977-984.
66. Brooks N, Layne JE, Gordon PL, Roubenoff R, Nelson ME, Castaneda-Sceppa C. Strength training improves muscle quality and insulin sensitivity in Hispanic older adults with type 2 diabetes. *Int J Med Sci*. 2007;4(1):19-27.
67. Kim HJ, Lee JS, Kim CK. Effect of exercise training on muscle glucose transporter 4 protein and intramuscular lipid content in elderly men with impaired glucose tolerance. *Eur J Appl Physiol*. 2004;93(3):353-358.
68. Holten MK, Zacho M, Gaster M, Juel C, Wojtaszewski JF, Dela F. Strength training increases insulin-mediated glucose uptake, GLUT4 content, and insulin signaling in skeletal muscle in patients with type 2 diabetes. Diabetes. 2004;53(2):294-305.
69. Fiatarone MA, Marks EC, Ryan ND, Meredith CN, Lipsitz LA, Evans WJ. High-intensity strength training in nonagenarians. Effects on skeletal muscle. *JAMA*.

1990;263(22):3029-3034.

70. King PA, Savage P, Ades PA. Home resistance training in an elderly woman with coronary heart disease. *J Cardiopulm Rehabil*. 2000;20(2):126-129.

71. Brochu M, Savage P, Lee M, et al. Effects of resistance training on physical function in older disabled women with coronary heart disease. *J Appl Physiol*. 2002;92(2):672-678.

72. Ades PA, Savage PD, Brochu M, Tischler MD, Lee NM, Poehlman ET. Resistance training increases total daily energy expenditure in disabled older women with coronary heart disease. *J Appl Physiol*. 2005;98(4):1280-1285.

73. Ades PA, Savage PD, Cress ME, Brochu M, Lee NM, Poehlman ET. Resistance training on physical performance in disabled older female cardiac patients. *Med Sci Sports Exerc*. 2003;35(8):1265-1270.

74. Lee IM, Hsieh CC, Paffenbarger RS Jr. Exercise intensity and longevity in men. The Harvard Alumni Health Study. *JAMA*. 1995;273(15):1179-1184.

75. Volaklis KA, Tokmakidis SP. Resistance exercise training in patients with heart failure. *Sports Med*. 2005;35(12):1085-1103.

76. Benton MJ. Safety and efficacy of resistance training in patients with chronic heart failure: research-based evidence. *Prog Cardiovasc Nurs*. 2005;20(1):17-23.

77. Bartlo P. Evidence-based application of aerobic and resistance training in patients with congestive heart failure. *J Cardiopulm Rehabil Prev 2007*. 2007;27(6):368-375.

78. Braith RW, Stewart KJ. Resistance exercise training: its role in the prevention of cardiovascular disease. *Circulation*. 2006;113(22):2642-2650.

79. Lind AR, McNicol GW. Muscular factors which determine the cardiovascular responses to sustained and rhythmic exercise. *Can Med Assoc J*. 1967;96(12):706-715.

80. Sale DG, Moroz DE, McKelvie RS, MacDougall JD, McCartney N. Comparison of blood pressure response to isokinetic and weight-lifting exercise. *Eur J Appl Physiol Occup Physiol*. 1993;67(2):115-120.

81. Mitchell JH, Payne FC, Saltin B, Schibye B. The role of muscle mass in the cardiovascular response to static contractions. *J Physiol*. 1980;309:45-54.

82. Fleck S, Falkel J, Harman E. Cardiovascular responses during resistance training. *Med Sci Sports Exerc*. 1989; 21:114.

83. Williams MA, Haskell WL, Ades PA, et al. Resistance exercise in individuals with and without cardiovascular disease: 2007 update: a scientific statement from the American Heart Association Council on Clinical Cardiology and Council on Nutrition, Physical Activity, and Metabolism. *Circulation*. 2007;116(5):572-584.

84. Graf C, Rost R. *Herz und Sport*. Balingen: Spitta Verlag; 2001.

85. Bjarnason-Wehrens B, Mayer-Berger W, Meister ER, Baum K, Hambrecht R, Gielen S.

Recommendations for resistance exercise in cardiac rehabilitation. Recommendations of the german federation for cardiovascular prevention and rehabilitation. *Eur J Cardiovasc Prev Rehabil.* 2004;11(4):352-361.

협심증 5

Dumitru Zdrenghea and Dana Pop

62세 여자 환자가 심장내과에서 심장재활 클리닉으로 의뢰되었다.

환자는 직장에서 은퇴한 비흡연자였다. 54세에 폐경한 이후 혈압이 150/95mmHg로 경도의 상승 소견을 보였으나 혈압약을 복용하지는 않았다.

환자는 3개월 전부터 걷거나 계단을 오를 때, 특히 움직이기 시작할 때나 추운 날씨에 악화되는 흉골 후방의 작열감을 호소하였다.

휴식 시 심전도는 정상이었으나 사이클 에르고미터 운동부하검사(cycloergometer exercise stress test)상 흉통과 함께 V4-V6 리드에서 최대 1.25mm의 ST분절 하강 소견을 보였다(그림 5.1). 최대운동강도는 100W(7METs), 최대심박수는 분당 130회, 수축기 혈압과 심박수의 곱인 DP(double product)는 23,000으로 환자의 허혈성 역치에 합당한 소견이었다(그림 5.2).

24시간 보행 심전도에서 흉통을 동반한 허혈성 사건(ST분절 하강 1.5mm)이 1회, 흉통이 없는 허혈성 사건(ST분절 하강 1mm)이 5회 기록되었으며, 전체 허혈 시간은 24시간 중 70분이었다.

관상동맥조영술에서는 단일 혈관 관상동맥질환(좌회선지에 75% 협착병변)이 있었다. 심초음파 검사에서 좌심실의 수축과 이완 기능은 정상이었고, 후방 승모판륜의 석회화에 의해 경도의 승모판역류 소견을 보였다. 관상동맥조영술과 함께 시행한 혈관 내 초음파(IVUS)에서 불안정한 경화반 소견은 관찰되지 않았고, 협착 병변은 섬유화되었다는 소견이었다.

검사실 소견은 총 콜레스테롤 220mg/dL, LDL 콜레스테롤 135mg/dL, HDL 콜레스테롤 40mg/dL, 중성지방 260mg/dL, 공복혈당 98mg/dL였다. 체질량지수(BMI)는 28kg/m^2, 허리둘레는 86cm였다.

따라서 환자는 만성관상동맥질환으로 CCS Class II의 안정형 협심증, 1단계 고혈압

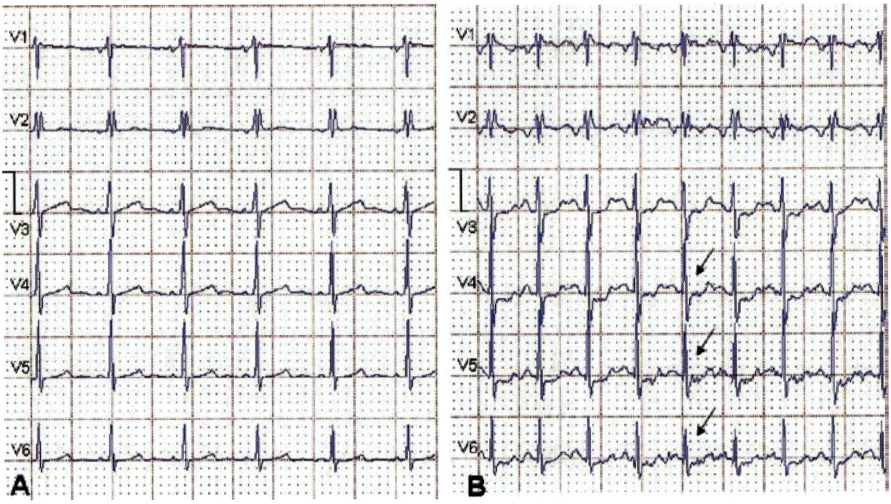

그림 5.1 (a) 휴식 시 심전도-정상; (b) 부하심전도 (125W)- 심박수 분당 130회, V4~V6에서 흉통을 동반한 편평형 ST 분절 하강 1.25mm 소견

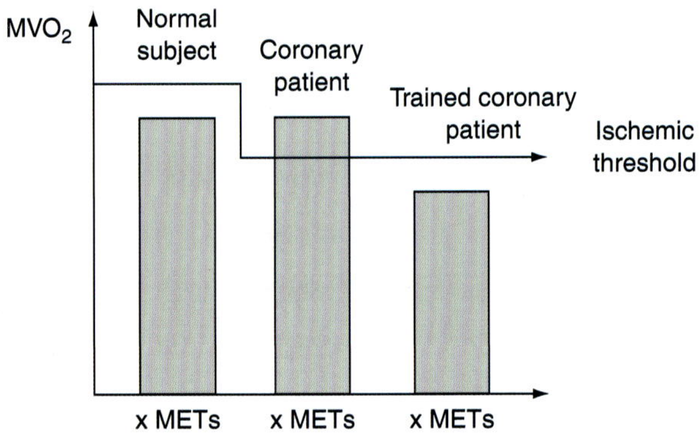

그림 5.2 관상동맥질환 환자에서 허혈성 역치(Ischemic threshold). 훈련 후 관상동맥질환 환자는 허혈성 역치에 도달함 없이 같은 강도(x METs)의 운동을 수행할 수 있다

과 대사증후군으로 진단되었다[CCS classification(Canadian Cardiovascular Society functional classification of angina pectoris): 협심증 증상의 정도를 4단계로 나눈 가장 흔히 사용되는 분류법. Class I - 장시간의 심한 운동 시에만 협심증 증상이 유발되는 경우; Class II - 심한 운동 시에만 증상이 있고, 약간의 활동 제한이 발생하는 경우; Class III - 일상생활에서 증상이 생기는 경우(중등도의 활동 제한 발생); Class IV - 휴식 시에도 증상이 생기거나, 모든 활동에서 증상이 발생하는 경우(심한 활동 제한 발생); Class 0- 무증상—옮긴이].

환자는 체중감소를 위해 저칼로리의 지중해식 식이를 하도록 권고받았고, 약물치료

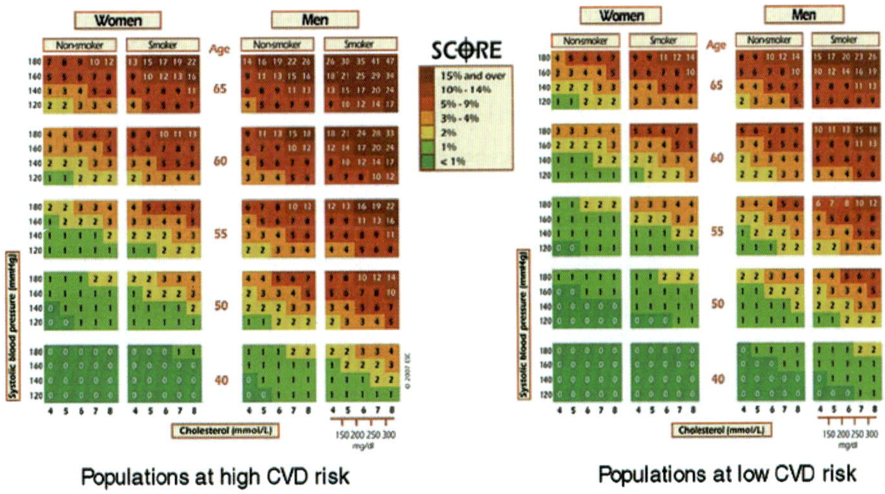

그림 5.3 SCORE 도표: 유럽의 고위험 지역과 저위험 지역에서 치명적인 심혈관질환에 대한 10년 위험도 (유럽 심장 학회)

로 아스피린 75mg, 비소프로롤(bisoprorol) 10mg, 로슈바스타틴(rosuvastatin) 10mg, 페린도프릴(perindopril) 5mg을 매일 복용하기 시작하였다.

혈압은 정상(130/80mmHg)으로 회복되었고, 일상생활 중의 협심증 증상은 소실되었다. 환자는 외래 재활센터(ambulatory rehabilitation unit)에 등록되어 매주 5회, 1시간씩 8주간의 신체재활 프로그램에 참여하였다. 신체재활 프로그램은 역동적 운동(dynamic exercise)과 저항운동(resistance exercise)으로 구성되어 있다. 그리고 1주 중의 나머지 2일은 자택에서 하루 적어도 30분간 신체 운동 및 걷기를 하도록 권고되었다. 8주 경과 후 최대운동강도의 운동부하검사를 시행하여 25W의 운동능력 향상을 보였으나 동일한 정도의 ST분절 하강 소견도 관찰되었다.

이후 환자는 지역사회 기반의 운동 프로그램에 등록하여 6-12개월간 운동하였다. 12개월 운동 후 환자는 감독 없이 혼자 매일 30-60분 동안 신체 활동, 걷기, 게임, 수영으로 구성된 중등도 강도 이상의 운동을 하도록 권고받았다.

5.1
질문: SCORE 심혈관계 위험 도표에 따른 환자의 심혈관계 위험도는?

SCORE 도표(그림 5.3)는 향후 10년의 심혈관 질환에 의한 사망 위험도를 평가하는 것으로, 일차예방에만 사용되며, 5% 이상의 위험도는 고위험군으로, 특별한 예방적 조치를 취하도록 권고된다.[1]

제시된 환자는 이미 안정형 협심증으로 허혈성 심질환을 가지고 있다. 이 환자는 이미 고위험군으로 간주되며, 이차적인 예방 조치가 필요하므로 SCORE 도표는 더 이상 의미가 없다.[1]

5.2
질문: 환자는 대사증후군을 가지고 있는가?

대사증후군의 주요한 특성은 복부비만이다. 이 환자의 경우 과체중을 가지고 있으나 미국 당뇨병학회에서 정한 복부비만 기준(남자 102cm 이상, 여자 88cm 이상)에는 부합되지 않으므로 대사증후군이 아니다.[2] 하지만 유럽 기준(허리둘레 여자 80cm 이상, 남자 94cm 이상)에 따르면, 이 환자는 다른 기준(고혈압, 저 HDL 콜레스테롤, 고중성지방)을 충족시키므로 대사증후군에 부합된다. 이는 동맥경화성 이상지질혈증(고중성지방, 저 HDL 콜레스테롤, small dense LDL 입자)과 당뇨병의 위험 증가 때문에 심혈관질환의 위험을 증가시킬 것이다.[3]

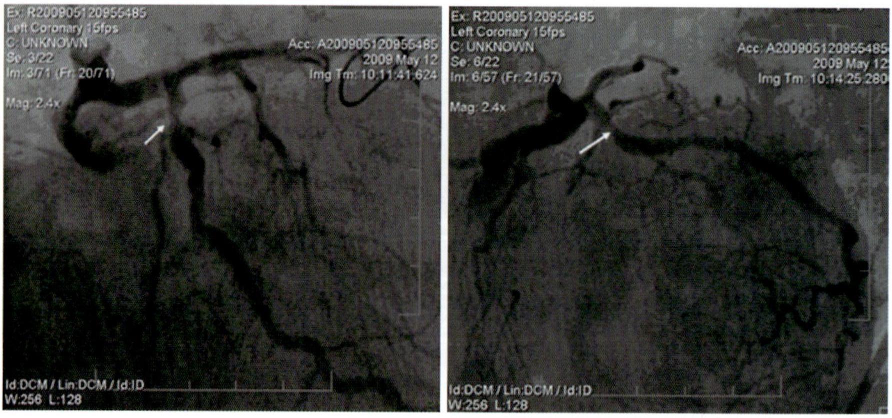

그림 5.4 관상동맥조영술(a. RAO caudal view, b. LAO caudal view). 좌회선지 근위부의 75% 협착소견(화살표) (Courtesy of Associate Professor A. Iancu)

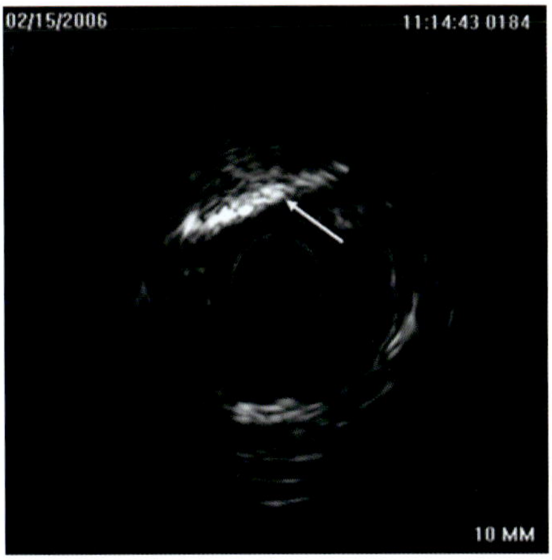

그림 5.5 혈관 내 초음파(IVUS) 소견. 동맥경화반(화살표). 석회화(calcification)는 섬유성(fibrotic)으로 안정된 경화반을 의미한다

5.3.

질문: 협심증에는 어떠한 범주의 치료가 추천되는가?

생활방식의 변화는 심혈관질환 환자와 심혈관질환의 위험인자를 가지고 있는 경우 모두에게 권고된다. 대사증후군이 있는 환자의 경우, 체중 감소는 특별한 목표가 된다.[3]

현재 지침에서는 항혈소판제, 베타 차단제, 스타틴 같은 약물 치료를 권고하고 있다. 이 환자는 해당되지 않지만, 경우에 따라 지속형의 질산염제제 및 칼슘채널차단제 등이 추가될 수 있다.[4]

심근의 재관류치료(myocardial revascularization)는 심근허혈을 줄이고 협심증을 치료하는 좋은 방법이지만 이 환자에서는 추천되지 않는다. 이 환자의 경우 안정형 협심증일 뿐 아니라 DP로 계산한 허혈성 역치도 높기 때문이다(DP = 23000).[4] 높은 수준의 운동강도(100W)와 심박수(최대 예상 심박수의 87%)에서 최대 ST분절 하강은 2mm 미만이었다. 환자는 단일혈관에서 중등도 협착 소견(그림 5.4a, 5.4b)을 보였다 재관류치료는 중증 단일혈관질환이나 다혈관질환 혹은 좌주간부 질환의 경우에 권고된다. 게다가 IVUS 소견은 안정된 동맥경화반 병변(그림 5.5)이었다. 전체 허혈시간이 60분을 초과한 것 말고, 재관류의 적응증에 부합되는 다른 기준을 충족시키지 못했다.[4]

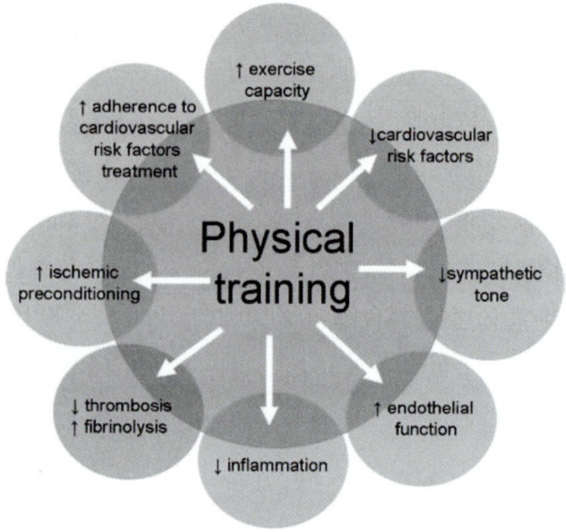

그림 5.6 협심증 환자를 포함한 심혈관계 환자에서 신체훈련(Physical training)의 가장 중요한 이득

5.4.

질문: 심장재활의 구성요소 중 어떤 요소가 이 환자에게 적응증이 되는가?

위험인자의 치료(이상지질혈증, 과체중, 고혈압)가 적응증에 해당된다. 이것은 협심증에 특이적이지 않다. 치료목표는 현재 치료지침에 권고된 것에 의한다.[4] 신체적 활동과 훈련이 심혈관질환 환자에서 삶의 질과 생존율을 향상시킨다는 것이 입증되었으므로 심장재활의 주된 요소로서 신체적 활동이 강력히 권고되고 있다.[4,5]

신체활동(physical activity)에는 두 가지 구성 요소가 있다. 신체훈련(physical training)은 잘 조직되고 감독된 형태의 신체적 활동이다.[6] 운동능력이 정상(7METs)인 이 환자에서 신체훈련은 강력히 권고되지는 않는다.[5,7] 하지만 여전히 신체훈련이 적용되어야 하는 두 가지 이유가 존재하는데 첫 번째는 심혈관계 위험인자에 대한 직접적이고 혹은 간접적인 효과 때문이다.[8] 환자는 고콜레스테롤혈증, 고중성지방혈증, 그리고 고혈압을 동반하고 있는데 이러한 위험인자 모두 신체훈련에 의해 적절하게 조절될 수 있다.[8,9] 이 환자의 경우 "유럽기준"에 의하면 대사증후군에 해당하므로 이 환자를 심장재활프로그램에 포함시켜 이차적인 예방 조치에 대한 순응도를 더 높일 수 있다.[3,10-12] 두 번째 이유는 신체훈련의 운동능력 향상 이외의 효과에 의해 나타나는데 신체훈련을 시행할 때, 특히 고강도로 시행할 때 항동맥경화, 항염증, 그리고 항혈전 효과를 나타내고, 동맥경화반의 진행과 합병증을 감소시키는 것이 입증되었기 때문이다(그림 5.6).[11-14] 마지막으로 중요한 것은 신체훈련을 통해 환자의 삶의 질을 향상시키기 위해, 원래 질병이 허용할 수 있는 최대 능력을 얻는 것이 권장된다는 것이다.[15,16]

이 환자에게는 앞서 서술한 이점 때문에 일주일에 5회, 적어도 3회, 하루 30-60분간 신체적 활동을 수행하는 신체활동 상담이 권장된다.[4,5] 신체훈련이 시행되는 날에도 개별적인 신체적 활동은 강제적이진 않지만 여전히 권장된다.[6]

5.5
질문: 안정형 협심증 환자에게 육체적 훈련의 목표는 무엇인가?

모든 심혈관질환 환자에게 운동능력의 향상은 심장재활 프로그램의 가장 중요한 목표이다.[10,34] 2단계 재활 프로그램에서 동일한 수준의 운동을 하게 될 때 운동 능력(VO_2: 산소섭취량)은 심근산소소비량(MVO_2)을 포함한 허혈성 역치의 의미있는 상승 없이 20~25% 증가된다(그림 5.2).

신체훈련은 심혈관질환 위험인자에 직접적일 뿐 아니라, 금연과 같이 통제할 수 있는 요인들에 대해 환자들의 순응도를 증가시킴으로써 간접적으로도 영향을 미친다.[11,15-17]

여러 임상연구들을 통해 입증되어 있는 것처럼 신체훈련이 동맥경화 기전에 미치는 다면적 효과 또한 중요하다고 하겠다.[14,15]

5.6
질문: 어떠한 방식의 심장재활이 추천되는가?

입원 환자의 심장재활은 질병의 급성기(1단계 재활) 중에 혹은 합병증이 동반된 환자에서는 2단계 재활 중에 적용된다.[5,15,18,19]

우리가 맡고 있는 환자의 경우 현재 증상이 없고, 약물치료 중이므로 외래환자를 위한 심장재활이 적용될 수 있다. 심혈관계 위험이 중등도(Class B)이기 때문에 심장재활센터나 또는 지역사회센터에서 시행될 수 있고, 신체훈련에 대한 의학적 감독은 필요하지 않다.[5,20-23]

의학적 감독이 필요 없는 경우에는 재택 심장재활도 이루어질 수 있다. 이 환자의 경우 운동능력이 높으므로 신체훈련은 육체적인 운동, 속보, 혹은 가정 내 활동(30-60분/일)으로 구성될 수 있으며 통증이 나타나지 않는 정도(허혈성 역치 아래까지 운동)에서 할 것을 권고한다.[25-28]

5.7

질문: 이 환자에게는 어떠한 종류의 운동이 추천되고 운동의 빈도는 어떠한 정도가 적절한가?

신체훈련은 다음 3가지 종류의 운동으로 이루어질 수 있다.

1) 스트레칭 운동. 스트레칭 운동(신전 운동)은 관절의 유동성과 유연성을 유지시키는 데 이용된다.[15] 운동능력에는 직접적인 영향은 없다. 이것은 신체훈련 프로그램의 하나로 사용될 수 있다. 하지만 직접적인 훈련 효과와는 관련성이 적다.[29]

2) 유산소운동. 가장 대표적이며 주된 운동 유형으로서 안정형 협심증을 포함한 모든 종류의 심혈관질환 환자들에게 추천된다.[30,31,32] 이것은 앞서 언급한 주로 말초적인 기전뿐만 아니라 자율신경계나 관상동맥에 대한 직접적인 영향과 같은 중추적인 기전에 의해서도 운동능력에 영향을 미친다. 안정형 협심증 환자에서 허혈역치(흉통역치)를 증가시키고 흉통의 빈도와 강도를 감소시킬 뿐만 아니라 생존율도 증가시킨다.[35,36] 유산소운동은 심혈관계에 최적의 혈역학적 효과를 갖는데(표 5.1), 즉 운동 중 말초혈관저항을 감소시키고, 수축기 심박출량, 최대심박출량, 최대산소섭취량(VO_{2max})을 증가시킨다. 동시에 좌심실 수축능력이 저하된 환자에게도 잘 받아들여질 만하다.[37]

3) 저항성 운동. 운동의 등척성 요소(isometric component)는 일상생활 중에 불가피한 요소이므로 저항성 운동은 운동 훈련 세션에 반드시 포함되어야 한다. 특히 이 환자처럼 좌심실 기능이 정상인 경우 반드시 시행되어야 한다. 조사에 의하면 최대자발수축(MCV, maximal voluntary contraction)의 20-30% 운동강도가 후부하 증가로 좌심실에 미치는 영향은 해롭지는 않다.[16,31] 시간이 지나면 저항성 운동은 환자의 운동능력을 중등도로 향상시키고 DP(double product, 심박수×수축기 혈압)를 감소시키게 되며 삶의 질 향상과 함께 유익한 대사적 효과(metabolic effect)를 가능하게 한다. 근육강도(muscular strength)는 유산소운동 기간 중에도 더욱 증가될 수 있다(표 5.1). 저항성 운동은 유산소운동과 함께 시행될 수 있다(1주에 2-3회).

안정형 협심증을 포함한 심혈관계 환자에서 추천되는 운동 빈도는 운동 초기에는

표 5.1 유산소운동(Aerobic training)과 저항성 운동(resistance training)의 효과 비교

Variable	Aerobic Exercise	Resistance Exercise
VO_{2max}	↑↑	↑0
Muscle strength	0	↑↑
Hemodynamic effect		
Systolic blood pressure (rest)	0	0
Diastolic blood pressure (rest)	0	0
Double product during submaximal exercise (MVO_2)	↓↓	↓
Stroke volume, *resting and maximal*	↑↑	0
Mx Cardiac Output	↑↑	0
Heart rate (rest)	↓↓	0
Metabolic effect		
HDL	↑0	↑0
LDL	↓0	↓0
Insulin sensitivity	↑↑	↑↑
% Fat	↓↓	↓

(↑- 증가, ↓-감소, 0-변화없음; HDL-high density lipoprotein cholesterol; LDL-low density lipoprotein cholesterol)

주 2-3회이지만 가장 좋은 결과는 주 5회 운동으로 얻어진다고 알려져 있다.[15,38] 의미 있는 운동 효과를 얻기 위한 최소 운동 시간은 주 3회이다. 한 주에 7회 운동하는 것이 가장 이상적으로 생각되지만 이는 현실적으로 가능하지 않다.[3,5] 그러한 이유로 환자가 감독하의 훈련이 없는 날에도 스스로 매일 30분 이상 운동하도록 독려해야 한다.[3,5,7]

5.8

질문: 훈련기간 중 어느 정도의 운동 강도와 지속시간 그리고 어떤 종류의 운동이 추천되는가?

운동의 지속시간은 일반적으로 50-60분이며 심부전 환자의 경우 이보다 적은 운동 시간이 권고된다.[15,17] 이 환자의 경우 안정형 협심증이므로 최대 운동지속시간은 60분까지 가능하다.[29,30,39]

운동의 강도는 저강도, 중등도, 고강도로 나뉜다(표 5.2).

표 5.2 운동 강도와 연관된 신체훈련(Physical training)의 효과

	VO_2	Cardiovascular Risk Factors Control	Pleiotropic Effects
Low	0	0	0
Moderate	↑	↓	↑
High	↑↑	↓↓	↑↑
Very High	Contraindicated		

1) 저강도 훈련: 최고산소섭취량(peak VO_2)의 20-40%(환자를 훈련 프로그램에 포함시키기 전 최대 운동부하 중 인지되는 최대 VO_2), 최대박동수의 40-60%의 운동강도이다. 저강도 운동은 강도가 낮아서 운동능력의 향상이나 다면적 효과를 얻을 수는 없다. 저강도 운동은 심부전 환자에서 육체적인 상태의 악화가 더 진행되는 것을 막기 위해 종종 권고된다.[36,40-42]

2) 중등도 훈련(심근 최대산소섭취량[$MxVO_2$]의 50-60%, 심장 최대박동수[MxHR]의 60-70%)는 운동능력을 15-20% 증가시키지만 심혈관계에 미치는 다면적 효과는 중등도이거나 심지어 없을 수도 있다. 이러한 이유로 인해 중등도 훈련은 육체적 상태가 악화된 환자나 좌심실 기능 부전이 동반된 경우, 부정맥이 있는 경우 등에서만 권고된다. 중등도 훈련은 관리 감독이 불가능한 상황에서 가정 재활 중에 시행될 수 있다. 예시된 환자의 경우는 높은 운동능력을 갖고 있고, 좌심실 기능 부전이 동반되지 않아 추천되지 않는다.[36,40-42]

3) 고강도 훈련(최고 운동에서 최고산소섭취량의 60-75%, 최대심박수의 70-85%)은 산소섭취량을 최대로(25-35%) 정도 증가시키고 협심증에서 허혈성 역치를 증가시킨다. 고강도의 육체적 훈련은 삶의 질과 생존율 향상에 중요한 영향을 미친다. 강도 높은 육체적 훈련 후에 운동의 다면적 효과가 나타난다는 것은 여러 연구에서 입증되어 있다.[36,40] 안정형 협심증 환자에서 고강도 육체적 훈련이 예후에 미치는 영향은 중재시술에 의한 심근 재관류와 유사하거나 더 좋은 것으로 입증되어 있다.[14] 예시된 환자의 경우는 중등도 위험군으로 거의 정상 수준의 운동능력을 갖고 있어 외래 환자 기준의 육체적 훈련을 하도록 권고되었다. 따라서 고강도 훈련이 최대의 그리고 최적의 결과를 얻기 위해 적용될 수 있다. 그러나 안정형 협심증을 갖고 있는 환자에서 훈련 중의 심박수는 최대운동부하 중 결정되는 허혈성 역치 아래로 유지하는 것이 권고된다. 예시된 환자에서 허혈성 역치는 심박수 분당 130회에서 발생하였으므로 훈련 중의 심

박수는 분당 115-120회(허혈성 역치보다 분당 10회 정도 아래) 정도로 30-40분간 유지하는 것이 적절하고 동시에 10분간의 준비 운동과 10분간의 정리 운동을 하는 것이 권고된다.[41,42]

4) 초고강도 훈련(최고 운동에서 최고산소섭취량의 80-90%, 최대심박수의 90-100%)은 심근허혈과 협심증을 유발할 수 있으므로 훈련 기간 중에 피해야 한다. 따라서 안정형 협심증 환자에서도 권고되지 않는다. 초고강도 육체적 훈련은 모든 심혈관계 환자들에게 권유되지 않는다.[15,36,40-42]

5.9

질문: 이 환자의 경우 신체훈련과 신체활동은 얼마나 오랫동안 유지되어야 하는가?

다른 심혈관계질환 환자와 마찬가지로 신체훈련은 일정 기간 동안만 추천되지만 신체적 활동은 평생 동안 유지되어야 하므로 이를 심장재활의 3단계(phase III)로 나타낸다.[15] 심장재활 프로그램 2단계인 신체훈련은 약 36개 훈련 세션으로 6-8주 기간이 권고된다. 이보다 짧은 훈련(2-4주 훈련)은 훈련 효과, 즉 운동능력의 증가와 다면적 효과를 얻는 데 충분하지 않다.[43-46] 관행적으로 2단계 심장재활 프로그램의 목표는 7METs로 운동능력을 향상시키는 것이다. 우리가 언급한 환자의 경우 이미 그러한 운동 능력을 갖고 있다. 따라서 신체훈련의 목표는 운동능력을 더 증가시키는 것보다는 주로 다면적 효과의 발현 및 변화된 생활방식과 후기의 신체적 활동을 잘 따르는 것이 되겠다. 불행하게도 단기간의 훈련 후에 생활방식 변화에 의한 장기간의 순응도는 낮다. 이러한 이유로 인해 기관의 (감독하) 신체훈련을 추가로 8-12개월 동안 지속하는 것이 권고된다. 일부 전문가들은 이 기간을 심장재활 3단계 프로그램으로 간주하지만 심장재활의 순차적 시기를 이해하는 데 혼란을 피하기 위해 우리는 이를 "2단계 심장재활의 연장"으로 보고자 한다.[45-46] 6-8주 혹은 8-12개월의 훈련 기간이 지나고 나면 환자는 혼자서 생활습관으로서 육체 운동을 평생 동안 지속해야 한다. 훈련의 효과는 3-6주만 운동하지 않아도 없어지기 때문이다.[43-47]

5.10
질문: 후기 허혈성 전조건화는 신체훈련 중에 운동능력을 증가시키는가?

허혈성 전조건화(Ischemic preconditioning)는 처음에는 실험에 의해 그러고 나서는 임상적으로 밝혀진 사실로 단기간의 심근허혈 사건이 연속된 허혈성 사건의 예기치 않았던 효과로부터 심근을 보호한다는 것이다. 이러한 보호효과는 초기 허혈성 전조건화 사건 수 분 후에 나타나고 1-2시간 지속되는데 이를 소위 "초기 허혈성 전조건화(early ischemic preconditioning)"라고 부른다. 24시간이 지난 후 다른 허혈성 사건이 없더라도 심근보호효과가 다시 나타나게 된다. 효과는 약하지만 보다 길게 지속되어 72시간까지 유지되는데 이를 "후기 허혈성 전조건화(late ischemic preconditioning)"로 부른다.[48]

두 가지 형태의 허혈성 전조건화(전기와 후기) 모두 임상적, 전기생리적, 부정맥적, 혈역학적 그리고 대사적인 결과를 초래한다. 허혈성 전조건화는 미토콘드리아 보호와 연관성이 있는데 이는 미토콘드리아 활성 및 에너지 생산을 유지함으로써 세포 생존을 증가시키기 때문이다.[48]

초기 및 후기 허혈성 전조건화(early and late ischemic preconditioning)의 기전은 복잡하다(그림 5.7). 초기 허혈성 전조건화는 주로 아데노신과 K^+ ATP 통로를 통해서 일어나고 후기 허혈성 전조건화는 주로 iNOS와 산화질소(Nitric Oxide)를 통해 일어난다(그림 5.8).[49] 중등도-고강도의 신체훈련을 수 주간 시행하면, 재활프로그램 시작 전 운동부하검사(ET_1)에 비해 재활프로그램 종료 후 운동부하검사(ET_2)에서 ST분절 하강은 지연되고, ST분절 최대하강은 감소하며, 허혈성 역치는 증가하는 것을 볼 수 있다(표 5.3).[50] 후기 허혈성 전조건화는 72시간이 경과하면 소실되므로 훈련 효과를 유지하기 위해서는 2일 이상 신체적 활동을 중단해서는 안 된다.[48]

5.11
질문: 장기적인 이차예방을 위하여 유용한 종류의 약제가 있는가 아니면 생활 방식의 변화 및 신체활동만으로 충분한가?

많은 경우에 이상지질혈증과 고혈압 치료에서 최대한의 목표에 도달하기 위해서는 생

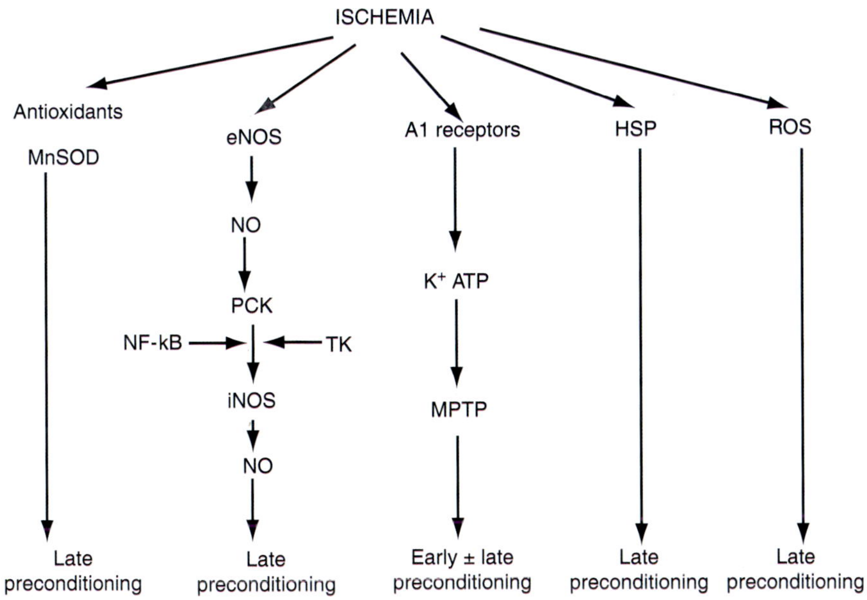

그림 5.7 허혈성 전조건화(Ischemic preconditioning)의 주요한 기전들 (*HSP* heat shock proteins, *eNOS* endothelial nitric oxide synthase, *iNOS* inducible nitric oxide synthase, *Mn-SOD* Manganese Superoxide Dismutase, *ROS* Reactive oxygen species, *NO* nitric oxide, *MPTP* mitochondrial permeability transition pore, *PKC* protein kinase C, *NF-kB* necrosis factor kB, *TK* tyrosine kinase)

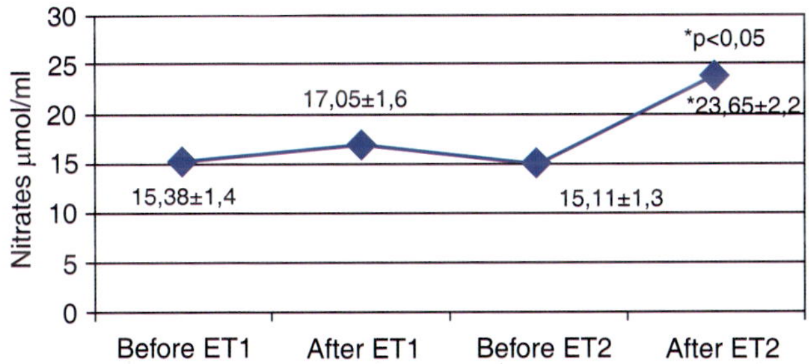

그림 5.8 후기 허혈성 전조건화(late ischemic preconditioning)에서 산화질소(NO)의 역할. 운동부하검사에서 양성소견을 보인 22명의 관상동맥질환 환자에서 각각 운동 (ET_1, ET_2) 전, 운동 24시간 후 측정한 혈중 질산염 농도. 혈중 질산염 농도는 ET_1 후에는 의미있게 증가하지 않으나 ET_2 후에는 의미있게 증가하여 혈중 산화질소(NO)가 후기 허혈성 전조건화에 관여함을 시사한다.

활 방식의 변화만으로는 충분하지 않고 이러한 위험인자들을 조절하는 데 약제가 필요하다. 더욱이 이런 약제들은 심혈관계 위험인자들에 대한 조절뿐만 아니라 직접적인 항동맥경화 효과(anti-atherogenic effect)나 동맥경화 합병증(혈전증, 부정맥) 등에 예방적 영향을 미친다. 주로 이차예방에 쓰이는 약제들로 스타틴, 항혈소판제제, 베타

표 5.3 안정형 협심증 환자 중에서 운동 훈련을 받은 군(A)와 받지 않은 군(B)에서 4주 간격으로 시행한 운동부하검사(ET_1, ET_2)의 비교 (*p<0.05)

	Group A		Group B	
	ET_1	ET_2	ET_1	ET_2
Peak effort(W s)	80.3±7.2	93.4±8.3*	65.2±5.8	72.9±6.5
Double product (mmHg × beats/min)	21,573±3,122	24,168±3,423	23,551±3,100	21,000±2,752
Maximal ST depression (mm)	1.52±0.23	0.74±0.12*	1.46±0.32	1.17±0.21

* $p<0.05$

차단제, 그리고 앤지오텐신 전환효소 억제제 등이 있다.[3,51-54] 이러한 약제는 안정형 협심증 및 무증상 심근허혈을 포함한 모든 종류의 허혈성 심장질환 환자에게 권고된다.[4] 스타틴은 이상지질혈증(총 콜레스테롤과 LDL 콜레스테롤이 증가)이 있으면 반드시 써야 한다. 협심증이나 다른 이유에 의해 허혈성 심장질환 환자에서 사용되는 모든 약제가 동맥경화나 동맥경화성 합병증을 예방할 수 있는 것은 아니다.[5,55] 예를 들면 질산염제제는 허혈성 통증의 예방과 조절에 우수하지만 허혈성 환자의 예후를 향상시키지는 않는다.[5,55] 칼슘 채널 차단제는 우수한 항협심증 제제이나 일부 실험적 연구에서만 항동맥경화 효과가 있음이 입증되었다.[5,48,55] 다시 말하면 이차예방을 위한 유용성을 뒷받침할 만한 임상자료가 충분한 것은 아니다.[55] 파이브레이트(fibrate)의 경우 고중성지방혈증(hypertriglyceridemia)의 치료에 권고되는데 이것도 일부 실험적 연구에서만 항동맥경화 효과가 입증되어 있고 아직까지는 임상자료가 부족한 상황이므로 허혈성 환자의 예방적 치료로 권고되지는 않는다.[15,51]

References

1. Conroy RM, Pyörälä K, Fitzgerald AP, Sans S, Menotti A, et al. Graham on behalf of the SCORE project group. Estimation of ten-year risk of fatal cardiovascular disease in Europe: the SCORE project. *Eur Heart J.* 2003;24:987-1003.
2. Grundy SM, Hansen B, Smith SC Jr, Cleeman JI, Kahn RA; American Heart Association; National Heart, Lung, and Blood Institute; American Diabetes Association. Clinical

management of metabolic syndrome: report of the American Heart Association/National Heart, Lung, and Blood Institute/American Diabetes Association conference on scientific issues related to management. *Circulation*. 2004;109:551-556.

3. European Guidelines on CVD Prevention in clinical practice EJCPR 2007;14(2):S1-S113.
4. Fox K, Daly C. on behalf of ESC Task Force on the Management of Stable Angina Pectoris. *Eur Heart J*. 2006;27:1341-1381.
5. Gary J. Balady, Mark A. Williams, Philip A. Ades, Vera Bittner, Patricia Comoss, JoAnne M. Foody, Barry Franklin, Bonnie Sanderson, and Douglas Southard. Core Components of Cardiac Rehabilitation/Secondary Prevention Programs: 2007 Update: A Scientific Statement From the American Heart Association Exercise, Cardiac Rehabilitation, and Prevention Epidemiolog Committee, the Council on Clinical Cardiology; the Councils on Cardiovascular Nursing, Epidemiology and Prevention, and Nutrition, Physical Activity, and Metabolism; and the American Association of Cardiovascular and Pulmonary Rehabilitation *Circulation*. 2007;115:2675-2682.
6. Wenger NK. Current status of cardiac rehabilitation. *J Am Coll Cardiol*. 2008;51(17):1619-1631.
7. Chicco AJ. Exercise training in prevention and rehabilitation: which training mode is best? *Minerva Cardioangiol*. 2008;56(5):557-570. Review.
8. Lavie CJ, Morshedi-Meibodi A, Milani RV. Impact of cardiac rehabilitation on coronary risk factors, inflammation, and the metabolic syndrome in obese coronary patients. *J Cardiometab Syndr*. 2008;3(3):136-140.
9. Warner JG Jr, Brubaker PH, Zhu Y, et al. Long-term (5-year) changes in HDL cholesterol in cardiac rehabilitation patients. Do sex differences exist? *Circulation*. 1995;92:773-777.
10. Woodgate J, Brawley LR. Self-efficacy for exercise in cardiac rehabilitation: review and Recommendations. *J Health Psychol*. 2008;13(3):366-387. Review.
11. Hambrecht R. The molecular base of exercise. In: Perk J, et al., Ed. *Cardiovascular Prevention and Rehabilitation*. New York: Springer;2007:67-76.
12. Gohlke H. Exercise training in coronary heart disease. In: Perk J, et al. Ed. *Cardiovascular Prevention and Rehabilitation*. New York: Springer;2007:125-137.
13. Wang JS. Exercise prescription and thrombogenesis. *J Biomed Sci*. 2006;13(6):753-761.
14. Hambrecht R, Wolf A, Gielen S, et al. Effect of exercise on coronary endothelial function in patients with coronary artery disease. *N Engl J Med*. 2000;342:454-460.
15. Zdrenghea D. Recuperare şi prevenţie cardiovasculară. Ed. Clusium. Cluj-Napoca 2008.
16. Williams MA, Haskell WL, Ades PA, et al. Comparison of effects of aerobic endurance training with strength training. Resistance Exercise in Individuals With and Without Cardiovascular Disease:2007 Update; A Scientific Statement From the American Heart

Association Council on Clinical Cardiology and Council on Nutrition, Physical Activity, and Metabolism. *Circulation*. 2007;116:572-584.

17. Gianuzzi P. Rehabilitation modalities. In: Perk J, et al. Ed. *Cardiovascular Prevention and Rehabilitation*. New York: Springer;2007:454-459.
18. AACVPR Guidelines for Cardiac Rehabilitation and Secondary Prevention Programs. 4th ed. Champaign, IL: Human Kinetics, 2004.
19. Lloyd GW. Preventive cardiology and cardiac rehabilitation programmes in women. Maturitas. 2009 Mar 23. (Epub ahead of print).
20. Lavie CJ, Thomas RJ, Squires RW, Allison TG, Milani RV. Exercise training and cardiac rehabilitation in primary and secondary prevention of coronary heart disease. *Mayo Clin Proc*. 2009;84(4):373-383.
21. Fuchs AR, Meneghelo RS, Stefanini E, et al. Exercise may cause myocardial ischemia at the anaerobic threshold in cardiac rehabilitation programs. *Braz J Med Biol Res*. 2009;42(3): 272-278.
22. Beckie TM, Mendonca MA, Fletcher GF, Schocken DD, Evans ME, Banks SM. Examining the challenges of recruiting women into a cardiac rehabilitation clinical trial. *J Cardiopulm Rehabil Prev*. 2009;29(1):13-21.
23. Jeger RV, Rickenbacher P, Pfisterer ME, Hoffmann A. Outpatient rehabilitation in patients with coronary artery and peripheral arterial occlusive disease. *Arch Phys Med Rehabil*. 2008;89(4):618-621.
24. Oliveira J, Ribeiro F, Gomes H. Effects of a home-based cardiac rehabilitation program on the physical activity levels of patients with coronary artery disease. *J Cardiopulm Rehabil Prev*. 2008;28(6):392-396.
25. Higginson R. Women and cardiac rehab: overcoming the barriers. *Br J Nurs*. 2008;17(22):1380-1381.
26. O'Keefe-McCarthy S. Women's experiences of cardiac pain: a review of the literature. *Can J Cardiovasc Nurs*. 2008;18(3):18-25. Review.
27. Grace SL, Gravely-Witte S, Brual J, et al. Contribution of patient and physician factors to cardiac rehabilitation referral: a prospective multilevel study. *Nat Clin Pract Cardiovasc Med*. 2008;5(10):653-662.
28. Blanchard C. Understanding exercise behaviour during home-based cardiac rehabilitation: a theory of planned behaviour perspective. *Can J Physiol Pharmacol*. 2008;86(1–2):8-15.
29. Squires RW, Montero-Gomez A, Allison TG, Thomas RJ. Long-term disease management of patients with coronary disease by cardiac rehabilitation program staff. *J Cardiopulm Rehabil Prev*. 2008;28(3):180-186.

30. Koutroumpi M, Pitsavos C, Stefanadis C. The role of exercise in cardiovascular rehabilitation: a review. *Acta Cardiol.* 2008;63(1):73-79. Review.
31. Amundsen BH, Rognmo Ø, Hatlen-Rebhan G, Slørdahl SA. High-intensity aerobic exercise improves diastolic function in coronary artery disease. *Scand Cardiovasc J.* 2008;42(2):110-117.
32. Brochu M, Poehlman ET, Savage P, Fragnoli-Munn K, Ross S, Ades PA. Modest effects of exercise training alone on coronary risk factors and body composition in coronary patients. *J Cardiopulm Rehabil.* 2000;20:180-188.
33. Iellamo F, Pagani M, Volterrani M. Cardiac rehabilitation and prevention of cardiovascular disease a role for autonomic cardiovascular regulation. *J Am Coll Cardiol.* 2008; 52(13):1105.
34. Schachinger V, Britten MB, Zeiher AM. Prognostic impact of coronary vasodilator dysfunction on adverse long-term outcome of coronary heart disease. *Circulation.* 2000;101:1899-1906.
35. Fox KF, Nuttall M, Wood DA, et al. A cardiac prevention and rehabilitation programme for all patients at first presentation with coronary artery disease. *Heart.* 2001;85:533-538.
36. Thompson PD. Exercise prescription and proscription for patients with coronary artery disease. *Circulation.* 2005;112:2354-2363.
37. Chursina TV, Shcherbatykh SI, Tarasov KM, Molchanov AV. Physical rehabilitation of inpatients with ischemic heart disease. *Klin Med (Mosk).* 2008;86(7):31-35.
38. Tanasescu M, Leitzmann MF, Rimm EB, Willett WC, Stampfer MJ, Hu FB. Exercise type and intensity in relation to coronary heart disease in men. *JAMA.* 2002;288:1994-2000.
39. Balady GJ, Fletcher BJ, Froelicher EF, et al. Cardiac rehabilitation programs: a statement for healthcare professionals from the American Heart Association. *Circulation.* 1994;90:1602-1610.
40. AHA Scientific Statement Exercise Standards for Testing and Training. *Circulation.* 2001;104:1694.
41. Gohlke H. Exercise training in coronary heart disease. In: Perk J, et al. Ed. *Cardiovascular Prevention and Rehabilitation.* New York: Springer;2007:125-137.
42. Gielen S, Brutsaert D, Saner H, Hambrecht R. Cardiac rehabilitation. In: Camm AJ, Lüscher TF, Serruys PW eds. *ESC Textbook of Cardiovascular Medicine.* Oxford: Blackwell; 2006:783-806.
43. Morrow DA, Gersch BJ. Chronic coronary artery disease. In: Libby P, Bonow RO, Mann DL, Zipes DP, Ed. *Braunwald's Heart Disease.* Philadelphia: W.B. Saunders;2007:1353-1418.
44. Papadakis S, Reid RD, Coyle D, Beaton L, Angus D, Oldridge N. Cost-effectiveness of cardiac rehabilitation program delivery models in patients at varying cardiac risk, reason

for referral, and sex. *Eur J Cardiovasc Prev Rehabil.* 2008;15(3):347-353.

45. Womack L. Cardiac rehabilitation secondary prevention programs. *Clin Sports Med.* 2003;22(1):135-160.
46. Mendes MF. Long term maintenance programs. In Perk J, et al. Ed. *Cardiovascular Prevention and Rehabilitation.* New York: Springer;2007:347-351.
47. Migam A, Tardif JC. The place of exercise in the patient with chronic stable angina. The place of exercise in the patient with chronic stable angina. *Heart Metab.* 2008;38:34-37.
48. Zdrenghea D, Poantă L, Pop D, Zdrenghea V, Zdrenghea M. Physical training – beyond increasing exercise capacity. *Rom J Intern Med.* 2008;46(1):17-27.
49. Zdrenghea D, Bódizs G, Ober MC, Ilea M. Ischemic preconditioning by repeated exercise tests involves nitric oxide up-regulation. *Rom J Intern Med.* 2003;41(2):137-144.
50. Zdrenghea D, Potâng E, Timiş D, Bogdan E. Does ischemic preconditioning occur during rehabilitation of ischemic patients? *Rom J Intern Med.* 1999;37(3):201-206.
51. AHA/ACC Guidelines for Secondary Prevention for Patients With Coronary and Other Atherosclerotic Vascular Disease: 2006 Update. *Circulation.* 2006;113:2363-2372.
52. ESC Expert Consensus Document on the Use of Antiplatelet Agents. The Task Force on the Use of Antiplatelet Agents in Patients with Atherosclerotic Cardiovascular Disease of the European Society of Cardiology. *Eur Heart J.* 2004;25:166-181.
53. ESC Expert Consensus Document on B-Adrenergic Receptor Blockers, 2004. *Eur Heart J.* 2004;25:1341-1362.
54. ESC Expert Consensus Document on Angiotensin Converting Enzyme Inhibitors in Cardiovascular Disease. *Eur Heart J.* 2004;25:1454-1470.
55. Atar D. Pharmacotherapy in prevention and rehabilitation. In: Perk J, et al. Ed. *Cardiovascular Prevention and Rehabilitation.* New York: Springer;2007:439-453.

제2형 당뇨와 심혈관질환 6

David Niederseer, Gernot Diem, and Josef Niebauer

6.1 임상 정보

54세의 한 남자가 스포츠의학 · 예방 · 재활의학과에 신체검사를 위해 왔다. 그의 아내는 남편이 단 한 번도 신체검사를 받아 본 적이 없기 때문에 그의 생일 선물로 검사를 예약해 주었다. 그는 목수이고 건강해 보였으며 아무런 증상이 없었다. 그는 2년 전에 심장 전벽에 심근경색을 앓은 바 있었다. 원인인 좌전하행지동맥은 지방의 한 심장내과에서 약물 용출성 스텐트로 치료받았다. 문진에서 그는 협심증이나 기타 심장병 질환은 보이지 않았다. 환자는 하루에 담배 1갑씩 피웠다(30갑년). 그의 부모 모두가 살아 있으며, 그의 아버지는 76세로 제2형 당뇨병과 만성 폐쇄성 폐질환을 앓고 있으며, 그의 어머니는 75세로 앓고 있는 질환은 없었다. 그의 두 형제나 여동생 모두 어떠한 심혈관질환도 앓고 있지 않았으며, 그의 27세, 30세인 두 아들 또한 건강하였다. 그는 일주일에 한 번, 30-45분간 조깅을 하고, 현재 아세틸살리실산(acetylsalicylic acid 100mg), 베타 차단제(metoprolol 50mg 1/2-0-0), 앤지오텐신전환효소억제제(ramipril 2.5mg 1-0-0)와 스타틴(simvastatin 40mg 0-0-1)을 복용 중이다.

신체검사에서 신체질량지수(BMI)(94.3kg; 1.74m; 31.1kg/m^2), 허리 둘레(105cm), 그리고 혈압(145/95mmHg)은 모두 높게 나타났다. 폐기능 지표(그림 6.1)는 정상 범위 내에 있었다. 심전도(그림 6.2)에서 좌심실비대 징후들(Sokolow-Lyon-Index: 4.8 mV)이 나타났다.

최대운동부하검사는 50W에서 시작하여 2분마다 25W씩 작업부하를 증가시키는 사이클 에르고미터(그림 6.3)로 수행하였다. 환자는 150W에서 탈진으로 검사를

그림 6.1 폐기능검사

Parameter	Unit	Value measured	Value in % of predicted value (NHANES III)
FVC	l	5.44	93%
FEV1	l	4.3	94%
FEV1/FVC		0.79	101%
PEF	l/s	10.61	97%

FVC: functional vital capacity; FEV1: forced expiratory volume in first second; PEF: peak expiratory flow; NHANES III: third national health and nutrition examination survery; l: liters; s: seconds

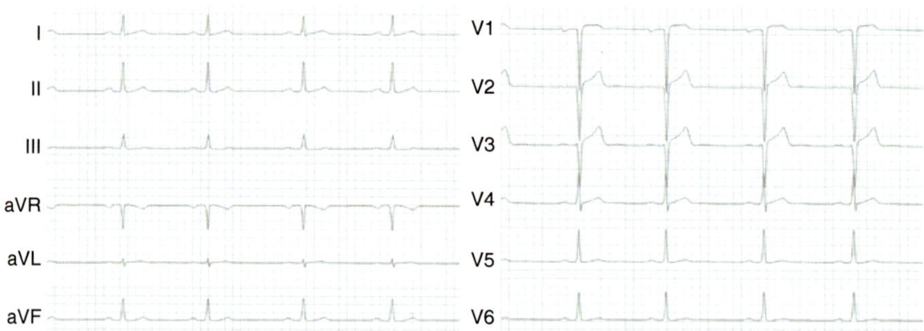

그림 6.2 심전도(좌심실 비대)

Stage	Workload [Watts]	Time [min:s]	Heart rate [beats per minute]	Blood pressure [mm Hg]	Rate pressure product [HRxRRsys]	RPE
0	rest	0	56	145/95	10440	8
1	50	2	108	160/100	17280	10
2	75	4	124	180/100	22320	13
3	100	6	130	210/110	27300	15
4	125	8	147	240/115	35280	18
5	150	9:32	152	260/120	39520	20
post	recovery 1 min	1	134	215/110	28810	17
post	recovery 3 min	3	112	190/100	21280	13
post	recovery 5 min	5	89	175/90	15575	11

HR: heart rate; RRsys: systolic blood pressure; RPE: rate of perceived excertion

그림 6.3 사이클 에르고미터 결과

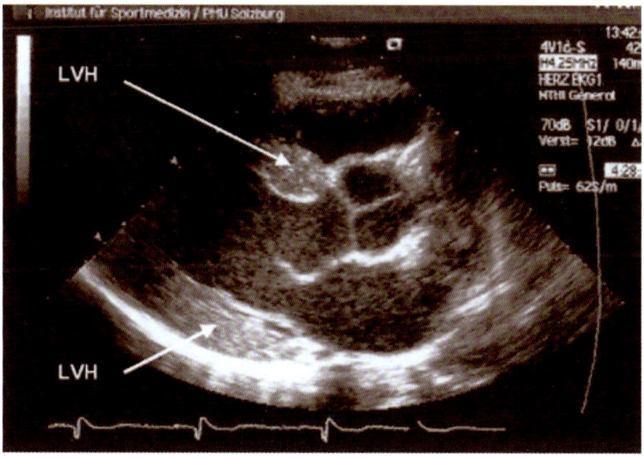

그림 6.4 좌심실 비대

종료해야 했다. 심박수는 휴식 시 분당 56회에서 검사 종료 시 분당 152회까지 증가되어 있었다. 운동부하검사 진행과 회복 중에 환사에게서는 어떠한 증상이나 심전도상 허혈 및 부정맥 징후들도 관찰되지 않았다. 병적 소견으로는 최대운동 시 혈압이 260/120mmHg까지 치솟은 것이 유일했다(협심증 관리 ESC 2006 지침: 〈250/〈115[1]). 혈압 상승과 Sokolow-Lyon-Index 양성이었기 때문에 심초음파(그림 6.4)를 시행하였고, 검사 결과 13mm로 동심좌심실비대가 있었고, 전벽의 운동불능증으로 인하여 좌심실 기능은 다소 감소되어 심박출률이 47%로 나타났다.

혈액 검사상(그림 6.5) 공복 혈당은 7.2mmol/L(129mg/dL)로 나타났으며 이상지질혈증이 나타났다. 스타틴을 복용 중임에도 불구하고 총 콜레스테롤 수치는 7.0mmol/L(270mg/dL), 저밀도콜레스테롤 수치는 4.0mmol/L(155 mg/dL), 고밀도콜레스테롤은 2.2mmol/L(85 mg/dL), 그리고 중성지방은 1.7mmol/L(148 mg/dL)로 나타났다.

소변 검사(그림 6.6)에서 미세 알부민뇨와 당뇨가 검출되었다.

6.2 위험도 평가

필수불가결한 생활습관 변화에 대한 환자의 인식과 이해를 높이기 위해서 차후 혈관질환의 발생에 대한 자신의 위험도를 평가하는 것은 매우 유용하다. 여기에 대해 다음과 같은 질문들이 제기된다:

Parameter	Unit	Value	Flag
potassium	mmol/l	3.8	
sodium	mmol/l	140	
urea	mg/dl	21	
kreatinin	mg/dl	0.9	
calcium	mmol/l	2.44	
total proteine	g/dl	7.8	
glucose	mmol/l; mg/dl	7.2; 129	high
c-reaktive proteine	mg/dl	<0.6	
hsCRP	mg/dl	0.3	high
uric acid	mg/dl	6.2	
HbA1c	%	6.9	high
total bilirubin	mg/dl	1.1	
cholesterol	mmol/l; mg/dl	7.0; 270	high
triglycerides	mmol/l; mg/dl	1.7; 148	
HDL-cholesterol	mmol/l; mg/dl	2.2; 85	high
LDL-cholesterin	mmol/l; mg/dl	4.0; 155	high
creatinkinase	U/l	151	
CK-MB	U/l	11	
PTT	seconds	32	
fibrinogen	mg/dl	317	
erythrocytes	T/L.	4.6	
hemoglobin	g/dl	13.8	
hematocrit	%	40.0	
leukocytes	G/L.	3.59	
thrombocytes	G/L.	170	
albumin	g/dl	4.9	
homocystein	µmol/l	12.00	

hsCRP: high sensitive C-reactive protein; HDL: high density lipoprotein; LDL: low density lipoprotein; CK-MB: creatine kinase muscle-brain type; PTT: partial thromboplastin time.

그림 6.5 혈액 검사

1. 이 환자에서 HeartScore®에 따라 심장 발작과 뇌졸중의 10년 위험도를 예측하기 위해 어떤 변수들이 필요한가?

   연령, 성별, 흡연 여부, 수축기 혈압, 총 콜레스테롤 그리고 거주 국가[2](그림 6.7)들이 HeartScore®에 따른 10년 위험도를 계산하는 데 필요하다. HeartScore®에 체질량

그림 6.6 소변 검사

weight density	kg/m³	1.015
pH		6
leucocytes	–	neg
nitrite	–	neg
proteine	–	neg
glucose	++	100 mg/dl
keton bodies	–	neg
urobilinogen	–	neg
bilirubin	–	neg
erythrocytes	–	neg
microalbumin	++	50 mg/dl

Legend: neg: negative finding; kg: kilogram; m: meter; pH: pondus hydrogenii; mg: milligram; dl: deciliter

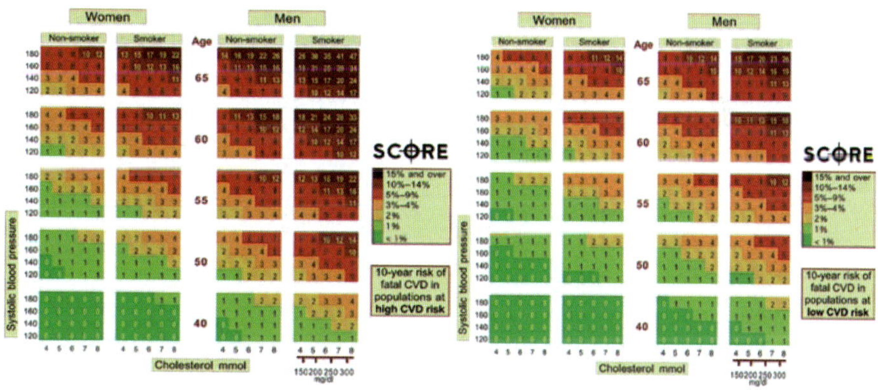

그림 6.7 고위험 및 저위험 국가 점수표

표 6.1 고위험 및 저위험 국가 점수표

European low risk	Belgium, France, Italy, Luxembourg, Switzerland, and Portugal
European high risk	Albania, Algeria, Armenia, Austria, Belarus, Bulgaria, Croatia, Czech Republic, Denmark, Egypt, Estonia, Finland, Georgia, Hungary, Iceland, Ireland, Israel, Latvia, Lebanon, Libya, Lithuania, Former Yugoslav Republic of Macedonia, Moldova, Morocco, Norway, Romania, San Marino, Serbia and Montenegro, Slovakia, Slovenia, The Netherlands, Tunisia, Turkey, Ukraine, United Kingdom
National versions are available for	Bosnia & Herzegovina, Cyprus, Germany, Greece, Poland, Russia, Spain, and Sweden

지수를 포함시킬지에 대해 여러 연구들이 진행되었으며, 체질량지수는 심혈관계질환의 미약한 위험 인자임이 증명되었다. 그 결과, 체질량지수의 추가가 HeartScore®의 예측력을 향상시키지는 못하였다.[2] 심혈관계질환의 예방에 대한 유럽 지침에 따르면, 당뇨병 환자는 고위험군으로 간주되며 최대 강도로 치료받아야 한다. 따라서 당뇨병은 이미 고위험으로 분류되고 있기 때문에 HeartScore®에 당뇨병을 포함하는 것은 유용하지 않다.

2. 위험도가 높은 모델과 낮은 모델 중 어떤 모델을 사용할 것인가?
   모델 선택은 환자의 거주 국가(표 6.1)에 따라 선택되어야 한다.
   오스트리아의 경우 위험도가 높은 모델이 선택되어야 한다. 위의 환자를 고위험 모델로 계산하면 10년 위험도는 8%로 계산되는 반면 저위험 모델에서는 4%로 계산된다. 위 환자에서 각각의 위험도 평가는 심혈관계질환의 두 번째 발병을 막기 위해 예방적 조치들이 긴급히 시행되어야 함을 분명히 해준다.

6.3
당뇨병의 진단

공복 혈당이 7.2mmol/L(129mg/dL)로 증가했고 미세 알부민뇨와 당뇨가 보였기 때문에 당뇨병에 대한 검사를 진행해야만 한다.

어떻게 하면 효율적이고 정확하게 심장병 환자에게서 당뇨병을 진단할 수 있을 것인가?

1. 공복 혈당을 1회 채취하는 것으로는 당뇨병을 진단 내리는 데 충분하지 않다. 다른 날짜에 적어도 두 번의 검사가 필요하다.
2. 당화혈색소(HbA1c)로 당뇨병을 진단 내릴 수는 없다[최근 지침에 따르면, HbA1c 〉 6.5% 이상이면 당뇨병으로 진단 가능하다—옮긴이]. 다만 HbA1c는 당뇨 치료가 얼마만큼 잘 이루어지고 있는지 평가하는 데 도움을 줄 수 있다. HbA1c 검사는 2시간 후 경구 포도당 내성 검사(OGTT) 또는 공복 시 혈당 검사에 비해 매우 특이성이 높다. 그러나 HbA1c 수치가 정상일 때 당뇨병을 배제할 수 있을 만큼 민감도가 뛰어나지 않기에, 당뇨병을 진단하는 데 HbA1c 검사를 사용하지 말아야 한다[3](추천 강도[level of evidence]: C).[4] HbA1c를 해석할 때 포도당-6-인산 탈수소 효소 결핍증,

- 8~14시간 금식(물 제외)
- 오전 7시~8시 경구 포도당 내성 검사
- 기초 혈액 샘플
- 5분 이내 표준 포도당 용액 섭취(kg당 포도당 1.75g, 최대 75g 복용)
- 2시간 후에 혈액 채취

그림 6.8 경구 포도당 내성 검사를 수행하는 방법

낫적혈구병, 또는 조기 적혈구 세포사를 일으키는 조건들이 동반되어 예상보다 적혈구 수명이 단축될 경우 HbA1c가 예상보다 낮게 측정될 수 있으므로 주의해야 한다. 반대로, 비타민 B12 또는 엽산 결핍 환자에서와 같이 적혈구 수명이 길어진 경우 예상보다 더 높은 값을 보일 수 있다. HbA1c 수치가 상승할 경우 이는 혈당이 제대로 조절되지 않고 있음을 뜻한다. 그러나, 간헐적으로 저혈당이 있었거나 혈당의 급격한 상승이 있었던 경우에도 HbA1c 수치는 정상을 보인다. 뿐만 아니라 HbA1c 측정은 환자가 최근 6주 이내에 식이요법 또는 약물 치료를 받고 있는 경우 신뢰성이 떨어진다. 또한 최근 혈액 손실이 있었거나 용혈성 빈혈 환자의 경우에는 이 검사가 적합하지 않다.

3. 경구 포도당 내성 검사는 심장병 환자에서 당뇨병을 진단하는 가장 바른 방법이다. 고혈당증을 보이는 무증상 제2형 당뇨병의 초기 단계에서는 75mg(이 환자의 경우: 93.4×1.75 = 163.45이지만, 최대 75mg까지 가능) 당 섭취 후 5분 안에 경구 포도당 내성 검사(그림 6.8[3])를 시행하는 것이 진단에 가장 좋은 방법이다. 이 환자에서 당 부하 2시간 후 혈당은 정상치(〈7.8mmol/L)를 훨씬 초과한 12.2mmol/L(220mg/dL)로 충분히 당뇨병으로 진단을 내릴 수 있다. 한편 HbA1c는 6.9%였다.

당뇨병은 심장병 사망률을 두 배 이상 높이기 때문에 당뇨병의 조기 진단은 더할 나위 없이 중요하다. 기존에 심근경색을 앓은 환자는 4배가량 심혈관계질환에 대한 위험도가 증가하는데, 여기에 또 다른 위험 인자인 당뇨가 있을 경우 그 위험도는 더 증가하

Glucose levels	NORMAL		Impaired fasting glycaemia (IFG)		Impaired glucose tolerance (IGT)		diabetes mellitus (DM)	
Venous Plasma	Fasting	2hrs	Fasting	2hrs	Fasting	2hrs	Fasting	2hrs
(mmol/l)	<6.1	<7.8	≥ 6.1 & <7.0	<7.8	<7.0	≥7.8	≥7.0	≥11.1
(mg/dl)	<110	<140	≥ 110 & <126	<140	<120	≥140	≥120	≥200

Legend: mmol: milliMol; l: liter; mg; milligram; dl: deciliter; hrs: hours

그림 6.9 1999 WHO 당뇨 분류 – 경구 포도당 내성 검사 결과 해석

여 도합 6.4배로 위험도가 배가된다.[3,5] 〈그림 6.9〉[3]는 당뇨병이나 관상동맥질환이 있는 환자들에서 효율적이고 실질적인 진단 알고리즘을 보여 주고 있다. 당뇨를 앓고 있다는 것은 다른 질환의 유무에 관계없이 환자가 최상위 위험도에 있는 것으로 간주된다. 유럽심장조사(Euro Heart Survey)의 하부조사에서 포도당 내성 검사를 받은 관상동맥질환 환자들의 1/3 이상에서 포도당 불내성이 나타났다. 관상동맥질환 환자들에게 이렇게 간단하고, 효과적이며 저렴한 임상검사를 일상적으로 시행하면 당뇨병을 진단하는 데 도움이 될 것이며, 그럼으로써 이러한 고위험도의 환자들이 최상의 내과적, 중재적 및 수술적 치료를 받도록 할 수 있다.[6]

6.4
위험 인자 프로필 개선

혈압은 휴식 시 145/95mmHg, 최대운동 시 260/120mmHg로 나타났다. 〈그림 6.5〉에 제시되어 있는 첨부된 혈액 검사 결과상 공복혈당 7.2mmol/L(129 mg/dL)로 나타났으며, 스타틴으로 치료 중임에도 불구하고 총 콜레스테롤 수치는 7.0mmol/L(270mg/dL), 저밀도콜레스테롤 수치는 4.0mmol/L(155mg/dL), 고밀도콜레스테롤은 2.2mmol/L(85mg/dL), 그리고 중성지방은 1.7mmol/L(148 mg/dL)로 이상지질혈증이 나타났다.

환자는 이미 아세틸살리실산 100mg, 베타 차단제(metoprolol 50mg 1/2-0-0), 앤지오텐신전환효소억제제(ramipril 2.5mg 1-0-0)와 스타틴(simvastatin 40mg 0-0-1)을 복용 중이다.

이 환자에서 위험 인자 프로필을 개선하기 위해서는 즉각적으로 약물 치료를 늘림과 동시에 생활습관을 변화시키도록 환자를 교육해야 한다. 생활습관 변화에 대한 구조화된 프로그램을 바로 시작하고 어느 정도 시간이 지난 후 추가로 약물 치료를 고려하는 것이 일반적이나 이 환자의 위험 인자 프로필을 개선하기 위해서는 이것으로 충분하지 않을 것이다. 추가 투약이 바로 필요하다. 당장 치료를 시작하지 않으면, 환자의 심장병 위험도는 계속 높을 것이다. 이 환자의 과거력을 볼 때 치료하지 않은 채 지켜볼 수 없다.

이 환자의 혈압은 적절하게 조절되고 있지 않다. 휴식 시 혈압 145/90mmHg와 최대

그림 6.10 위험도 감소의 목표

Hypertension	< 130/80 mmHg
LDL-Cholesterol	< 2.6 mmol/l (< 100 mg/dl), aim for 1.8 mmol/l (< 70 mg/dl)
Fasting glucose:	4.4 – 6.1 mmol/l (80 – 110 mg/dl)
HbA1C:	< 6.5 %
BMI:	< 25 kg/m^2
Waist circumference:	< 102 cm
Physical activity:	30-60 minutes on 3-7 days/week (>150 min/week) moderate to vigorous moderate-intensity aerobic physical activity (as walking, cycling, etc.) with 50–70% of maximum heart rate.

운동 시 혈압 260/120mmHg는 여전히 너무 높다. 또한, 심장병 환자에서 좌심실 박출률의 감소와 휴식 시 분당 70회의 심박수는 사망률 증가(그림 6.10)와 연관이 있다.[7] 그러므로 베타 차단제를 최대 허용량까지 증량해야 할 것으로 사료된다. 그렇게 할 때 추가로 칼슘채널 차단제들을 사용하지 않아도 될 것이다. 이 환자에서 고혈압을 제대로 조절하기 위해서는 앤지오텐신전환효소억제제와 베타차단제를 증가시켜야 한다. 뿐만 아니라 위험도 감소를 달성하기 위해 생활습관 변화들이 모든 비약물 치료 방법들과 더불어 즉시 시작되어야 한다.

적극적으로 유산소운동(예 : 걷기, 조깅, 사이클링 등)을 적어도 주당 150분, 초기엔 최대심박수의 50% 수준으로 시작하여 후엔 70% 정도로 증가시켜야 하며, 이상적인 수준은 1주일에 3~7일에 걸쳐 30~60분씩 시행하는 것이다. 운동 훈련은 대부분의 심장 혈관 위험 인자들에 중요하고도 유익한 영향을 미치고 있다. 운동 훈련의 긍정적인 효과는 혈당 및 중성지방의 감소, 고밀도콜레스테롤의 증가와 체중과 혈압의 감소들을 꼽을 수 있다.[3] 운동 훈련의 긍정적 효과 중 일부는 물론 약물 투여를 통해 얻을 수도 있지만 내피 기능 장애와 운동 능력에 대한 효과들은 운동을 통해 가장 확실히 볼 수 있는 효과들이다.[8]

환자의 위험 인자 프로필에는 동맥 고혈압, 신체 비활동, 흡연, 비만, 이상지질혈증 그리고 당뇨병(그림 6.11)이 포함된다.

현재 지침들[3, 9, 10]에 따른 위험 감소를 위한 목표들이 〈그림 6.12〉에 제시되어 있다. 포괄적인 심장재활 프로그램을 시행할 시에 프로그램은 위험도 감소의 목표를 달성하는 데 도움을 줄며 전체 사망률을 26~31% 감소시키는 데 기여한다.[9]

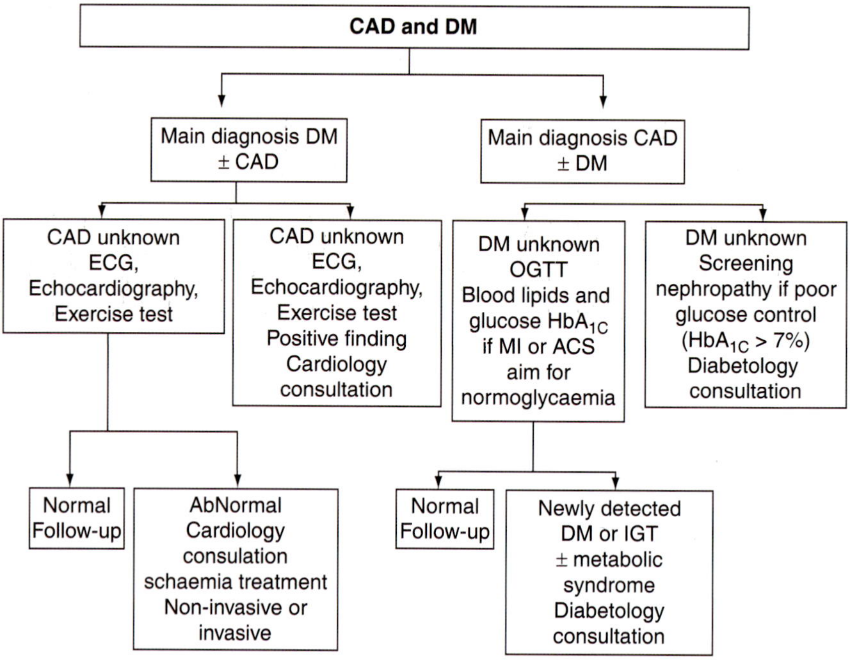

Legend: CAD: coronary arterial disease; DM: diabetes mellitus; HbA1C: hemoglobin A1c; MI: myocardial infarction; ECG: electrocardiogram; ACS: acute coronary syndrome; IGT: impaired glucose tolerance

그림 6.11 관상동맥질환과 당뇨병 환자들의 진단 알고리즘

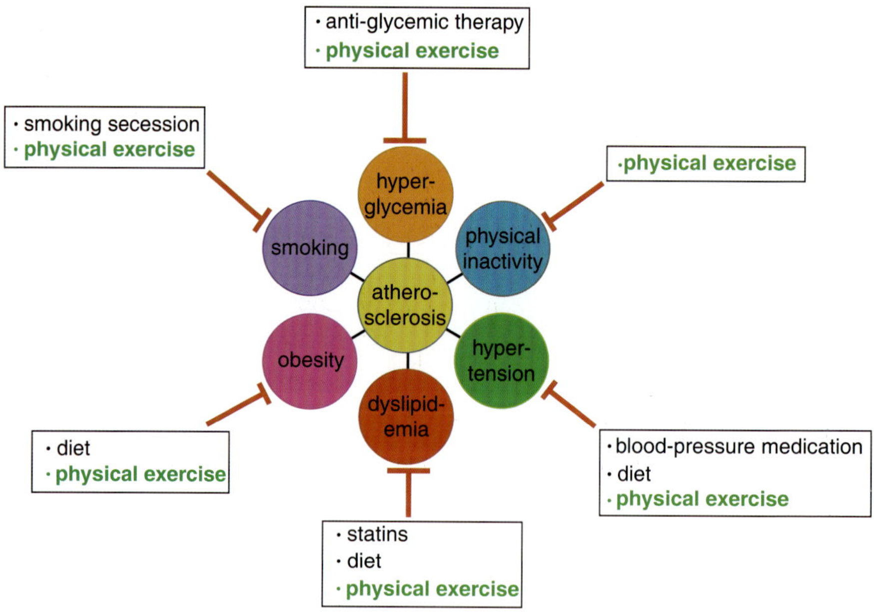

그림 6.12 교정 가능한 위험 인자 치료 방법[놀랍게도 운동은 모두 포함되어 있다—옮긴이]

6.5
운동 처방

위 환자는 대부분 일주일에 한 번 정도만 30~45분 조깅하는 것이 운동의 전부다.

어떤 추가적인 운동 처방을 환자에게 추천해 줄 수 있을까?

현재 관련 문헌들에 따르면, 중등도 이상 강도의 유산소운동(예 : 걷기, 조깅, 사이클링 등)을 적어도 주당 150분, 초기 최대심박수의 50%~70% 정도로 시작하여 1주일에 5일 이상 시행하는 것이다. 이러한 운동 프로그램을 수행한 환자는 주로 체중 감소와는 별개로 혈당 조절에 유익한 영향을 미치게 된다. 저항 훈련은 아직 증거들이 부족할지라도 근육량의 증가는 인슐린 감수성을 향상시키며 혈당을 감소시키는 데 도움을 줄 것이다. 이를 위해, 환자는 일주일에 세 번은 대근육군을 목표로 8~10회 이상 들어올릴 수 없는 무게로 8~10회를 세 차례 반복하여[3] 세트를 진행하는 저항 훈련을 수행해야 한다(8-10 1RM).[10]

신체검사를 시행한 지 2주 후 환자는 스포츠의학·예방·재활의학과의 외래 재활 프로그램에 참여하기로 하였다. 이 재활 프로그램은 12개월 동안 시행하게 되며 첫 6주 동안 일주일에 세 번의 훈련 세션으로 구성되며 이후 남은 한 해 동안 일주일에 한 번 훈련 세션이 이어진다. 훈련 세션은 지구력 훈련, 저항 훈련, 그리고 지각과 유연성 훈련을 포함한다. 또한 환자는 정신-심장학적 조언과 영양 지원을 받을 뿐만 아니라 금연 프로그램에 참가하고 집에서도 운동하도록 권고받았다. 단기가 아닌 장기적으로 이어지는 운동 훈련에 초점을 맞춘 다각적인 중재들은 전에 보고된 바[12]처럼 제2형 당뇨병 환자와 관상동맥질환 환자들의 관상동맥 내피 기능 장애를 개선시킨다.

세션은 3~10명의 환자들로 소그룹으로 열린다. 훈련 세션은 60분 동안 진행되며, 5분간 준비 운동 후 50분간 지구력과 저항 훈련을 시행하며 그리고 5분간 마무리 운동을 한다. 각 훈련 세션을 진행하기 전에 혈당을 개개인마다 측정한다.

체조와 함께 유연성 운동과 불안정한 표면에서의 운동을 시행한다. 지구력 훈련은 세션 진행 동안 심전도 모니터링을 하면서 사이클 에르고미터에서 수행한다. 첫 번째 세션은 스피로에르고미터를 통해 측정한 최고산소소모량(peak VO_2)의 50%에 상응하는 심박수로 시작한다. 사이클 에르고미터는 자동으로 운동량을 조절하여 심박수가 항상 지정된 범위 내에 있도록 한다. 그 다음 세션에서는 최고산소소모량의 70~80%까지 운동량을 증가시킨다. 가능하다면 환자는 세션당 60분을 목표로 30분 이상 지속적으로 운동해야 한다. 매주 2번의 추가 세션에서 저항 훈련을 수행한다. 첫 세션은 근력운동 장비에 환자가 익숙해지도록 하는 데 활용된다. 그리고 그 다음 주부터 6~8가지 근육군들에 대해 최대근력의 75~85% 중량을 8~10회를 세 차례 반복해 저항 훈련을 늘리도록 한다.

이 환자가 프로그램을 잘 수행하는 동안 심각한 사건이 발생했다. 일상적으로 시행하는 세션 전 혈당 측정 결과 11.2mmol/L(200mg/dL)을 보였는데, 이는 그 이전 세션 전 혈당치에 비해 좋았기 때문에 훈련을 시작했다. 에르고미터 훈련 10분 후 운동량을 75W에서 45W로 지속적으로 줄였음에도 불구하고 심박수가 상승하기 시작했고 현

Adrenergic manifestations
anxiety, nervousness, tremor, palpitations, tachycardia, sweating, feeling of warmth, pallor, coldness, mydriasis, parasthaesia in the fingers

Glucagon manifestations
hunger, nausea, vomiting, abdominal discomfort, headache

Neuroglycopenic manifestations
impaired judgment, anxiety, moodiness, depression, crying, negativism, irritability, rage, personality change, emotional lability, fatigue, weakness, apathy, lethargy, daydreaming, sleep, confusion, amnesia, dizziness, blurred vision, double vision, automatic behavior, difficulty speaking, incoordination, paralysis, hemiparesis, paresthesia, headache, stupor, coma, abnormal breathing, generalized or focal seizures.

그림 6.13 저혈당 증상

When?	Blood glucose [mmol/l ([mg/dl])	Keton bodies in urine
before training	11.2 (200)	not assessed
immediately after incident	19.4 (350)	positive
15 minutes after incident	19.0 (342)	not assessed
next day	9.6 (174)	negative

그림 6.14 심각한 사건 후 혈당 검사 및 소변 검사 결과

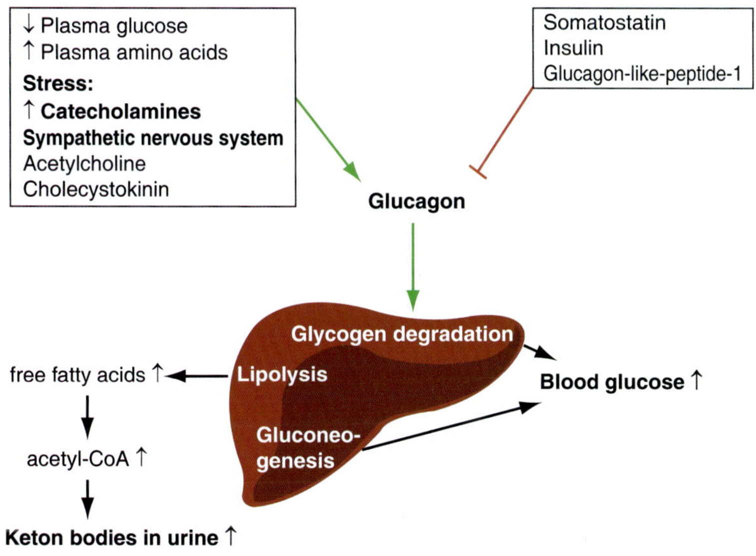

그림 6.15 당뇨병에서 글루카곤의 역할

기증 느끼며 입이 마르다고 호소하였다. 심전도에서 몇 번의 심실 조기 박동이 보였다.

환자의 증상들이 발생한 주요한 원인으로 저혈당은 아닌 것으로 보인다(그림 6.13).

즉시 혈당을 측정한 결과 19.4mmol/L(350mg/dL)로 고혈당을 보이고 있었다.

일반적인 고혈당 증상들은 다음과 같다: 다음, 다갈, 다뇨, 시야 혼탁, 피로, 체중 감소, 상처 회복 지연, 구강 건조, 건조하거나 가려운 피부, 발기부전(남), 질 효모균 반복 감염, 사타구니 발진, 외이도염(수영선수 귀), 쿠스마울(Kussmaul) 과호흡(깊고 빠른 호흡), 심장 부정맥, 무감각, 혼수 상태.

휴식을 취한 지 몇 분 후에 환자는 잘 회복되었지만 세 번째로 측정한 15분 뒤에도 혈당은 19.4mmol/L(342mg/dL)로 상승해 있었다. 환자는 직업적으로 힘든 한 주를 보내야 했고, 또한 여러 가지 가정 문제들을 안고 있었다. 그는 그래서 지난 주 동안 불면증으로 고통받고 있었다. 스트레스를 줄이기 위해 그는 우리 연구소에서 계획해 준 훈련 세션 전에 집에서 2시간 동안 사이클 에르고미터로 운동을 하고 왔다. 한 번 더 혈당 검사를 한 후 그가 고혈당임이 분명해졌고, 그는 그날 나머지 시간 동안 운동을 하지 않고 계속 쉬면서 매 15분마다 혈당을 지속적으로 측정하도록 지침을 받았다. 더욱이 소변 검사에서 케톤체가 검출되었다. 다음 날 환자의 소변을 재확인하였고 모든 수치들이 정상 범위 내에 있었다. 그의 혈당은 9.6 mmol(174mg/dL)였고 환자는 하루

Value	unit	pre	post	trend
Weight	kg	94.3	92.8	↓
BMI	kg/m^2	31.1	30.7	↓
Pmax	W	150	200	↑
Hfrest	beats/min	56	55	↓
Hfmax	beats/min	152	150	+/–
BPrest	mmHg	145/95	135/90	↓
BPmax	mmHg	260/120	245/100	↓
HbA1c	%	6.9	6.2	↓
Glucose	mmol/l [mg/dl]	7.2 [129]	6.5 [117]	↓
OGTT: 2 hrs post load	mmol/l [mg/dl]	12.2 [220]	10.2 [184]	↓
LDL-Cholesterol	mmol/l [mg/dl]	4.0 [155]	3.1 [121]	↓
total Cholesterol	mmol/l [mg/dl]	7.0 [270]	5.5 [211]	↓
HDL-Cholesterol	mmol/l [mg/dl]	2.2 [85]	2.2 [84]	+/–
Triglycerides	mmol/l [mg/dl]	1.7 [148]	1.3 [111]	↓

그림 6.16 측정 전/후

휴식 후에 완전한 회복되었다. 혈당 측정 및 소변 검사 결과가 〈그림 6.14〉에 나와 있다. 탈진은 간에서 포도당 생산(포도당 생성과 글리코겐 분해)을 야기하고 나아가 지방조직에서 유리 지방산 분비를 증가시키고 근육에서의 포도당 소비를 감소시킨다(그림 6.15).

그런 사건은 더 이상 발생하지 않았고 환자는 95%의 출석률을 보이며 52주간의 운동 훈련을 종료하였다. 운동 전후의 계측치는 〈그림 6.16〉에 제시하였다. 체중, 체질량지수 및 운동 능력뿐만 아니라 포도당 대사와 그의 혈압 프로필 또한 향상되었다. 지질 상태도 개선되었지만 스타틴 처방은 여러가지 다양한 효과 때문에 지속적으로 유지하고 있다.[13, 14] 삶의 질에 관한 설문지 결과에서 8가지 항목들 중 7가지 항목에서 상당한 개선을 보였다: 활력, 물리적 기능, 일반 건강, 신체 인식, 정서적 역할, 사회적 역할 그리고 정신 건강. "육체적 통증" 항목은 개선되지 않았다.

6.6 결론

2년 전 심장 전벽에 심근경색을 앓은 과거력이 있는 54세의 한 남자가 스포츠 의학·예방·재활의학과에 신체검사를 위해 왔다. 여러 가지 조절 가능한 심장병 위험 인자들 때문에 그는 즉각적으로 자신의 생활습관을 개선해야 했다. 그가 포괄적인 심장재활 프로그램에 등록한 것이 중요했다. 운동 훈련은 1주일에 3~5회, 초기 최대 심박수의 50% 정도의 강도로 시작하여 1주일에 7일, 최대맥박수의 70% 정도 중등도 이상 강도의 유산소운동(예: 걷기, 조깅, 사이클링 등)을 주당 150분으로 증가시키는 것이 이상적이다. 운동 훈련은 대부분의 위험 요인에 주요하고 유익한 영향을 주기 때문에 중요하다.[10] 효과는 중성지방의 감소, 고밀도콜레스테롤의 증가, 몸무게와 혈압의 감소들을 꼽을 수 있다. 또한, 환자는 일주일에 세 번, 8~10회 이상을 들어올릴 수 없는 무게를 8~10회를 세 차례 반복 진행하여 모든 대근육들이 고루 발달하도록 저항 훈련을 수행해야 한다.[10]

모든 생활습관 변화는 물론 동맥 고혈압, 이상지질혈증과 당뇨병에 대한 적절한 약물치료와 병행하여 여러 위험 인자들을 다같이 조절하는 것이 필요하다. 또한, 일일 칼로리 섭취량은 1,500kcal로, 일일 총 에너지 섭취의 30~35%로 지방 섭취를 줄이도록 한다.[3,9] 아스피린, 혹은 아스피린을 사용할 수 없는 경우 기타 항혈소판제를 투약하고 유지하여야 한다.[15]

이러한 환자들을 합리적인 방법으로 이끄는 것은 시간을 필요로 하고 평생 동안 이루어져야 하는 것으로, 다른 대안은 없다.

References

1. Fox K, Garcia MA, Ardissino D, et al. Guidelines on the management of stable angina pectoris: executive summary: The Task Force on the Management of Stable Angina Pectoris of the European Society of Cardiology. *Eur Heart J.* 2006;27:1341-1381.
2. Conroy RM, Pyörälä K, Fitzgerald AP, et al. Estimation of ten-year risk of fatal cardiovascular disease in Europe: the SCORE project. *Eur Heart J.* 2003;24:987-1003.
3. Rydén L, Standl E, Bartnik M, et al. Task Force on Diabetes and Cardiovascular Diseases of the European Society of Cardiology (ESC); European Association for the Study of Diabetes (EASD). Guidelines on diabetes, pre-diabetes, and cardiovascular diseases: executive summary. The Task Force on Diabetes and Cardiovascular Diseases of the European Society of Cardiology (ESC) and of the European Association for the Study of Diabetes (EASD). *Eur Heart J.* 2007;28:88-136.

4. Lee TJ, Safranek S. FPIN's clinical inquiries. A1C testing in the diagnosis of diabetes mellitus. *Am Fam Physician*. 2006;74:143-144.
5. Bourrilhon C, Philippe M, Chennaoui M, et al. Energy expenditure during an ultraendurance alpine climbing race. *Wilderness Environ Med*. 2009;20:225-233.
6. Drechsler K, Fikenzer S, Sechtem U, et al. The Euro Heart Survey – Germany: diabetes mellitus remains unrecognized in patients with coronary artery disease. *Clin Res Cardiol*. 2008;97:364-370.
7. Fox K, Ford I, Steg PG, Tendera M, Robertson M, Ferrari R. Heart rate as a prognostic risk factor in patients with coronary artery disease and left-ventricular systolic dysfunction (BEAUTIFUL): a subgroup analysis of a randomised controlled trial. *Lancet*. 2008;372: 817-821.
8. Sixt S, Rastan A, Desch S, et al. Exercise training but not rosiglitazone improves endothelial function in prediabetic patients with coronary disease. *Eur J Cardiovasc Prev Rehabil*. 2008;15:473-478.
9. Graham I, Atar D, Borch-Johnsen K, et al. European guidelines on cardiovascular disease prevention in clinical practice: full text. Fourth Joint Task Force of the European Society of Cardiology and other societies on cardiovascular disease prevention in clinical practice (constituted by representatives of nine societies and by invited experts). *Eur J Cardiovasc Prev Rehabil*. 2007;14(Suppl 2):S1-S113.
10. Sigal RJ, Kenny GP, Wasserman DH, Castaneda-Sceppa C, White RD. Physical activity/ exercise and type 2 diabetes: a consensus statement from the American Diabetes Association. *Diabetes Care*. 2006;29:1433-1438.
11. Sixt S, Beer S, Blüher M, Korff N, Peschel T, Sonnabend M, Teupser D, Thiery J, Adams V, Schuler G, Niebauer J. Long- but not short-term multifactorial intervention with focus on exercise training improves coronary endothelial dysfunction in diabetes mellitus type 2 and coronary artery disease. *Eur Heart J*. 2010;31(1):112-9.
12. Piepoli MF, Corrà U, Benzer W, Bjarnason-Wehrens B, Dandale P, Gaita D, McGee H, Mendes M, Niebauer J, Olsen Zwisler AD, Schmid JP. Secondary prevention through cardiac rehabilitation: from knowledge to implementation – a position paper form the Cardiac Rehabilitation Section of the European Association of Cardiovascular Prevention and Rehabilitation. *Eur J Cardiovasc Prev Rehabil*. 2010;17(1):1-17.
13. Ludman A, Venugopal V, Yellon DM, Hausenloy DJ. Statins and cardioprotection – more than just lipid lowering? *Pharmacol Ther*. 2009;122:30-43.
14. Athyros VG, Kakafika AI, Tziomalos K, Karagiannis A, Mikhailidis DP. Pleiotropic effects of statins – clinical evidence. *Curr Pharm Des*. 2009;15:479-489.
15. Van de Werf F, Bax J, Betriu A, Blomstrom-Lundqvist C, Crea F, Falk V, Filippatos G, Fox

K, Huber K, Kastrati A, Rosengren A, Steg PG, Tubaro M, Verheugt F, Weidinger F, Weis M; ESC Committee for Practice Guidelines (CPG), Vahanian A, Camm J, De Caterina R, Dean V, Dickstein K, Filippatos G, Funck-Brentano C, Hellemans I, Kristensen SD, McGregor K, Sechtem U, Silber S, Tendera M, Widimsky P, Zamorano JL, Silber S, Aguirre FV, Al-Attar N, Alegria E, Andreotti F, Benzer W, Breithardt O, Danchin N, Di Mario C, Dudek D, Gulba D, Halvorsen S, Kaufmann P, Kornowski R, Lip GY, Rutten F. Management of acute myocardial infarction in patients presenting with persistent ST-segment elevation: the task force on the management of st-segment elevation acute myocardial infarction of the European Society of Cardiology. *Eur Heart J.* 2008;29:2909-2945.

급성심근경색 후 심장재활 —사회심리적 질환의 영향

7

Werner Benzer

52세 남자가 아침 6시에 심한 흉통을 느껴, 지역의 병원 응급실에 갔다. 심전도 결과 후벽 부위에 ST 분절상승 급성심근경색(ST-elevateion myocardial infarction, STEMI)이 있었다(그림 7.1). 심전도는 경피적 관동맥 중재술 센터로 원격 전송되었다. 중재술 전문의 확인 후 계획적인 치료를 바로 시작하였다. 환자를 바로 모니터링 하였고, 아스피린(aspirin), 클로피도그렐(clopidogrel), 미분획 헤파린(unfractionated heparin)을 투여했다. 최근 지침에 따라,[1,2] 환자는 응급 심도자술을 위해 중재술 센터로 옮겨졌다. 처음 의료기관 접촉 후 심도자술 시작까지 거의 100분이 걸렸다(그림 7.3). 관동맥 조영술에서 우관상동맥의 중간 부위에 죽상반의 파열이 관찰되었다(그림 7.4). 죽상반 파열 부위에 풍선확장술 시행 후 스텐트를 삽입하여 경피적 관동맥 중재술을 마쳤다.

7.1
이 환자의 응급 계획 치료(logistics care)가 현재 지침에 합당한가?

미국심장병학회/미국심장협회(American College of Cardiology/American Heart Association, ACC/AHA)는 2004년에 발표한 STEMI 환자의 관리지침 가운데 급성심근경색 환자의 수송과 초기 재관류 치료 목표에 대한 부분 개정을 2007년에 발표하였다(그림 7.2). 유럽심장협회(European Society of Cardiology, ESC)가 발표한 STEMI 환자 치료의 최근 지침의 재관류 전략[2]은 처음 의료진 접촉 후 120분 이내[최근 지침(2006년 미국 심장학회 가이드라인)은 90분 이내에 풍선확장술을 시행하는 것으로 단축되었다—옮긴이]에 일차적 경피적 관동맥 중재술(Primary Percutaneous coronary intervention: primary PCI)을 시행하도록 권고하였다(Class I Evidence level A)(그림

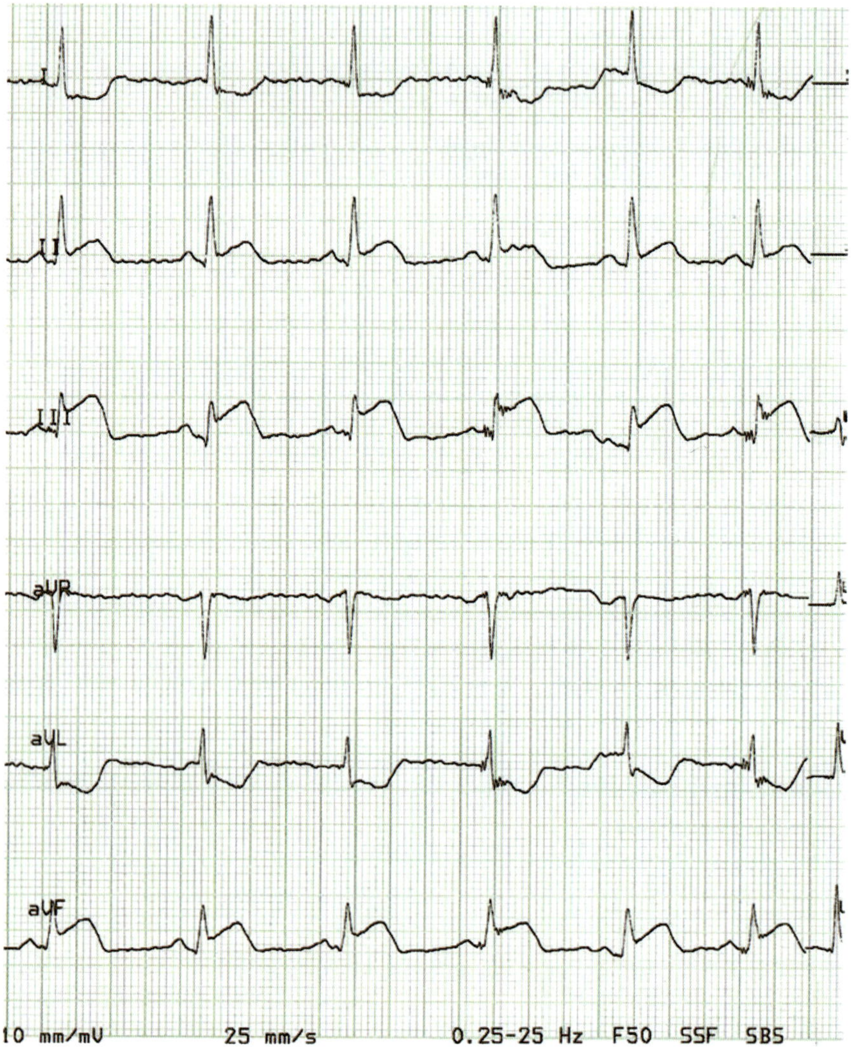

그림 7.1 원격수송된 심전도는 후벽 부위 STEMI 소견을 보여 준다.

7.3). 〈그림 3〉에서 보이는 두꺼운 화살표는 좀더 선호되는 전략을 나타낸다.

이러한 지침들에 따라 증상 발현 12시간 이내이고, 지속적인 ST 분절상승, 새로 생긴 좌각차단, 새로 생겼다고 생각되는 STEMI 임상 양상을 보이는 환자들에게는 가능하면 빨리, 처음 의료진 접촉 후 120분 이내[최근 2006년 미국심장학회 가이드라인은 90분 이내로 단축되었다—옮긴이]에 PCI를 시행해야 한다(표 7.1).

일차적 PCI는 스텐트 삽입 여부에 상관없이, 시술 전이나 시술 중 혈전용해제를 사

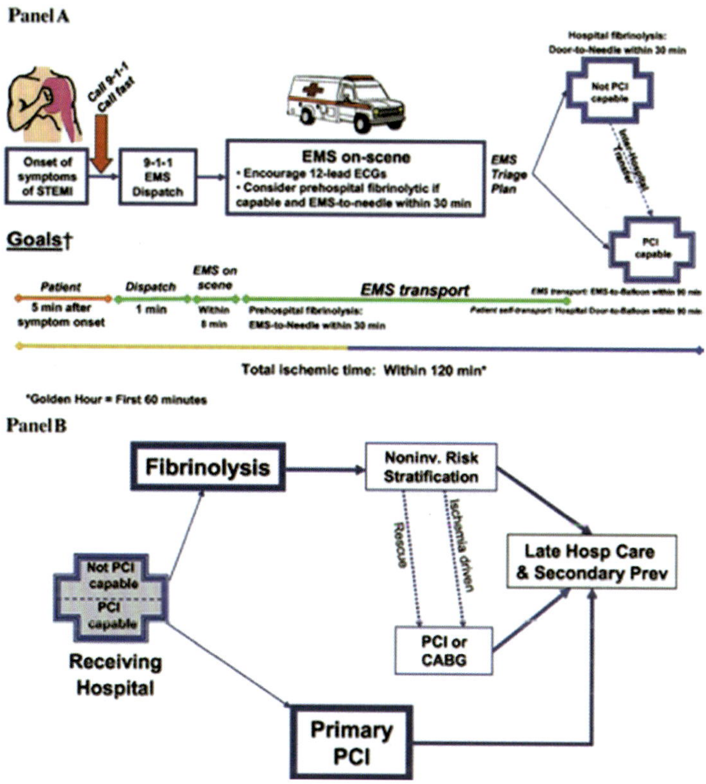

그림 7.2 STEMI 환자의 수송과 초기 재관류 치료 목표에 대한 선택

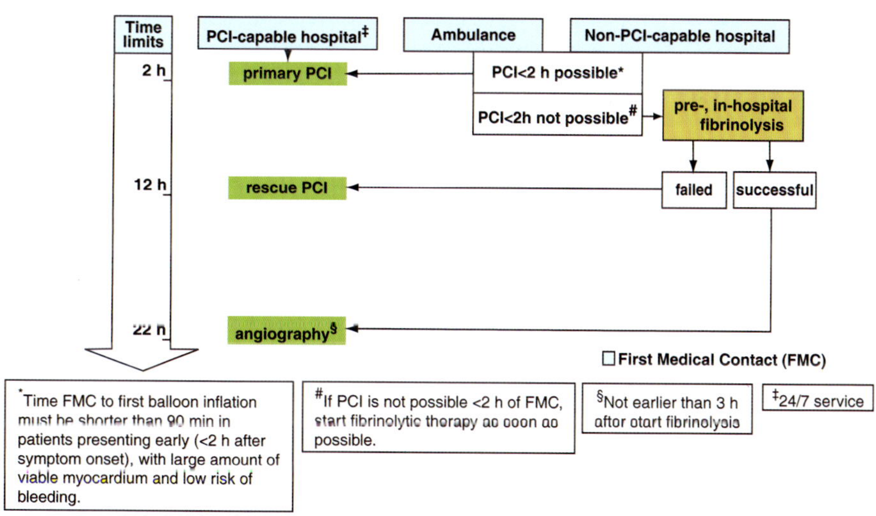

그림 7.3 STEMI 환자에서 재관류 치료 전략[2]

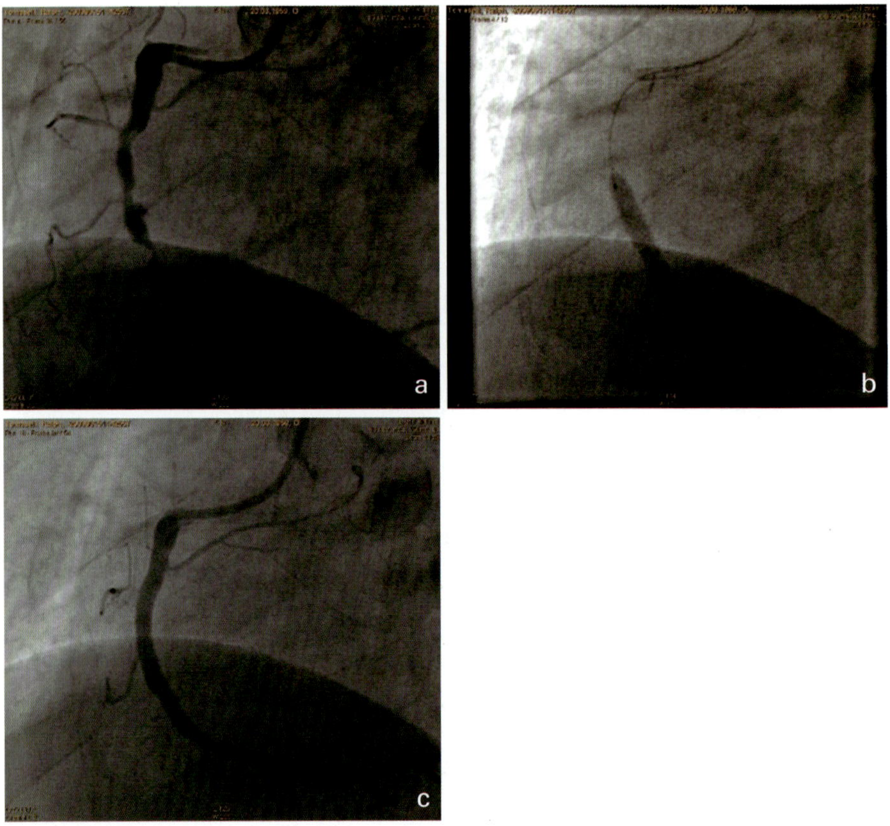

그림 7.4 (a) 관동맥 조영술에서 우관상동맥 중간 부위에 죽상반 파열이 관찰된다. (b) 1차적(primary) PCI를 바로 시행하였다. (c) TIMI 3 로 혈관을 개통시켰다.

표 7.1 지속적인 ST 분절상승을 보이는 환자에서 급성심근경색의 재관류 치료

Primary PCI	Level of evidence	
Preferred treatment if performed by an experienced team as soon as possible after FMC	I	A
Time from FMC to balloon inflation should be <2 h in any case and <90 min in patients presenting early (e.g., <2 h) with large infarct and low bleeding risk	I	B
Indicated for patients in shock and those with contraindications to fibrinolytic therapy irrespective of time delay	I	B

FMC=first medical contact

용하기 전에 먼저 혈관성형술을 시행하는 것을 말한다. 숙련된 팀에 의해 신속하게 시행될 수 있을 때 선호되는 치료법이다. 숙련된 팀은 잘 숙련된 중재술 심장 전문의뿐만

표 7.2 환자가 가진 심혈관질환 위험요인

Male	Yes	Family history CV disease	Yes
Height (cm)	176	Creatinine (mg/dL)	1.0
Weight (kg)	78	Cholesterol (mg/dL)	189
Blood pressure (mmHg)	125/80	LDL-C (mg/dL)	105
Smoker	No	HDL-C (mg/dL)	58
Physical activity	No	Triglycerides	167
Distress	Yes	Fasting blood sugar (mg/dL)	95

아니라 잘 숙련된 전담 의료팀이 있어야 한다. 이것은 중재시술 프로그램이 잘 정착된 병원(24시간/7일)만이 STEMI 증상과 징후를 보이는 환자에 대해 일차적 PCI를 기본적 치료 방법으로 사용할 수 있다는 것을 의미한다. PCI가 많이 시행되는 병원에서 일차적 PCI를 시행받은 환자들의 경우 낮은 사망률을 보였다. 일차적 PCI는 혈전용해제에 이한 출혈 위험을 줄이고, 관동맥의 개통 유지에 효과적이다. 적절한 시간 내에 시행한 일차적 PCI와 병원에서 시행한 혈전용해제 치료를 비교한 대규모 무작위 임상 실험에서, 숙련된 병원에서 시행된 일차적 PCI 그룹의 관동맥 개통이 더 효과적으로 유지되었고, 재협착이 덜 생기며, 심실 기능이 회복되는 좋은 임상 경과가 나타났다. STEMI 환자에서 스텐트 삽입을 기본적으로 시행하면 표적혈관 재성형술(target vessel revascularization, TVR)에 대한 필요를 감소시키지만, 사망이나 재심근경색률을 의미 있게 감소시키지는 못했다.

병원문을 들어서서 풍선확장술 시행까지 시간이 짧았기에, 심장사고 발생 후 시행된 심장초음파 검사에서 이 환자는 정상 심실 기능을 보여 주었다. PCI센터 내 관동맥 관리 병동으로 보내진 환자는 24시간 더 모니터링되었다. 이후 환자는 지역 병원으로 다시 보내졌고, 아무런 합병증 없이 지역 병원에서 입원 치료하였다.

이전에 언급했듯이, 심근경색 발생 수 시간 이내, 처음 의료진 접촉 후 120분 이내[최근 지침은 90분이다—옮긴이]에 일차적 PCI는 최고의 치료법이다. 혈전용해제 치료를 한 후 시행하는 지연 PCI에 비해 일차적 PCI는 스텐트 삽입 후 합병증이 발생하지 않았다면, 시술 다음 날부터 1단계 심장재활을 시행할 수 있다. 평지를 걸을 수 있고, 수일 내 계단을 오를 수 있다. 심근손상 범위가 넓고, 심부전, 쇼크 또는 위중한 부정맥이 있는 경우 입원 기간이 길어질 수 있다. 신체 운동은 심근 손상의 정도와 증상에 따라 아주 천천히 증가시켜야 한다. 일차적 PCI 후에 특별한 합병증이 없다면 2-3일 정도 입원 후 퇴원할 수 있다.

퇴원 상담을 통해 환자의 위험인자를 평가하였다. 환자는 장기간 직업적 스트레스가 있었고, 다른 심혈관질환의 위험인자는 없었다(표 7.2). 하지만, 환자는 STEMI였기 때문에 심장재활 프로그램을 적극 권유하였다. 환자는 건강보험의 혜택으로 퇴원 후 2주간 외래 기반 심장재활센터에 등록하였다.

7.2
입원 중 관리는 현재 지침에 따랐는가?

심각한 심근손상이 없다면 시술 첫날 늦게 침대에 앉거나, 화장실을 이용할 수 있고, 혼자 식사가 가능하고, 처치 시 다른 사람의 도움이 필요 없다. 보행은 다음 날 시작할 수 있으며, 평지 200미터까지 걸을 수 있다. 수 일 내 계단을 오를 수 있다. 심부전, 쇼크, 심각한 부정맥이 동반되었던 환자는 침대에 더 오래 머물러야 한다. 환자의 신체활동은 심근손상의 정도와 증상에 따라 더 천천히 증가시켜야 한다.[2]

환자는 일차적 PCI 후에 지역의 병원에서 일반적인 임상관리를 받은 후, 아스피린, 클로피도그렐, 네비볼롤(nebivolol), 칸데사탄(candesartan), 아토바스타틴(atorvastatin)을 처방받고 퇴원하였다.

7.3
STEMI 후에 적절한 약물치료의 근거는 무엇인가?

AHA/ACC는 관동맥이나 다른 동맥경화성 혈관질환이 있는 환자의 2차 예방을 위한 지침을 2006년에 개정 발표하였다.[3]

- 금기가 없다면 모든 환자는 아스피린 복용을 시작하고, 평생 지속한다(Class I Evidence Level A).
- 금기가 없다면 좌심실 구혈률이 40% 미만이고, 고혈압, 당뇨나 만성신장질환이

있는 모든 환자는 앤지오텐신전환효소억제제를, 앤지오텐신전환효소억제제를 견디지 못하는 사람은 앤지오텐신수용체차단제를 시작하고, 평생 지속한다(Class I Evidence Level A).

- 금기가 없다면 심근경색, 급성관동맥증후군이나 심부전 증상과 상관 없이 좌심실 기능이상이 있는 모든 환자는 베타차단제를 시작하고, 평생 지속한다(Class I Evidence Level A).
- 환자들 가운데 공복 시에, 급성심혈관질환이나 관동맥 사건이 있었던 환자는 입원 후 24시간 이내에 지질 수치를 평가한다. 입원한 환자에 대해서는 퇴원 전에 권고한 대로 지질강하제를 시작한다(Class I Evidence Level A).

급성심근경색 후 위험인자 평가는 향후 사건 발생의 위험이 높은 환자를 식별하는 데 중요하다. 급성기에 일차적 PCI가 성공적으로 시행되었다면, 경색과 관련된 관동맥은 치료되어 안성되었기 때문에 초기 위험인자 평가는 덜 중요하다. 2단계 심장재활은 병원에서 퇴원한 후 가능한 한 빨리 시작해야 한다. 심장재활의 목표는 직장으로의 복귀를 포함해서 모든 일상 생활이 가능하도록 환자를 회복시키는 데 있다. 지방의 설비 여건이 가능하다면 심한 좌심실 부전이나 다른 질환을 동반한 환자는 4주간의 병원 내 심장재활 프로그램이 유용하다. 모든 환자들은 퇴원 직후부터 외래 기반의 심장재활 프로그램을 시작하여, 적어도 심장재활의 목표치에 도달할 때까지, 수 주, 수 개월에 걸쳐 지속해야 한다. 심장재활 프로그램에 등록된 모든 환자는 2주 이내 심전도나 이미지 검사와 함께 외래 스트레스 검사를 시행한다.

최근 지침에 따르면,[2] 2단계 심장재활 프로그램을 시작하기 전에 자전거를 이용한 운동부하검사를 시행한다. 환자는 나이, 성별에 의해 기대되는 150W에 비해 75W만 수행할 수 있었다. 그는 흉통이나 호흡곤란이 아닌 심근경색이 있기 수 주 전에 느꼈던 피로 때문에 운동을 중단하였다.

7.4
급성관동맥증후군 후 자전거부하검사의 지침[4]

급성관동맥 증후군(불안정 협심증이나 급성심근경색)은 만성 관동맥질환의 급성기에 해당한다. 급성관동맥증후군에서 운동부하검사의 역할과 시기는 이 급성기와 회복기에 있다. 하지만, STEMI 환자에서 임상적으로 안정되자마자 시행되는 운동부하검사의 유용성을 지지하는 근거는 많지 않다. 불안정협심증이나 비Q파 심근경색 환자에서 증상 제한(symptom-limited) 퇴원 전(3-7일) 운동부하검사를 조사한 연구는 겨우 3개 연구뿐이다. 다변수 회귀분석에서 1년간 심근경색이 없는 생존율에 영향을 주는 주요한 독립적 예후인자는 허혈성 ST분절 하강을 보이는 심전도 리드(lead, 유도)의 개수와 최대 운동강도였다.[5]

환자는 임상적으로 유의한 검사 결과가 아닌데도, 심한 피로도와 기분장애를 보였기 때문에 심장재활의 초기에 정신과적 양상들에 집중하였다.

불안은 환자나 가족들 모두에게서 가장 피할 수 없는 증상이므로, 질병의 자연 경과에 대한 설명과 안심 및 정서적 지지는 매우 중요하고, 섬세하게 다뤄져야 한다. 특히 집으로 돌아간 후 더 빈번하게 우울감과 짜증이 발생한다는 것을 미리 알려줄 필요가 있다. 자신의 질환에 대한 심리적 거부반응(denial)이 흔하다는 것도 반드시 알려야 한다. 급성기에는 이것이 보호적인 효과를 갖지만 향후에 환자가 자신의 질환을 이해하고 받아들이는 것을 어렵게 만들 수 있다. 많은 연구들이 우울증이 심근경색 후에 부정적인 예후인자로 작용한다는 것을 보여 주며, 예후인자로 사회심리적 요소의 역할을 시사했다.[6] 그러나 우울증이 다른 전통적인 위험요인이 조정된 후에도 독립적인 위험인자로 작용하는지는 아직까지는 분명하지 않다. 지금까지 이러한 사회심리적 요소에 대한 중재 치료가 예후를 향상시킨다는 연구는 많지 않은 실정이다.

1980년과 1990년 초반에 생활 스트레스, 정신적 스트레스, 우울증상, 적개심이나 분노 모두가 STEMI 후 불량한 예후와 연관이 있다는 연구들이 보고되었다. 우울증은 남자와 여자 모두에서 관동맥질환의 위험을 증가시켰다. INTERHEART 연구의 필자들에 따르면, 2주 이상 지속적으로 슬픈 감정, 외로움이나 우울함을 느낀 그룹에서 인구 집단이나 인종에 상관 없이 급성심근경색이 증가하였다.[7]

외래 기반의 심장재활센터에서 일반적으로 수행되는 HADS(Hospital Anxiety and Depression scale)을 평가했을 때, 환자는 불안감은 없었지만, 임상적으로 의미 있는 우울감 점수를 보여 주었다.

7.5
HADS는 급성심장사건 후에 환자에게 발생하는 불안과 우울증을 감지하는 데 적당한 평가방법인가?

여러 연구에서 다양한 평가방법이 심근경색 환자의 우울증을 진단하거나 모니터링하는 데 사용되었다. 불행하게도 심근경색 환자에서 이런 다양한 평가방법의 특징에 대해서는 잘 알려진 바 없다.[8] HADS는 정신과적 선별 검사로서 병의 경과나 중재치료에 의한 반응에 대해 임상적으로 의미있는 결과를 제공하여, 임상연구에서 광범위하게 사용되었다. 이 환자에서는 불안과 우울을 평가하기 위해 최신판 HADS를 사용하였다.[9]

HADS 의 결과에 따라 환자는 단기 정신치료를 받았고, 동시에 운동 기반의 심장재활을 시작하였다. 일주일에 세 번, 1시간의 심장재활 프로그램을 3개월간 처방받았다.

7.6
이 환자의 운동처방은 현재의 치료 지침을 따르고 있는가?

급성심근경색에서 회복한 환자는 운동 기반의 심장재활 프로그램에 참여해야 한다. 운동훈련은 궁극적인 목표보다 낮게, 중등도 강도로 짧게 시작해야 한다. 중등도 운동은 최대산소섭취량의 40-60%나, 나이별 최대맥박수의 55-70% 정도의 운동강도를 말한다.[10] 대부분의 환자들은 맥박수를 감소시키는 베타차단제를 복용한다는 점을 고려해야 한다. 주기적으로 목표 운동치를 소화해 내는지 평가하면서 운동강도를 점차 증가시켜야 한다. 점진적인 활동량을 늘리는 것은 주로 앉아서 생활하는 관동맥질환 환자에게 안전할 뿐만 아니라, 조금씩 목표를 달성해 낸다는 성취감을 통해 자신이 건강해지고 있다는 자신감을 환자에게 심어 줄 수 있다.

만성 안정형 협심증 환자에서 2차 예방을 위한 운동재활은 중등도 강도로, 일주일에 4-5번, 30-45분간 운동하는 것이 적절하다고 권고되고 있다. 이것은 일주일에 2-4시간 동안 900-1700kcal 칼로리를 소모시키는 운동량이다. 걷기, 조깅, 자전거 같은 지구력 운동이 좋다. 지구력 운동의 강도는 중등도 범위에 있어야 한다. 오랫동안 비활동적이었던 사람의 경우, 위험하거나 무리한 운동을 피하기 위해 나이별 적정 운동 능력과 맥박수를 고려하는 것이 중요하다.

3개월 후 환자의 감정 상태는 많이 좋아졌다. 반복된 HADS 검사에서 거의 정상에 가까웠다. 환자의 운동능력은 아무런 증상 없이 150W까지 향상되었다. 심장재활 프로그램이 끝날 때, 심장재활팀은 이 환자의 경우, 단기 정신과 치료를 포함한 포괄적인 프로그램에서 재활의 목표를 달성했다고 평가했다.

이 사례에서 보듯이, 불안이나 우울증은 대부분 피할 수 없고, 세심하게 다뤄져야 한다. 집으로 돌아온 후에 우울감이나 짜증이 더 자주 발생할 수 있다고 미리 알려 줄 필요가 있다. 많은 연구들이 우울증이 심근경색 환자에서 부정적인 요소라는 강력한 증거를 제시하고 있으며, 심혈관질환의 예후인자로서 사회정신적 요소를 시사하고 있다.[11] 정신적 위험인자 관리와 행동치료는 매우 중요하다.[11] 관찰 연구도 정신적 위험인자가 관동맥질환의 경과에 중요한 영향을 준다는 것을 보여 주고 있다. 관리 차원에서의 접근은 기본적으로 사회심리적 위험인자에 대한 선별 검사를 시행하여, 심각한 정신적 스트레스를 가진 환자는 행동요법 치료사에게 보내고, 경증의 정신적 스트레스가 있는 환자는 간단한 중재요법으로 직접 치료한다.

다양한 행동 중재치료법이 사회심리적 위험인자를 가진 환자에서 심혈관 사건을 얼마나 감소시킬 수 있는지에 대해 평가해 본 결과, 사회심리 중재술 단독의 효능은 불분명하였지만, 운동과 사회심리 중재를 포함한 포괄적인 심장재활 프로그램은 심장사건의 감소를 보여 주었다.[12] 게다가 최근 데이터에서는 정신과 약물 치료 또한 효과적이라고 제안하고 있다.[13] 그러나 현재까지 우울증에 대한 중재치료가 예후를 향상시킨다는 증거가 많지 않기 때문에 우울증이 독립적인 위험인자인지는 여전히 불확실하다.[14]

MIND-IT 연구는 통계적 영향력이 적기는 하지만 우울증이 심혈관질환에 미치는 결과를 평가하도록 설계된 연구로서 ENRICHD[15]와 MIND-IT[16]가 있다. 두 연구 모두에서 우울증 치료가 심혈관질환 결과에 영향을 준다는 확실한 증거를 찾지는 못했다. ENRICHD 임상연구에서 심근경색의 과거력이 있는 우울증 환자들에서 항우울증약과 함께 인지행동 치료를 한 그룹과 기본 치료만 한 그룹 간에 심장사건이 없는 생존율의 차이는 보이지 않았다(75.5% vs. 74.7%). MIND-IT 연구에서도 심장사건이 없는 생존율이 치료군에서 86.2%, 대조군에서 87.3% 로 보고되었다.[15]

심혈관질환 환자에서 약물이나 인지행동 치료에 의한 우울증 치료는 우울증 증상을 약간 호전시켰을 뿐, 심혈관질환 자체의 결과를 호전시키지는 못했다. 아직까지 심혈관질환이 있는 환자에서 우울증에 대한 선별검사가 우울 증상이나 심혈관질환의

표 7.3 심근경색 후 우울증의 임상 실행 지침[17]

권고		근거 수준
1	심근경색 환자는 표준화된 우울증 증세 체크리스트로 정기적으로 스크리닝해야 한다	I
2	우울증으로 진단된 심근경색 후 환자는 우울증상을 호전시키기 위해 정기적인 진료와 모니터링을 하는 체계를 통해 치료해야 한다	I
3	심근경색 후 환자의 우울증 치료에 있어 삼환계항우울제(TCA)보다는 선택적인 세로토닌 재흡수억제제(SSRI)가 더 선호된다	
4	심근경색 후 환자의 우울증 치료에서 정신치료(psychotherapy)가 유익하다. 어떤 형태의 정신치료가 더 좋은지는 아직 확실하지 않다	I

결과를 호전시키는지를 평가한 임상연구는 없다.[8]

7.7
심근경색 후 우울증의 발견과 관리에 대한 현재 지침

미국 가정의학회(American Academy of Family Physicians, AAFP)는 심근경색이 있었던 환자에서 발생하는 우울증의 영향에 대한 근거를 조사하기 위해 패널을 소집하였다.[17] 이 지침은 오직 지속적인 STEMI 환자에만 관련되어 있다. 〈표 7.3〉에 지침의 권고사항이 있다.

7.8
근거 질문 1:
처음 심근경색으로 입원해 있는 동안 우울증의 발생률은 어떻게 되는가?

최근 업데이트된 자료들은 우울증을 평가하는 방법에 따라 넓은 범위의 유병률을 보여 주고 있다(7.2–41.2%). 형식화된 인터뷰(structured interviews)에서는 유병률이 낮았지만, BDI[Beck Depression Inventory, 벡 우울지수—옮긴이] 같은 평가척도(ratings scales)에서는 높은 유병률을 보여 주었다. 일반적으로, 연구결과들을 종합해 보면, 심근경색 환자 5명당 1명은 처음 심근경색으로 입원해 있는 동안 우울증이 발생했다.

7.9
근거 질문 2:
심근경색 후 예후와 우울증 정도와의 독립적 연관관계는 무엇인가?

우울증과 심질환 관련 사망률의 관계에 대한 모든 연구에서 심근경색 후 발생한 우울증의 심각성과 심질환 관련 사망률이 직접적으로 연관되어 있는 것으로 나타났다. 6개의 독립적인 연구가 우울증 환자에서 심장사건 발생률을 평가하기에 적합한 포함기준을 가지고 있었다. 한 연구는 피로 증상을 조절한 후에 심장사건 발생과 우울증의 관계가 사라지는 것을 보고하였다. 다른 2개 연구도 불안 증상을 조절한 후 같은 결과를 보여 주었다. 비슷한 방법의 다른 임상연구도 심근경색 후 발생한 우울 증상과 재입원, 비치명적 심장사건이나 증상과의 관련성을 보여 주었다.

대표적인 우울증 치료제인 SSRI(Selective Serotonin Reuptake Inhibitor, 선택적 세로토닌 재흡수억제제)를 평가한 5개 무작위 임상연구에서 대부분 심장 관련 결과(cardiac outcome)를 향상시키는 경향이 보이기는 하지만, 잘 계획된 어떤 연구도 통계학적으로 의미 있는 수준에 도달하진 못했다. 약물치료에 초점을 둔 3개의 추가적인 연구 중, ENRICHD 연구의 하위집단에 대한 사후검증에서 SSRI를 복용한 환자들에서 사망, 비치명적 심근경색, 모든 원인에 의한 사망률이 43% 감소하는 것으로 나타났다.[15] SSRI는 심장 관점에서 비교적 안전하며, 우울 증상을 감소시키는 데도 효과적이다. 그래서, SSRI는 맥박수와 심장 전도에 영향을 주는 삼환계 항우울제(tricyclic antidepressants, TCA)보다 선호된다.

사용될 수 있는 치료의 다양성으로 인해 정신 치료(psychotherapy)의 효과를 해석하기는 어렵다. 하지만 적어도 인지행동 치료는 우울 증상을 호전시키는 것으로 보인다. 여러 연구의 하위 분석에서, 이미 우울증이 있거나, 이전에 우울증을 경험했던 환자에서 인지행동 치료의 효과가 더 크게 나타나고, 반면에 심근경색 후 처음 우울 증상이 나타난 환자에서는 위약 효과가 크고, 치료의 종류에 상관없이 일반적으로 호전되었다.

7.10
학습목표

- 처음 의료진 접촉 후 STEMI 환자의 관리 방법
- STEMI와 일차적 경피적 관동맥 중재술 후 심장재활을 시작하는 방법
- STEMI 후 우울증의 발생률
- STEMI 후 우울증의 발견과 관리

References

1. Antman EM, American College of Cardiology/American Heart Association Task. Force on practice guidelines. 2007 focused update of the ACC/AHA 2004 guidelines for the management of patients with ST-elevation myocardial infarction. *J Am Coll Cardiol*. 2008;51:210-247.
2. Van de Frans Werf et al. The task force on the management of ST-segment elevation acute myocardial infarction of the European Society of Cardiology. Management of acute myocardial infarction in patients presenting with persistent ST-segment elevation. *Eur Heart J*. 2008;29:2909-2945.
3. AHA/ACC. AHA/ACC guidelines for secondary prevention for patients with coronary and other atherosclerotic vascular disease: 2006 update. *Circulation*. 2006;113:2363-2372.
4. Raymond J, Gibbons, Gary J, et al. Task force members. ACC/AHA 2002 guideline update for exercise testing: summary article: a report of the American College of Cardiology/American Heart Association Task Force on practice guidelines (committee to update the 1997 exercise testing guidelines). *Circulation*. 2002;106:1883-1892.
5. Nyman I, Larsson H, Areskog M, for the RISC study group, et al. The predictive value of silent ischemia at an exercise test before discharge after an episode of unstable coronary artery disease. *Am Heart J*. 1992;123:324-331.
6. Wells KB, Stewart A, Hays RD, et al. The functioning and well-being of depressed patients. Results from the medical outcomes study. *JAMA*. 1989,262.914-919.
7. Rosengren A, Hawken S, Ounpuu S, et al. INTERHEART investigators. Association

of psychosocial risk factors with risk of acute myocardial infarction in 11119 cases and 13648 controls from 52 countries (the INTERHEART study). *Lancet.* 2004;364:953-962.

8. Thombs BD, de Jonge P, Coyne JC, et al. Depression screening and patient outcomes in cardiovascular care: a systematic review. *JAMA.* 2008;300:2161-2271.
9. Bjelland I, Dahl AA, Haug TT, Neckelmann D. The validity of the hospital anxiety and depression scale. An updated literature review. *J Psychosom Res.* 2002;52:69-77.
10. Fletcher GF, Balady GJ, Amsterdam EA, et al. Exercise standards for testing and training: a statement for healthcare professionals from the American Heart Association. *Circulation.* 2001;104:1694-1740.
11. Rozanski A, Blumenthal JA, Davidson KW, Saab PG, Kubzansky L. The epidemiology, pathophysiology, and management of psychosocial risk factors in cardiac practice: the emerging field of behavioural cardiology. *J Am Coll Cardiol.* 2005;45:637-651.
12. Rees K, Bennett P, West R, Davey SG, Ebrahim S. Psychological interventions for coronary heart disease. *Cochrane Database Syst Rev.* 2004;2:CD002902.
13. Honig A, Kuyper AM, Schene AH, et al. Treatment of post-myocardial infarction depressive disorder: a randomized, placebo-controlled trial with mirtazapine. *Psychosom Med.* 2007;69:606-613.
14. Nicholson A, Kuper H, Hemingway H. Depression as an aetiologic and prognostic factor in coronary heart disease: a meta-analysis of 6362 events among 146 538 participants in 54 observational studies. *Eur Heart J.* 2006;27:2763-2774.
15. Berkman LF, Blumenthal J, Burg M, et al. Effects of treating depression and low perceived social support on clinical events after myocardial infarction: the enhancing recovery in coronary heart disease patients (ENRICHD) randomized trial. *JAMA.* 2003;289:3106-3116.
16. van Melle JP, de Jonge P, Honig A, et al. Effects of antidepressant treatment following myocardial infarction. *Br J Psychiat.* 2009;190:460-466.
17. Green Lee A MD. MPH, post-myocardial infarction depression clinical practice guideline panel. *Ann Fam Med.* 2009;7:71-79.

8 안정형 관상동맥질환—고혈압 환자에서 운동 기반의 심장재활은 경피적 관동맥중재술 후 협심증의 재발 위험을 감소시킨다

Werner Benzer

70세 여자가 고혈압과 협심증으로 일반의에게 내원하였다. 일반의는 운동부하검사를 위해 심장내과 전문의에게 환자를 보냈다. 운동부하검사에서 운동 시 협심증 증세는 재현되었지만, 심전도 변화는 관찰되지 않아 결론을 내릴 수 없었다. 심장내과 전문의는 관상동맥조영술을 시행하였고, 좌회선동맥에 중등도의 협착이 관찰되었다(그림 8.1). 압력유도철선으로 관동맥 혈류예비력(coronary flow reserve, CFR)을 측정하여 계산된 심근분획 혈류예비력(fractional flow reserve, FFR)은 0.85였다(그림 8.2). 심장내과 전문의는 환자의 협심증 증상을 고려하여 협착 부위를 넓히기로 하고, 합병증 없이 약물 코팅 스텐트를 삽입하였다(그림 8.3). 환자는 시술 다음 날 아스피린(aspirin)과 클로피도그렐(clopidogrel) 4주치를 처방받고 퇴원하였다. 퇴원 당시 혈압은 170/100mmHg였다.

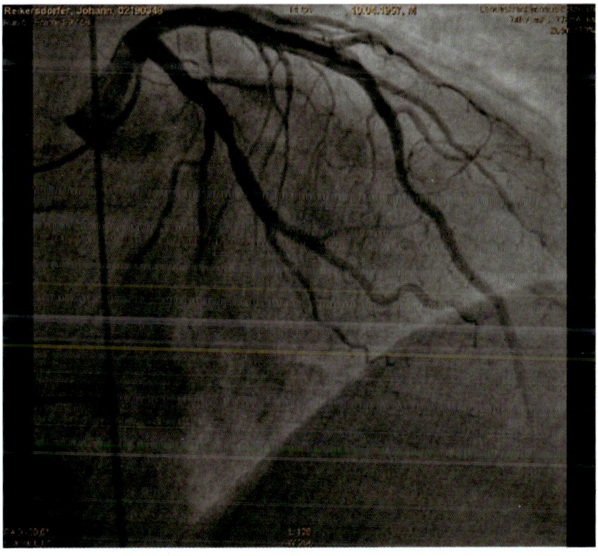

그림 8.1 좌회선동맥의 중등도 협착

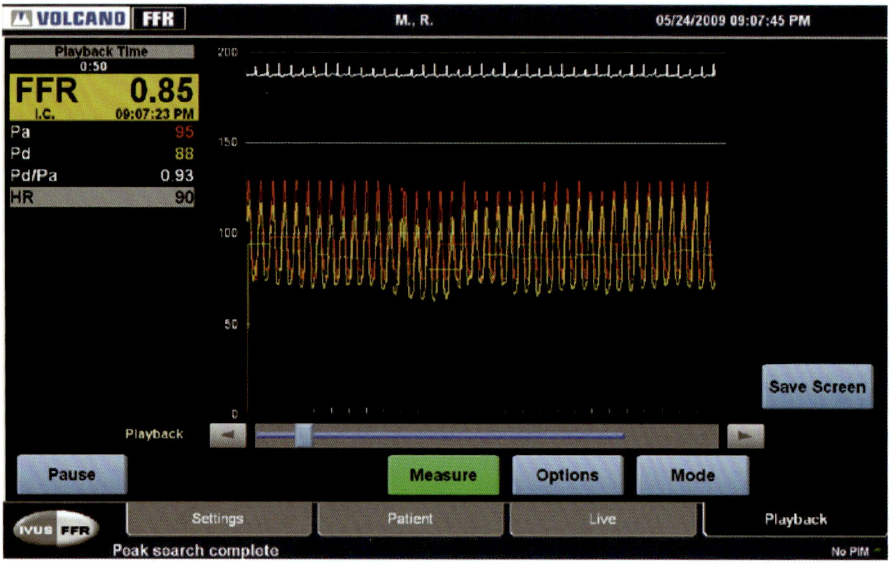

그림 8.2 관동맥혈류예비력 측정을 통한 심근분획 혈류예비력(FFR)은 0.85이다

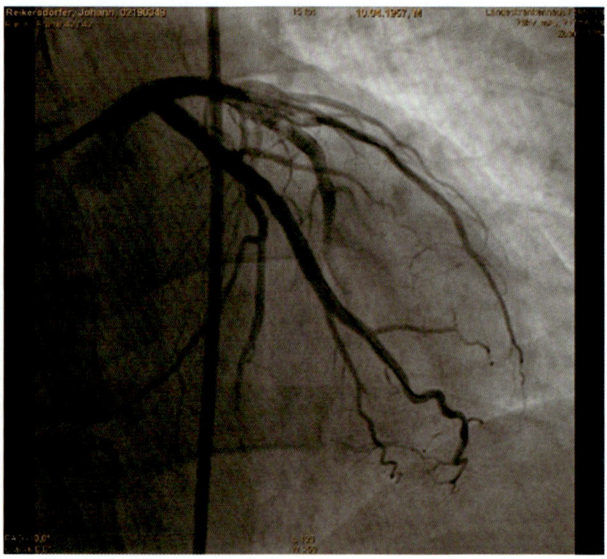

그림 8.3 중재술 후 좌회선동맥에 스텐트가 삽입되어 있다

유럽심장학회(European Society of Cardiology) 지침은 안정형 협심증 환자에서 경피적 관동맥중재술의 시행을 강력하게 권고하고 있다.[1,2] 하지만 최근 심근경색의 기왕력이 없는, 만성 안정형 협심증 환자에서 경피적 관동맥중재술은 사망, 심근경색 또는 차후 재관류술 필요의 측면에서 보존적 약물 치료에 비해 추가적인 이득이 없다.[3] 최근

안정형 협심증 환자를 대상으로한 Courage Trial이 발표되었다.[4] 환자는 관동맥중재술 후 약물치료를 시행한 군과 약물치료만 시행한 군으로 무작위 배정되었다. 이 연구는 안정형 협심증 환자에서 초기 치료 전략으로 시행한 관동맥중재술이 약물치료에 비해 사망, 심근경색, 주요 심혈관 사건의 위험을 줄이지 못한다는 것을 분명히 보여 주었다. 그러나 운동을 기본으로 한 심장재활은 3년 추적관찰에서 전반적 사망률과 심혈관 사건으로 인한 사망률을 25% 감소시켰다.[5]

8.1
안정형 협심증 환자에서 경피적 관동맥중재술의 적응 지침[1,2]

- 무증상 허혈이나 CCS class I 또는 II 협심증 환자에서, 광범위 생존 심근에 혈류를 공급하거나 비침습적 검사에서 고위험도 허혈과 관련이 있는 혈관의 재협착 시에 경피적 관동맥중재술은 적합하다(Class I, Level of Evidence: C).
- 무증상 허혈이나 CCS class I 또는 II 협심증 환자에서, 재관류술을 시행해야 하나 관상동맥 우회술은 적합하지 않은 유의한 좌주간부 협착 병변(직경의 50% 이상 협착)에 경피적 관동맥중재술은 적합하다(Class I, Level of Evidence: B).
- CCS class III 협심증이 있고, 하나 이상의 관상동맥에 하나 이상의 유의한 병변을 가진 환자에서 높은 성공률과 낮은 치사율이나 사망률이 예측되면 관동맥중재술이 적합하다. 대상혈관은 중등도 이상의 생존 심근에 혈류를 공급하거나 고위험도 허혈과 관련이 있어야 한다(Class I, Level of Evidence: B).

일반적으로 경피적 관동맥중재술은 증상이 있는 관상동맥질환 환자에서 흉통을 감소시키는 데 효과적이다. 그러나 안정형 협심증 환자에서 관동맥중재술은 적극적인 약물치료에 비해 효과적으로 심장사건을 감소시키지는 못한다. 중재시술을 결정할 때에는 이러한 것들을 반드시 고려해야 한다.

중재술의 결정은 성공률의 최대화, 비용 절약, 최대한 안전한 시술을 위해 중요하다. 일반적으로 가역적으로 허혈을 일으키는 관동맥의 재관류는 흉통을 감소시키고, 환자의 결과를 향상시키기 때문에 정당하다고 받아들여지고 있다.[1,2] 그러나 현재 중재시술 분야에서는 혈관조영술 시에 관찰되는 단일 중등도 협착이나, 심한 협착에 대해 스텐트를 삽입할 때 부수적으로 관찰되는 중등도 협착에 대해, 흉통이나 허혈을 유발하지 않아도 중재술을 시행하는 경우가 많다.

이것은 과학적 근거에 기반한 치료가 아니며, 특히 약물 코팅 스텐트 삽입 시 시술 전후에 발생할 수 있는 심근경색이나 아급성 스텐트 혈전의 위험을 고려할 때, 쓸데없이 비싸고, 심지어 해로울 수도 있는 치료이다.[6] 혈역학적으로 유의하지 않은 협착에 대한 스텐트 삽입이 환자의 증상을 호전시키거나 환자의 예후를 향상시킨다는 보고는 없었다. 물론 혈관촬영만으로 협착의 혈역학적 유의성을 결정하는 것은 쉽지 않은 일이다.

심근분획 혈류예비력(FFR)은 혈관학적으로 의심스런 협착에 대해 기능적으로 유의한지를 결정할 수 있고, 심도자실에서 직접 시행할 수 있는 침습적이고 정확한 지표이다.[7] FFR은 계획된 중재시술 바로 전이나 기본적인 관동맥조영술 동안에 빠르고 간단하게 계산할 수 있다. FFR은 정상혈관에 의해 심근에 공급하는 최대 혈류량과 협착혈관을 통해 공급받는 최대 혈류량의 비를 말한다. 정상치는 1.0이고, FFR 0.75는 허혈을 유발하는 의미 있는 협착으로 진단하는 데 높은 정확성을 가진다.

몇몇 연구는 FFR을 근거로 중등도 협착에 대한 재관류 결정이 단기 결과를 최고로 높일 수 있다고 제시했다.[8] 최근에 발표된 DEFER 연구는 안정형 협심증 환자에서 기능적으로 의미 없는 관상동맥 협착 병변에 중재술을 시행하는 것이 정당한지를 알아보기 위해 시행되었다. 5년간 추적 관찰했을 때 안정형 협심증 환자에서 심장 사망이나 심근 경색에 영향을 주는 가장 중요한 예후 인자는 FFR 0.75 미만으로 반영되는 심근허혈 유발 가능성이었다.[9] 또한 FFR 0.75 미만 병변이 있는 환자는 중재술을 시행하더라도 FFR 0.75 이상 병변을 가진 환자에 비해 임상적으로 예후가 불량했다.

항고혈압 약제는 이전에 처방되었던 그대로 지속하였다. 치료약물에는 이뇨제(thiazide diuretics)와 칸데사탄(Candesatan)의 복합제와 아스피린과 클로피도그렐을 포함하였다. 금속 스텐트를 삽입하였기 때문에 이중 항혈소판 억제를 최소 12개월 동안 유지하였다. 중재술을 시행한 심장 전문의는 위험인자 평가와 관리에 대해 권고하지 않았다.

8.2
중재술을 시행한 심장 전문의는 고혈압이 있는 안정형 협심증 환자에 대한 최근 진료 지침을 따른 것인가?[10,11]

임상에서는 수축기와 이완기 혈압에 따라 고혈압을 분류하고 위험도를 평가해야 한다(표 8.1). 이것은 혈압의 임계값과 치료 목표를 결정하기 위한 좋은 사례이다(그림 8.4).

오랫동안 고혈압 지침은 혈압 수치가 치료의 필요 여부와 유형을 결정하는 유일하고 주요한 값이라고 강조해 왔다. 그러나 2003년 ESH-ESC(European Society Hypertension-European Society Cardiology) 지침은 혈압만 단독으로 올라간 고혈압

표 8.1 혈압의 정의와 분류(mmHg)[12]

Primary PCI	Systolic		Diastolic
Optimal	<120	and	<80
Normal	120-129	and/or	80-84
High normal	130-139	and/or	5-89
Grade 1 hypertension	140-159	and/or	90-99
Grade 2 hypertension	160-179	and/or	100-109
Grade 3 hypertension	180	and/or	110
Isolated systolic hypertension	140	and	<90

4가지 범주로 나눈 심혈관계 위험도

Other risk factors, OD or Disease	Blood pressure (mmHg) Normal SBP 120-129 or DBP 80-84	High normal SBP 130-139 or DBP 85-89	Grade 1 HT SBP 140-159 or DBP 90-99	Grade 2 HT SBP 160-179 or DBP 100-109	Grade 3 HT SBP ≥ 180 or DBP ≥ 110
No other risk factors	Average risk	Average risk	Low added risk	Moderate added risk	High added risk
1-2 risk factors	Low added risk	Low added risk	Moderate added risk	Moderate added risk	Very High added risk
3 or more risk factors, MS, OD or Diabetes	Moderate added risk	High added risk	High added risk	High added risk	Very High added risk
Established CV or renal disease	Very High added risk	Very High added risk	Very High added risk	Very High added risk	Very High added risk

그림 8.4 총 심혈관질환 위험도와 혈압의 임계값과 치료 목표[10,11]

환자는 소수이고, 대부분 혈압 상승과 함께 혈당이나 지질대사 이상 같은 심혈관질환 위험인자를 동반한다는 사실에 근거하여 고혈압의 진단, 치료가 심혈관질환의 위험도에 따라 이루어져야 한다고 강조하였다. 게다가 혈압과 대사적 위험인자들이 동반되어 있으면, 서로를 악화시켜, 개별적 위험인자의 합보다 더 많이 총 심혈관질환 위험도를 증가시킨다.[11] 이것은 고위험군(그림 8.4)의 고혈압 치료의 임계값과 목표는 저위험군이나 초고위험군(그림 8.5a, 8.5b)에 적용되는 치료와 달라야 한다는 근거가 된다. 그러므로 고혈압을 치료할 때, 비용 대비 최대한의 효과를 위해 심혈관질환 위험도에 따라 치료를 차등화해야 한다.

총 심혈관질환 위험도는 인쇄된 차트(그림 8.5a, 8.5b 참조할 것)나 웹에서 쉽게 계산할 수 있으며, 인터넷을 통해 쉽게 구할 수 있다. 게다가 코호트 연구나 무작위 임상 시험에서 SCORECARD 시스템이 유효성과 안전성을 입증받은 치료(생활요법이나 약물치료)가 심혈관질환 위험도를 얼마나 감소시킬 수 있는지를 의사와 환자에게 알려 줄

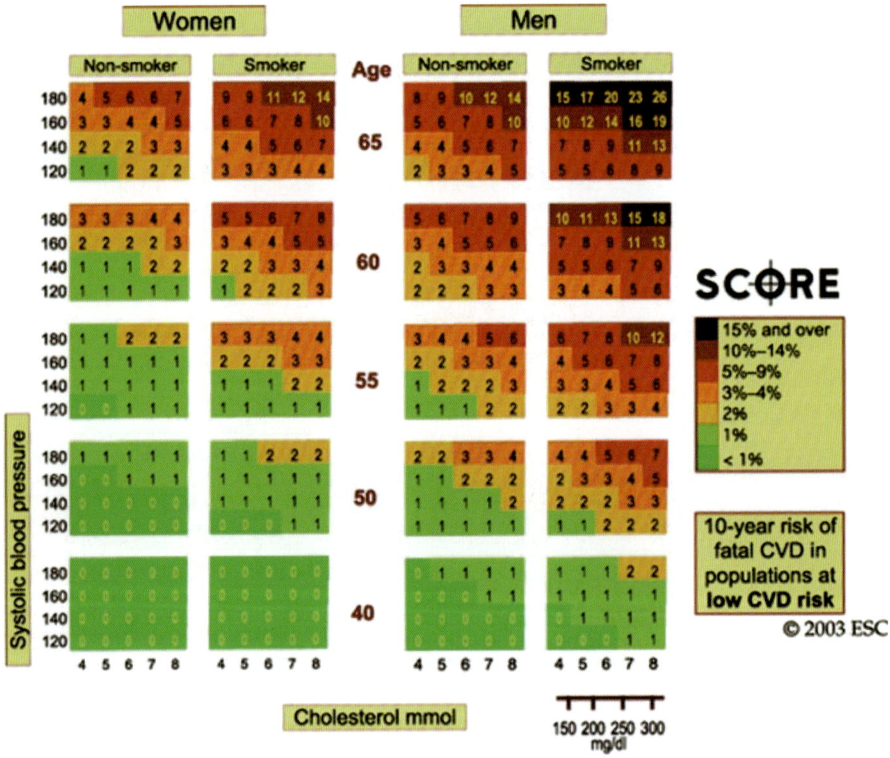

그림 8.5 성별, 나이, 수축기 혈압, 총 콜레스테롤과 흡연 여부에 따른 10년간 치명적 심혈관 질환의 위험도 표 (a) 유럽 내 저위험지역 (b) 유럽 내 고위험지역

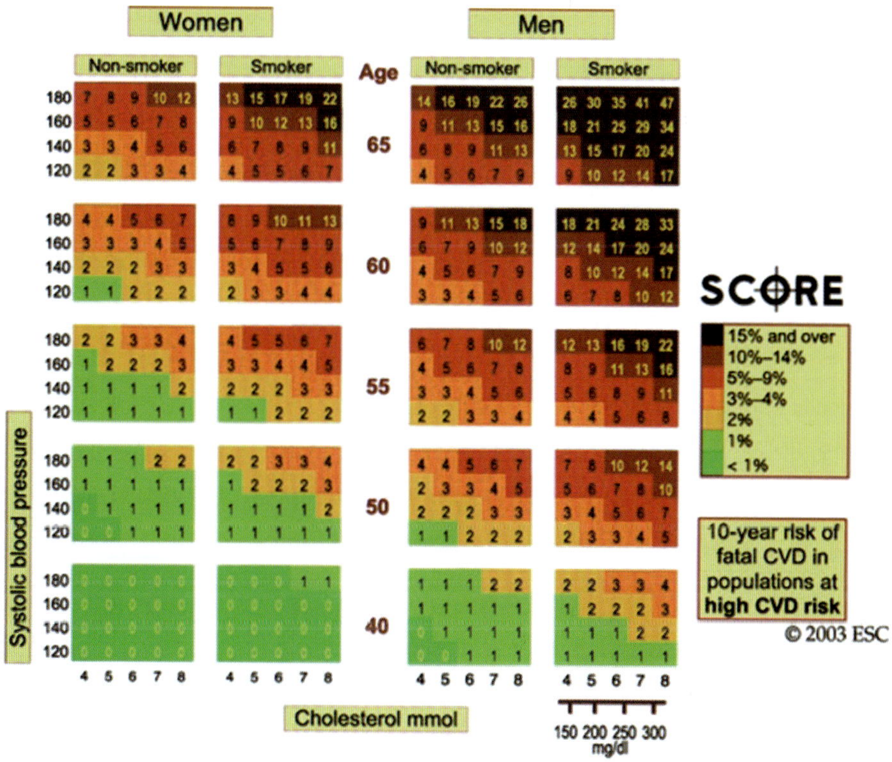

그림 8.5 (계속)

수 있다고 나타났다.[9] SCORE와 SCORECARD 시스템 모두 60대에서의 총 심혈관질환의 위험도를 추정한다. 절대적 심혈관질환 위험도뿐만 아니라, 상대적 위험도를 추정하므로, 현재 절대적인 위험도는 낮지만, 이미 위험 인자를 갖고 있어 향후 고위험군이 될 가능성이 높은 20-30대를 안내할 때 특히 더 중요한 의미를 갖는다.[12]

혈압은 일중, 일간, 월간, 계절 간 변이가 큰 것이 특징이다. 그래서 고혈압을 진단하기 위해서는 일정 시간 간격을 두고, 여러 다른 상황에서 여러 번 혈압을 측정해야 한다. 혈압이 약간 올라갔다면, 가능한 한 정확한 평상시 혈압을 결정하기 위해 수개월의 간격을 두고 반복 측정해야 한다. 하지만, 아주 심한 혈압 상승이나, 고혈압에 의한 장기 손상, 심혈관질환의 위험도가 고위험군 이상이라면, 짧은 간격(수 주 내 또는 수일 내)으로 반복 측정하여 고혈압을 진단할 수 있다. 일반적으로 고혈압의 진단은 적어도 두 번에서 세 번 내원하여, 내원할 때마다 적어도 2번 이상 측정한 혈압을 기준으로 진단해야 한다. 물론 특별히 심한 경우라면 한 번 내원하여 측정한 혈압을 기준으로 고혈압을 진단할 수 있다. 혈압은 의사나 간호사가 병원에서 측정하거나, 환자나 환자 가족이 집에서, 또는 자동혈압계로 24시간 동안 측정할 수 있다.

고혈압 치료는 최소 용량의 단일 약제로 시작해야 한다. 혈압이 조절되지 않으면 초기 약제의 최대 용량을 사용하거나 다른 종류의 약제(이 경우에도 최소 용량으로 시작해서 최대 용량으로 증량해야 한다)로 바꿀 수 있다. 다른 종류 약제로의 전환은 초기 약제가 혈압을 떨어뜨리지 못하거나 중요한 부작용을 야기하는 경우에만 시행해야 한다. 이런 순차적 단일약제 접근법(sequential monotherapy)은 환자 각각에서 효용과 내성 면에서 가장 좋은 약이 무엇인지 알 수 있게 한다. 비록 단일약제에 대한 반응률(responder rate)(수축기와 이완기 혈압 강하가 각각 ≥20, ≥10mmHg)은 거의 50%이지만, 단일약제로 목표 혈압(〈140/90mmHg)에 도달한 경우는 1단계 고혈압 환자군을 제외하면 전체 고혈압 환자의 20-30%를 넘지 않는다. 단일약제 접근법은 의사와 환자 모두를 힘들고 불쾌하게 만들어 환자의 순응도를 떨어뜨리고, 고위험군 환자들의 긴급한 혈압 조절을 지나치게 지연시킬 수 있다. 그러나 향후 게놈약학이 발전하여 환자 개개인에서 가장 효과적이고 이로운 약을 찾아내는 데 성공한다면 이런 문제들을 해결할 수 있을 것이다.[13]

다른 종류의 항고혈압 약제들이 1) 서로 다르지만, 서로 보완적인 작용 기제를 가지고 있거나, 2) 복합제에 의한 항고혈압 효과가 각 약제의 효과보다 월등하거나, 3) 두 약제의 보완적 작용 기제에 의해 각 약제의 부작용을 최소화하여 내성을 좋게 할 수 있다면 복합제로 만들 수 있다. 다음 두 가지 약제들의 조합은 효과적이고 내성이 좋다고 알려져 있으며, 무작위 효능 시험에서 자주 사용되는 조합이다.

- 이뇨제와 앤지오텐신전환효소억제제
- 이뇨제와 앤지오텐신수용체차단제
- 칼슘통로차단제와 앤지오텐신전환효소억제제
- 칼슘통로차단제와 앤지오텐신수용체차단제
- 칼슘통로차단제와 이뇨제
- 베타차단제와 칼슘통로차단제

항고혈압 치료는 만성 관동맥 심장질환이 있는 고혈압 환자에서도 유익하다. 이런 효과는 다양한 약제와 약제들의 조합(칼슘통로차단제 포함)을 통해 얻을 수 있고, 혈압

강하의 정도와 관련되어 있다. 유익한 효과는 초기 혈압이 140/90mmHg 이하이거나 도달 혈압이 130/80mmHg 정도일 때도 관찰되었다.

관동맥중재술 이후에도 지속적인 흉통이 있어, 다른 일반의에게 진료를 받았던 여자 환자의 경우에, 일반의는 중재 시술 전문의가 처방한 약을 바꾸지 않았고, 대신 환자에게 심장재활 프로그램에 등록하도록 제안했다. 하지만 자신의 심장을 시술해 주었던 중재시술 전문의가 심장재활 프로그램에 대해 권유한 적이 없었기 때문에 프로그램 참여에 동의하지 않았다. 하지만 지속적인 협심증 증상으로 6주 후 그 일반의에게 다시 진료를 받았고, 외래 환자를 대상으로 하는 심장재활 프로그램에 등록하였다.

어떻게 외래 기반의 심장재활 프로그램을 협심증 환자의 중재술 치료에 포함시킬 수 있을까? 우선 항고혈압 치료는 현재의 고혈압 치료 지침에 따라야 한다. 중재술 이후 수일 내에 시행하는 운동훈련도 안전하므로, 중재술 이후 가능한 한 빨리 운동훈련을 시작하거나 또는 다시 시작하라고 권유해야 한다. 협심증 증상은 확실히 기록되고, 적절하게 평가되어야 하고, 또한 시술한 부위는 완선히 아물어야 한다. 운동부하 검사는 증상이 새로 생기거나, 상이한 증상을 평가할 때, 또는 불완전하게 중재술을 받은 환자(예를 들어 모든 협착 부위를 넓히지 않은 사람)를 평가할 때 상당한 의미가 있다.[14]

심혈관질환의 위험인자가 없고, 심혈관질환이 없는 1단계 고혈압 환자(140 to 99mmHg)에서 12개월 동안, 당뇨 이외에 1개 이상의 심혈관질환의 위험인자를 갖고 있는 경우에는 6개월 동안 고혈압 초기 치료로 운동을 권유한다. 당뇨나 심혈관질환이 있거나, 2단계 이상의 고혈압(160/100mmHg) 환자는 운동을 포함한 생활요법과 함께 곧바로 약물치료를 시작해야 한다.[10]

운동 전에 약간 올라간 수축기 혈압에 대해 걱정할 필요는 없다. 또한 운동 중 수축기 혈압이 지속적으로 올라가는 것은 정상적인 반응이다. 하지만 운동강도에 비해 심하게 혈압이 오르는 경우(>190mmHg 수축기) 항고혈압 치료를 해야 한다. 운동하는 동안 운동 전보다 혈압이 10-15 mmHg 떨어진다면 운동을 바로 중단하고, 정밀검사를 먼저 받은 후에 심장재활 프로그램에 참여해야 한다.

여자 환자는 일주일에 3일씩, 3개월간 운동훈련을 받은 후 협심증 증상이 호전되었다. 칼슘통로차단제와 이뇨제 복합제로 혈압은 140/90mmHg으로 조절되었다. 항고혈압 치료는 계속 유지하였다.

안정형 협심증 환자에서 규칙적인 신체운동은 심근 관류를 향상시키고, 질병의 진행을 지연시킨다. 안정형 협심증 환자에서 운동훈련과 스텐트 삽입의 표준 중재술의 효과를 비교한 무작위 연구는 운동훈련이 스텐트 시술에 비해 생존율이나 운동능력에 더 우수함을 보여 주었다. 특히 재입원과 반복된 재관류술의 감소를 보여 주었다.[15] 이 연구는 안정형 협심증 환자에서 운동 기반의 심장재활 프로그램을 시행해야 한다는 중요한 근거가 된다. 엄선된 안정형 협심증 환자에서 생활요법인 운동훈련과 적절한 약물치료가 중재술의 대안이 될 수 있다는 것을 분명하게 보여 준다.

그럼에도 불구하고, 대부분 증상이 있는 안정형 협심증 환자에서 중재술은 여전히 최선의 치료이지만, 반드시 운동 기반의 심장재활을 시작으로, 더욱 적극적인 생활요법 관리가 이루어져야 한다. 이런 의미에서 심장재활을 하지 않는 중재술은 그저 차선의 치료 전략일 뿐이다.

8.3
학습 목표

- 임상적 안정형 협심증 환자에서 중재술의 결정
- 고혈압의 치료
- 고혈압 환자에서 심혈관질환 위험도 평가하는 방법
- 고혈압의 약물 치료
- 고혈압 환자에서의 심장재활

References

1. Silber S, Albertsson P, Avilés FF, et al. Guidelines for percutaneous coronary interventions. *Eur Heart J*. 2005;26:804-847.
2. Smith SC Jr, Feldman TE, Hirshfeld JW Jr, et al. ACC/AHA/SCAI 2005 guideline update for percutaneous coronary intervention – summary article: a report of the American College of Cardiology/American Heart Association Task Force on Practice Guidelines (ACC/AHA/SCAI Writing Committee to update the 2001 guidelines for percutaneous coronary intervention). *Circulation*. 2006;113:156-1751.

3. Katritsis DG, Ioannidis JP. Percutaneous coronary intervention versus conservative therapy in nonacute coronary artery disease: a meta-analysis. *Circulation*. 2005;111:2906-2912.
4. Boden WE, O'Rourke RA, Teo KK, et al. Optimal medical therapy with or without PCI for stable coronary disease. *N Engl J Med*. 2007;356:1503-15164.
5. Ades PA. Cardiac rehabilitation and secondary prevention of coronary heart disease. *N Engl J Med*. 2001;345:892-902.
6. Kastrati A Dibra, Eberle S, et al. A sirolimus-eluting stents vs paclitaxel-eluting stents in patients with coronary artery disease: meta-analysis of randomized trials. *JAMA*. 2005;294:819-825.
7. Pijls NHJ, De Bruyne B, Peels K, et al. Measurement of fractional flow reserve to assess the functional severity of coronary-artery stenoses. *N Engl J Med*. 1996;334:1703-1708.
8. Legalery P, Schiele F, Seronde MF, et al. One-year outcome of patients submitted to routine fractional flow reserve assessment to determine the need for angioplasty. *Eur Heart J*. 2005;26:2623-2629.
9. Pijls NHJ, van Schaardenburgh P, Manoharan G, et al. Percutaneous coronary intervention of functionally nonsignificant stenosis: 5-year follow-up of the DEFER study. *J Am Coll Cardiol*. 2007;29:2105-2111.
10. Task Force Members: Mancia G, De Backer G, Dominiczak A, Cifkova R, Fagard R, Germano G, Grassi G, Heagerty AM, Kjelsen SE, Laurent S, Narkiewicz K, Ruilope L, Rynkiewicz A, Schmieder RE, Struijker Boudier HAJ, Zanchetti A; ESC Committee for Practice Guidelines (CPG), Vahanian A, Camm J, De Caterina R, Dean V, Dickstein K, Filippatos G, Funck-Brentano C, Hellemans I, Dalby Kristensen S, McGregor K, Sechtem U, Silber S, Tendera M, Widimsky P, Luis Zamorano J; ESH Scientific Council: Kjeldsen SE, Erdine S, Narkiewicz K, Kiowski W, Agabiti-Rosei E, Ambrosioni E, Cifkova R, Dominiczak A, Fagard R, Heagerty AM, Laurent S, Lindholm LH, Mancia G, Manolis A, Nilsson PM, Redon J, Schmieder RE, Struijker-Boudier HAJ, Viigimaa M; Document Reviewers: Filippatos G, Adamopoulos S, Agabiti-Rosei E, Ambrosioni E, Bertomeu V, Clement D, Erdine S, Farsang C, Gaita D, Kiowski W, Lip G, Mallion J-M, Manolis AJ, Nilsson PM, O'Brien E, Ponikowski P, Redon J, Ruschitzka F, Tamargo J, van Zwieten P, Viigimaa M, Waeber B, Williams B, Zamorano JL. 2007 Guidelines for the management of arterial hypertension: the task force for the management of arterial hypertension of the European Society of Hypertension (ESH) and of the European Society of Cardiology (ESC) *Eur Heart J*. 2007;28:1462-1536.
11. Graham I, Atar D, Borch-Johnsen K, Boysen G, Burell G, Cifkova R, Dallongeville J, De Backer G, Ebrahim S, Gjelsvik B, Herrmann-Lingen C, Hoes A, Humphries S, Knapton

M, Perk J, Priori SG, Pyorala K, Reiner Z, Ruilope L, Sans-Menendez S, Op Reimer WS, Weissberg P, Wood D, Yarnell J, Zamorano JL, Walma E, Fitzgerald T, Cooney MT, Dudina A, Vahanian A, Camm J, De Caterina R, Dean V, Dickstein K, Funck-Brentano C, Filippatos G, Hellemans I, Kristensen SD, McGregor K, Sechtem U, Silber S, Tendera M, Widimsky P, Zamorano JL, Altiner A, Bonora E, Durrington PN, Fagard R, Giampaoli S, Hemingway H, Hakansson J, Kjeldsen SE, Larsen ML, Mancia G, Manolis AJ, Orth-Gomer K, Pedersen T, Rayner M, Ryden L, Sammut M, Schneiderman N, Stalenhoef AF, Tokgözoglu L, Wiklund O, Zampelas A. European guidelines on cardiovascular disease prevention in clinical practice: executive summary. Fourth Joint Task Force of the European Society of Cardiology and other societies on cardiovascular disease prevention in clinical practice (constituted by representatives of nine societies and by invited experts). European Society of Cardiology (ESC); European Association for Cardiovascular Prevention and Rehabilitation (EACPR); Council on Cardiovascular Nursing; European Association for Study of Diabetes (EASD); International Diabetes Federation Europe (IDF-Europe); European Stroke Initiative (EUSI); International Society of Behavioural Medicine (ISBM); European Society of Hypertension (ESH); European Society of General Practice/Family Medicine (ESGP/FM/WONCA); European Heart Network (EHN). *Eur J Cardiovasc Prev Rehabil.* 2007;Suppl 2:E1–40.

12. Mansia G, De Backer G, Dominiczak A, Cifkova R, Fagard R, Germano G, Grassi G, Heagerty AM, Kjeldsen SE, Laurent S, Narkiewicz K, Ruilope L, Rynkiewicz A, Schmieder RE, Struijker Boudier HA, Zanchetti A, European Society of Hypertension, European Society of Cardiology. 2007 ESH-ESC guidelines for the management of arterial hypertension: the task force for the management of arterial hypertension of the European Society of Hypertension (ESH) and of the European Society of Cardiology (ESC). *Blood Press.* 2007;16(3):135-232.
13. De Backer G, Ambrosioni E, Borch-Johnsen K, et al. European guidelines on cardiovascular disease prevention in clinical practice: third joint task force of European and other societies on cardiovascular disease prevention in clinical practice (constituted by representatives of eight societies and by invited experts). *Eur Heart J.* 2003;24:1601-1610.
14. Fletcher GF, Balady GJ, Amsterdam EA, et al. Exercise standards for testing and training: a statement for healthcare professionals from the American Heart Association. *Circulation.* 2001;104:1694-1740.
15. Hambrecht R, Walther C, Möbius-Winkler S, et al. Percutaneous coronary angioplasty compared with exercise training in patients with stable coronary artery disease: a randomized trial. *Circulation.* 2004;109:1371-1378.

관상동맥우회술(CABG)/흉골 중앙절개술 후 환자의 재활

9

Paul Dendale

64세 제2형 당뇨 환자가 운동 시 발생하는 흉통으로 입원하였다. 그는 만성폐색성폐질환(Chronic Obstructive Pulmonary Disease, COPD) 병력이 있고, 하루에 10~15개피의 담배를 피우고 있으며, 혈압 165/95mmHg, 몸무게와 키는 110kg, 169cm였으며 당화혈색소(HbA1c)는 10.5%였다. 그는 현재 메트포르민(Metformin) 2×850mg과 딜티아젬(Diltiazem) 200mg을 복용 중이다. 입원 당시 트로포닌(troponin)은 정상이었고 관상동맥조영술상에서 좌측 주관상동맥에 90%의 협착이 있었으며 우측 관상동맥 기시부 폐쇄가 있었다. 심장초음파에서는 중등도의 좌심실비대를 보였으며 수축 기능은 보존된 상태였다. 관상동맥우회술(Coronary Artery Bypass Graft surgery, CABG)을 권유받았고 수술 전 폐기능 검사가 시행되었는데 그 결과는 〈표 9.1〉과 같다.

폐합병증에 대한 어떤 위험요소들이 환자에게 있고 그것은 재활팀에 의해 어떻게 고쳐질 수 있는가?

답

1. **현재 흡연 중** 수술 직전까지 담배를 피던 사람은 폐합병증, 수술 부위 상처의 문제와 중환자실 입원기간의 유의한 증가가 있음을 몇 개의 연구에서 보고하고 있다. 정형외과 환자에 대한 중재연구는 6주 동안 금연한 환자들에게서 유의하게 이러한 위험들이 감소했음을 보여 주고 있다. 재활팀은 금연의 중요성을 강조해야 하고 금연을 위해 부프로피온(Bupropion) 또는 바레니클린(Vareniclin) 처방을 제안해야 한다. 각각의 보조제들은 금연의 성공률을 증가시킨다. 환자 상태가 안정적이라면 수술은 몇 주간 안전하게 연기될 수 있다.
2. **폐기능 감소** 관상동맥우회술에 일반적으로 사용되는 정중흉골절개법은 수술

표 9.1 관상동맥우회술 시행 전 실시된 폐기능 검사

FVC	2.6 L
FEV1	1.4 L
TLC	5.4 L

후 첫 주에 폐활량을 감소시키는 것으로 알려져 있다. 폐기능이 감소된 사람은 수술 후 관리 기간에 호흡부전이 발생할 위험을 가지고 있다. 베타수용체 자극제 흡입에 의한 적절한 치료와, 필요하다면 스테로이드 흡입 및 경구복용이 추천된다. 또한 수술 전 호흡근력 강화운동이 도움이 될 만한 환자를 가려 내는 수술 전 호흡근력 검사가 도움이 될 수 있다. 많은 연구들[5,8,9,15]은 호흡근 강화를 위한 6주의 운동 프로그램이 수술 후 합병증을 감소시킨다는 것을 보여 주었다. 호흡근력 향상을 위한 여러 기구들이 있다(그림 9.1-9.3).

3. **비만** 폐활량은 비만이 있는 환자에게서 더욱 감소되며 이는 호흡기 합병증을 증가시킨다. 수술 전 체중감량이 심장수술에서 합병증을 줄일 수 있다는 연구들은 찾기 힘들지만, 비만은 수술 전후 합병증을 일으키는 위험인자로 알려져 있다. 따라서, 수술을 안전하게 몇 주 정도 연기할 수 있다면, 영양사가 개개 환자의 수술 전 경과 관찰을 하는 것이 유용할 것이다.
4. **불충분하게 조절된 당뇨** 오랫동안 당뇨병을 앓아온 환자에서 양측 내흉 동맥 우회술을 시술한 경우, 절개된 흉골이 더디거나 불완전하게 아무는 것은 흔한 합병

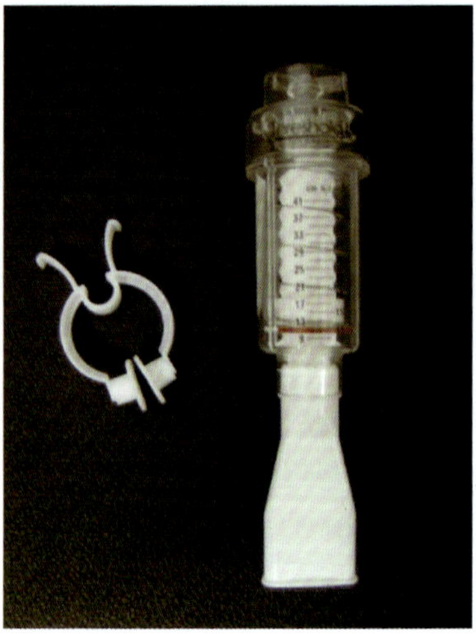

그림 9.1 단계별 저항을 이용한 호흡근 단련운동

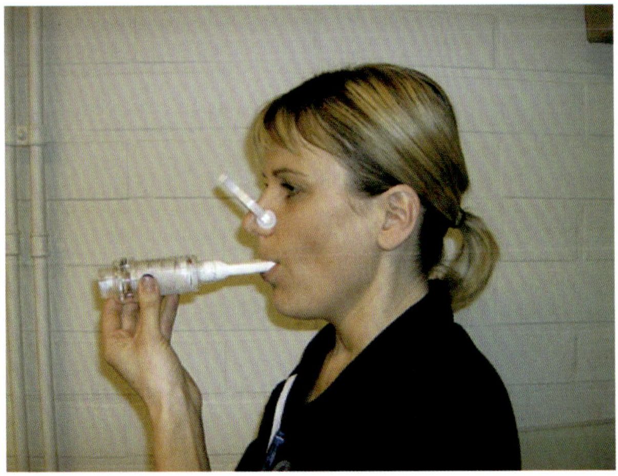

그림 9.2 호흡근 단련운동

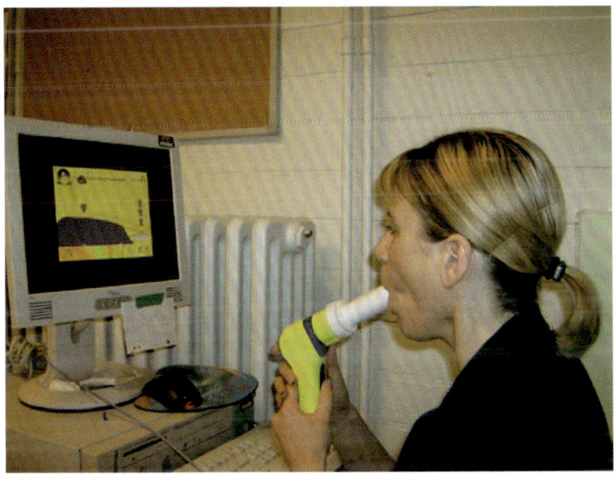

그림 9.3 시각적 피드백을 이용한 호흡근 단련운동

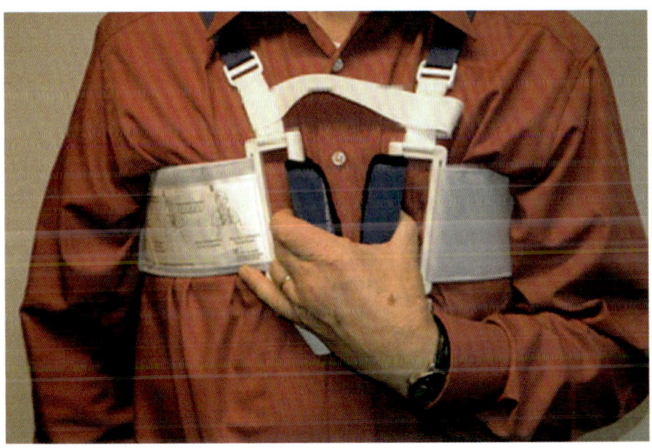

그림 9.4 흉골보조기(sterna-safe)

증이다. 양측 내흉 동맥 박리로 인한 흉골의 혈류차단은 수술 후(폐기능이 떨어진 환자에서는 더더욱) 흉골 벌어짐의 위험을 증가시킨다. 수술하기 몇 주 전부터 체중 감소, 낮은 강도의 운동과 적당한 약으로 적절한 당뇨 조절이 필요하다. 기계적 보조장치(예: Sterna Safe)는 수술 후 첫째 날 이러한 위험성을 감소시키나, 과학적 데이터는 부족하다(그림 9.4).

9.1
증례(2부)

환자는 관상동맥우회술을 위해 3주 동안 병원에 머문 뒤 5일간 보행 심장재활로 보내졌다. 수술 후에 호흡부전으로 인한 재기도삽관과 인공호흡기 치료를 7일간 받았다. 그는 여전히 호흡이 약해져 있음을 느끼고 주차장에서 재활센터로 오는 동안 숨이 찼다. 말을 할 때, 그는 숨을 쉬기 위해 일정한 간격을 두고 말을 쉬어야 한다. 퇴원 당시

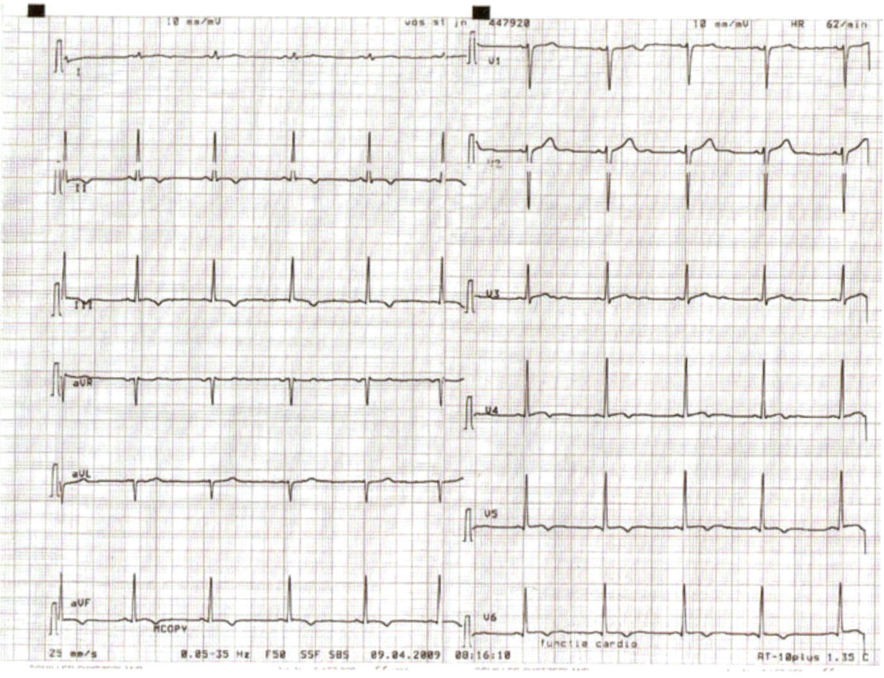

그림 9.5 퇴원 시 심전도

심전도에서 심근경색 소견 없이 정상 동율동과 전반적인 재분극 이상을 보였다(그림 9.5). 심초음파는 심막에 유출물 고인 것 없이 약간 감소된 수축기능 장애를 보였다. 재활 프로그램 시작 시 임상적 검사상에서는 좌측 흉강의 아래쪽 반에서 호흡음 감소가 보였다.

이 환자의 호흡곤란의 가능한 원인은 어떤 것일까?

1. **늑막 삼출액 고임** 늑막 삼출액 소견은 흉골 절개 후 흔하다(수술 후 첫 주, 약 60%의 환자에게서 늑막 삼출액이 보인다).[11] 대개 입원 기간 중 발생하나 때로는 보행 심장재활 프로그램 중 생기거나 증가할 수 있다. 주로 왼쪽에 생기며 원인은 다양하다. 늑막 열기(내흉 동맥 채취하는 동안), 얼음으로 부분적 냉각, 염증(심막 절개 후 증후군: 수술 후 몇 주 동안 발생하며 대개는 염증, 통증, 발열을 수반한다), 또는 심부전(이 경우 대개 양측성 늑막 삼출액 고임 소견이 보인다) 등이 원인이다.
2. **감소된 폐기능** 흉골 절개는 폐기능의 갑작스러운 저하를 가져 온다.[19] 이 문헌은 심장수술 후 첫 주에 폐활량과 호기량의 30%가 감소한다고 기술하고 있다. 대개 3개월 후에 저절로 호전되나 항상 완전히 좋아지는 것은 아니다. 어떤 환자의 경우 1년 후에도 폐기능 감소 소견이 지속된다. 이러한 감소의 원인은 호흡 양상의 변화에 있다: 복식 호흡 대신 위쪽 흉부 호흡을 하게 되고,[17] 흉곽 움직임의 조화 부족,[12] 늑막 삼출액, 횡경막 신경의 손상으로 인한 한쪽 횡경막의 마비(주로 내흉 동맥 박리한 쪽 냉각용 얼음에 의해 생기며 "sniff test" 또는 횡경막 신경의 근전도로 진단될 수 있다). 여러 연구들은 내흉 동맥을 사용한 경우(아마도 특수한 견인기 사용 때문)에서 폐기능의 수술 후 저하가 더 많음을 보여 준다.[23] 몇몇 경우에서는 흉골의 불안정성이 계속되는 호흡기능 저하의 원인이 된다.[6,7]

어떤 재활 설정을 할 수 있을까?

1. **진단** 보행 재활 첫 주에 이러한 합병증이 있는지 유심히 봐야 한다. 지속된 호흡곤란과 정상적인 운동능력 회복을 보이지 않는 환자에서 심한 늑막삼출과 횡경막 마비, 폐쇄성 폐질환은 임상적 검사로 쉽게 알 수 있다. 재활 첫 주에 폐기능 검사 시행 시 운동하는 동안 폐활량이 30~40% 감소되는 것을 흔히 볼 수 있다. 하지만

이런 경향은 재활 프로그램을 시행하는 동안 정상화된다. 정상적인 회복을 보이지 않는 환자에게서의 폐기능 검사는 폐기능의 문제인지 다른 원인이지를 감별해준다. 필요 시 더 많은 검사(흉부 X-ray, 늑막 천자, 심초음파, 횡경막 근전도 검사)를 시행할 수 있다.

2. **재활 치료** 흉골 절개 후 물리 치료가 폐기능에 어떤 영향을 주는지는 아직 잘 알려져 있지 않다.[3,14] 대부분의 늑막 삼출은 저절로 또는 항염증약 투여 후 금방 사라지는 경향이 있으나 어떤 경우에서는 반복적인 늑막 천자 또는 늑막 유착술이 필요하다. 횡경막 신경 마비에 의한 편마비는 70~90% 환자에게서 저절로 회복된다.[20] 심한 경우에는 외과적 횡경막 주름잡기(plication) 수술이 필요하다.[20] 전통적인 호흡 연습이나 유발(incentive) 폐활량 측정기의 영향은 알려진 바가 없으나 몇몇 작은 연구들은 팔 측력계(낮은 부하부터 시작)가 긍정적 영향을 보인다고 보고하고 있다. 하지만 폐기능이 저하되어 있는 사람에게서 수술 전 흡기근 연습[8,9]은 수술 후 폐합병증을 줄이는 좋은 방법이 될 수 있다. 폐기능이 저하된 일부의 경우는 호흡에 의한 통증 지속이 원인이므로 안마사에게 자문을 의뢰하면 일부 환자에게는 도움이 될 수 있다.[16]

9.1.1.

흉골 절개 후 재활 치료에서의 정골(整骨)요법

우리 기관에서 시행한 128명 환자에 대한 수술 후 연구 결과(발표되지 않은 관찰)는 46%의 환자에서 수술 후 1주에 좌측 흉강 움직임의 감소를 보였으며, 14%의 환자에서 흉골 통증이나 척추 쪽에 압통점이 발생했다. 어깨 통증은 양측(좌측 16%, 우측 14%)에서 발생하였다.

보행 재활 프로그램으로 37명의 환자의 장기간 연구 결과 이러한 근골계적인 문제와 국소적인 통증증후군이 발생하는 걸 알 수 있었다. 흉골 절개 환자에서 흉곽 움직임 장애와 통증은 지속되고 심지어 증가하기도 한다. Ragnarsdòttir 등[17]은 흉곽 움직임을 정량화하는 장치로 호흡 움직임을 측정하여 비슷한 결과를 찾아냈다. 흉골 절개 후 가장 일반적인 기능 장애는 흉추와 늑골-척추 관절에서 발견된다(표 9.2).

표 9.2 흉골 절개 후 가장 일반적인 기능 장애는 흉추와 늑골-척추 관절에서 발견된다

기능장애	가능한 원인
흉추(접합부)	흉곽의 과도한 벌림 내흉 동맥 견인기 사용
늑골-척추 관절(좌측에 흔함)	흉곽의 과도한 벌림 내흉 동맥 견인기 사용
횡경막	배액 위치 내흉 동맥 사용에 의한 혈류공급 제거(일부 가지는 횡경막에 피를 공급) 횡경막 신경 손상으로 인한 움직임 감소(부분적 얼음 냉각)
늑간 통증(대개 2~5번)	흉곽의 과도한 벌림 내흉 동맥 견인기 사용 내흉 동맥 사용에 의한 혈류공급 제거(늑간 가지 잘림)
흉곽과 목 근막의 증가된 긴장	흉골-흉막 인대의 절단 흉곽 내 근막의 부분 제거 흉곽의 과도한 벌림
흉추 후만증의 증가	수술 후 첫 주 통증으로 인한 자세 수술 후 친대에서의 잘못된 자세(너무 높은 베개, 친대에서 반쯤 앉은 자세) 흉터의 오므림

9.2
증례(3부)

재활 프로그램의 시작 전 검사 후에 재활팀은 환자에 대한 토의를 했다. 환자는 호흡 곤란, 흉골 절개 흉터 좌측의 감각 감소, 가끔씩 흉부에서 "진동"을 느끼고 등 견갑골 사이의 통증을 호소한다. 그는 비만(BMI 31)이고 고지혈증, 고혈압을 가지고 있어 암로디핀(Amlodipine) 5mg, 아스피린(Aspirin) 80mg, 심바스타틴(Simvastatin) 20mg, 그리고 비소프로롤(Bisoprolol) 5mg을 복용하고 있다. 이학적 소견상 박동수 115회/분(비규칙적), 좌측 폐의 호흡음 감소, 양측 발목의 부종을 보이고 있었다. 흉골 절개 흉터는 잘 아물었으나 그 옆으로 만져지고 염발음(捻髮音)이 느껴졌다. 심리적 검사상 불안이 증가해 보이나 우울증은 아니었다. 환자의 배우자는 환자의 호전에 대해 걱정하는 듯 보였다.

이 환자에서 재활 프로그램 시작 후 첫 주에 어떤 재활적 문제에 주의가 필요할까?

1. **흉골 상처 회복** 겉으로는 상처가 잘 회복된 것으로 보이나 자세 변환에 의해 유발되는 흉골이 움직임이 있다면 흉골이 잘 아물지 않았다는 소견일 수 있다. 흉골 절개 상처를 만질 때 느껴지는 염발음은 상처 회복이 더디다는 임상적 소견이다. 흉골 접합 지연은 양측 내흉 동맥을 사용하거나 당뇨 환자에게서 흔하다. 흉골 불안정이 의심되는 경우 완전히 붙을 때까지 모든 상체 운동을 피해야 한다. 어떤 경우에는 흉골 불안정이 지속되어 재수술이 필요할 수도 있다. 등쪽 견갑골 사이의 통증은 흉골 절개의 전형적인 합병증이다: 국소적 출혈과 함께 늑골-척추 관절이 과도하게 긴장하고, 부분 탈골 염증반응이 수술 도중 개흉에 따라 발생한다. 첫 주에 정상적인 수면을 위해 진통제가 대개 필요하다. 우리 실험실의 연구에서 전통적인 재활 프로그램 후 환자의 1/3에서 수술 후 15개월까지 통증과 움직임이 감소했음을 확인하였다(표 9.4). 이것은 아마도 늑막 배액의 존재 유무와 내흉 동맥 사용과 관계가 있을 것이다(표 9.3). 지금까지 이러한 낮은 강도의 지속된 통증에 대한 적절한 치료는 알려진 바가 없다: 운동이 도움이 될 수 있겠지만 연구는 부족하다. 우리 재활 센터에서 지속적인 흉곽과 척추 쪽 문제가 있는 환자들은 정골 요법 의사에게 자문을 구한다. 정골 요법에 대한 실제 과학적 자료는 부족하지만 이러한 환자군에서 부가적인 가치가 있다는 것을 여러 연구들이 보여 주고 있다.
2. **심박동수** 심박수의 증가는 심장 수술 후 흔한 합병증인 심방 세동의 재발을 시사한다.[1,13] 환자의 60%가 수술 후 첫날 제한적인 심방 세동을 경험하지만 보행 재활 동안 거의 줄어든다. 어떤 범주의 환자들은 심방 세동이 더 잘 생기고 정기적인 검사가 필요한데, 승모판 수술 환자, 만성 폐쇄성 폐질환, 비만 환자, 심장 수축기능 감소, 고령, 베타차단제를 먹지 않는 사람 등이다.
3. **비만** 비만이 관상동맥 재발의 위험요소이기는 하지만 복잡한 수술 후 재활 프로그램 시작 시 칼로리 제한 식이는 하지 않는 게 좋다. 6~8주 후 식사 제한은 천천히 시작할 수 있다.
4. **발목 부종** 발목 부종은 우회술을 위해 정맥 채취 후 자주 발생하는 현상이다. 일반적으로, 별다른 치료 없이 수술 후 6~12주 후에 저절로 사라진다. 이뇨제는 일반적으로 필요치 않은데, 이뇨제는 전해질 불균형, 신장 기능 장애를 일으킬 수 있고 혈압(시술 후 첫 4~6주는 혈압이 대개 낮다)을 낮출 수 있다. 스타킹은 다리 흉

표 9.3 40명의 환자를 대상으로 한 연구에서 수술 후 15개월에 통증 및 흉곽 움직임의 감소와 배액 그리고/또는 내흉 동맥 채취 간에 유의한 관계가 밝혀졌다.

	통증 +	통증 −		움직임 +	움직임 −	
배액 +−	12	38		20	30	
배액 +−	0	30	$P < 0.004$	1	29	$P < 0.001$
내흉동맥 +	11	33		19	25	
내흉동맥 −	1	35	$P < 0.006$	2	34	$P < 0.001$

표 9.4 재활 프로그램 중 또는 후에 이학적 검사상 흉벽 통증이 있는 37명의 환자: 지속적인 통증점이 많은 수에서 존재

	1주	6주	3개월	15개월
흉골	17%	23%	24%	29%
등쪽 압통점	5%	5%	8%	11%
좌측 흉곽 움직임 감소	25%	20%	31%	34%
국소적 늑골 통증	35%	30%	42%	29%

터의 당김을 감소시키고 부종이 사라질 때까지 낮 시간 동안 사용하는 것을 권장한다.

5. **저혈압** 관상 동맥 우회술 후 환자는 재활 후 첫 주에 혈압이 낮아지는 것을 자주 볼 수 있다. 이런 혈압 강하는 원인이 복합적이다(침대 안정, 음식이나 음료 섭취 감소, 혈압 강하제 사용 등). 이러한 것들은 수술 전 먹던 혈압약을 줄이지 않는다면 기립성 반응을 유발한다. 대부분의 경우에서 수술 후 6~8주에 수술 전 수준으로 돌아간다. 재활 시작 시에는 혈압약을 줄였다가 끝날 때쯤에는 다시 올려야 한다. 그 사이에, 체중 감소와 저염식 교육을 해야 한다.
6. **수술 후 말초 신경통**[4,10,18] 신경통의 대부분은 팔 신경총 또는 비골 신경의 뿌리 쪽이 늘어나거나 포획된 결과로 발생되며 대개 수술 후 기간 동안 분명해진다.
   (a) 팔 신경총 마비: 5~24%의 발생률로, 주로 수술 동안 팔의 외전(90도)과 외회전(30도)의 자세 때문이다.[14,16,21] 이 조합은 신경총이 최대한 당겨진 상황을 만든다. 흉골을 벌어짐과 첫 번째 늑골 골절 또한 원인이 될 수 있다.[16] 환자의 머리를 반대쪽으로 돌리면 신경총의 당김이 심해진다. 내흉 동맥 채취를 위해 어쩔 수 없이 해야 하는 흉벽의 과도한 벌림 또한 원인이 된다. 대부분의 환자에서, 특히 요골 신경으로부터 나오는 아래쪽 뿌리 쪽이 손상 당하며 일반적으로 통증이 주 증상이다. 팔 신경총의 근전도로서 검사할 수 있다. 환

자의 대부분은 또한 광범위한 물리 치료가 필요하다. 그럼에도 불구하고, 손상된 신경의 기능 회복 과정은 3주에서 최대 1년 정도의 요양 기간 후에 회복되게 된다.

(b) 비골 신경 손상[21]: 이 수술 후 신경 손상은 드물다. 문헌상에서 0.3%[14]에서 6%[21]까지 보고되고 있다. 대부분의 경우에 수술 도중 다리와 엉덩이의 과도한 외회전에 의해 발생한다. 피부에 가까운 비골 신경이 비골 머리 쪽에서 눌려서 생기는 것으로 보인다. 대개의 경우 한쪽으로 발생(59%)[14]하며 발등 굽힘(dorsi-flexion)이 안 되고 감각과 통증을 느끼지 못하게 된다. 근전도가 추천되나 신경 단절의 첫 번째 증상은 말초 신경 손상 후 10~14일에 나타나므로 검사는 수술 후 3주까지 연기할 필요가 있다. 예후는 대부분 좋지만 장기적 손상이 보고되기도 한다. 위의 두 가지 신경학적 이상은 당뇨, 고령, 정상보다 낮은 체중과 긴 수술 기간이 중요한 위험 요소이다.[3,14,16,21]

9.3
증례 (4부)

환자는 심방 세동에 대해 전기적 동율동 전환 후 재활을 다시 시작하였다. 환자의 프로그램은 일주일에 1시간씩 3번, 운동, 교육, 정신과적 상담으로 구성하였다. 재활치료 6주 후, 새로운 평가가 시행되었다. 이것은 폐음의 정상화, 분당 62회의 규칙적 심박동과 145/89mmHg의 혈압을 보여 주었다. 폐기능 검사는 폐활량의 증가를 보여 주었다.

심장 수술 환자에서 심장 재활 프로그램은 어떤 것이 특별한가?

1. **수술 전 준비** 적어도 수술 전 6주의 금연, 호흡 합병증 위험이 높은 환자에서 수술 전 6주 동안 흡기 호흡근 운동.
2. **상처 치유에 주의** 드물지 않게, 흉골 또는 대복재 정맥 채취 부위의 더딘 치유는 수술 후 첫 주 재활 치료를 어렵게 하는 이유가 된다. 한편으로 수술 후 첫 주에 운동을 하지 않으면 흉부와 어깨 쪽 근육의 위축을 가져올 수 있다. 이는 많은 힘을 요구하는 직업을 가진 환자에게 중요하다. 이런 환자들은 수술 후 6주부터(상처

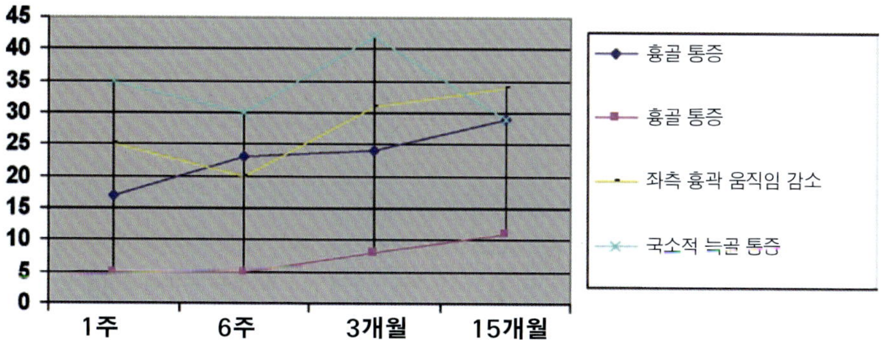

표9.6 수술 후 시간대 별 주된 근골격계 이상과 통증의 발전

치유가 완전히 끝난 후) 재활 프로그램에 상지의 강화 운동을 포함시켜야 한다.[2]

3. 어떤 센터에서는 흉골의 완전 치유를 위해 수술 후 6~12주를 기다렸다가 보행 재활을 시작한다. 우리 센터의 발표되지 않은 자료에서는 맞춰진 재활 프로그램을 일찍(퇴원 후 1~2주) 시작하는 것은 안전하고 흉골 치유 문제 없이 회복을 빠르게 해준다는 것을 보여 준다. 또한, 이른 재활 치료는 정서적 회복에도 도움이 된다.
4. 많은 환자들이 수술 후 본래의 일로 돌아갈 수 있을지 궁금해하기 때문에 직업과 관련된 상담은 중요하다. 재활 팀은 재활 프로그램 시작 시에 환자들이 이와 관련된 궁금증을 가질 수 있다는 것을 인지해야 한다. 재활 프로그램뿐만 아니라 정서적 상담은 특화된 직업적 요구에 맞춰져야 하고, 회사 주치의와의 이른 만남이 자기 일로의 성공적인 복귀의 기회를 증가시키는 데 유용하다. 심장수술 환자에서, 자기 일을 잠깐씩 하게 하는 것(그 사이에 재활치료는 계속하면서)은 도움이 된다.

9.4 결론

심상 수술 후 특화된 심장재활을 일찍 시작하는 것은 환자의 회복에 매우 중요하다. 전형적인 수술 후 합병증과 수술에 대한 정서적 반응에 주의하고 재활 프로그램을 환자가 필요로 하는 육체적 상태에 잘 맞춰야 한다. 심장 수술로부터 완전한 회복은 적어도 몇 달이 필요하지만, 좋은 재활 프로그램이 병행될 때 대부분의 환자는 다시 자기 일로 돌아갈 수 있고 좋은 삶의 질을 영위할 수 있다.

Refefence

1. Bharucha D, Marinchak R. Arrhythmias after cardiac sugery: atrial fibrillation and atrial flutter. UpToDate. Version 16.3. Oktober 2008.
2. Bjarnason-Wehrens B, Mayer-Berger W, Meister ER, Baum K, Hambrecht R, Gielen S. Recommendations for resistance exercise in cardiac rehabilitation. Recommendations of the German Federation for Cardiovascular Prevention and Rehabilitation. *Eur J Cardiovasc Prev Rehabil.* 2004;11:352-361.
3. Crowe JM, Bradley CA. The effectiveness of incentive spirometry with physical therapy for high-risk patients after coronary artery bypass surgery. *Phys Ther.* 1997;77:260-268.
4. Dawson DM et al. Perioperative nerve lesions. *Arch Neurol.* 1989;46:1355-1360.
5. Dronkers J, Veldman A, Hoberg E, Van der Waal C. Prevention of pulmonary complicationis after upper abdominal surgery by preoperative intensive inspiratory muscle training: a randomizes controlled pilot study. *Clin Rehabil.* 2008;22:134-142.
6. El-Ansari D, Adams R, Toms L, Elkins M. Sternal instability following coronary artery bypass grafting. *Physiother Theory Pract.* 2000;16:27-33.
7. El-Ansari D, Waddington G, Adams R. Relationship between pain and upper limb movement in patients with chronic sternal instability following cardiac surgery. *Physiother Theory Pract.* 2007;23:273-280.
8. Hulzebos EH, Helders PJM, Favié NJ, De Bie RA, Brutel de la Rivière R, Van Meeteren NLU. Van Meeteren NLU Preoperative intensive inspiratory muscle training to prevent postoperative pulmonary complications in high risk patients undergoing CABG surgery. *JAMA.* 2006;296:1851-1857.
9. Hulzebos EH, Van Meeteren NLU, van den Buijs BJWM, de Bie RA, Brutel de la Rivière A, Helders PJM. Feasibility of preoperative inspiratory muscle training in patients undergoing coronary artery bypass surgery with high risk of postoperative pulmonary complications: a randomised controlled pilot study. *Clin Rehab.* 2006;20:949-959.
10. Lederman RJ et al. Peripheral nervous system complications of coronary artery bypass graft surgery. *Ann Neurol.* 1982;12(3):297-301.
11. Light RW. Pleural effusions after coronary artery bypass graft surgery. *Curr Opin Pulm Med.* 2002;8:308.
12. Locke TJ, Griffiths TL, Mould H, Gibson GJ. Rib cage mechanics after median sternotomy. *Thorax.* 1990;45:465-468.
13. Maisel A, Rawn A, Stevenson A. A trial fibrillation after cardiac surgery. *Ann Intern Med.*

2001;135:1061.

14. Matte P, Jacquet L, Van Dyck M, Goenen M. Effects of conventional physiotherapy, continuous positive airway pressure and non-invasive ventilatory support with bilevel positive airway pressure after coronary artery bypass grafting. *Acta Anaesthesiol Scand.* 2000;44(1):75-81.
15. Nomori H, Kobayashi R, Fuyuno G, Morinaga S, Yashima H. Preoperative respiratory muscle training. Assessment in thoracic surgery patients with special reference to postoperative pulmonary complications. *Chest.* 1994;105:1782-1788.
16. O-Yurvati AH, Carnes MS, Clearfield MB, Stoll ST, McConathy WJ. Hemodynamic effects of osteopathic manipulative treatment immediately after coronary artery bypass graft surgery. *J Am Osteopath Assoc.* 2005;105(10):475-481.
17. Ragnarsdóttir M, Kristjánsdóttir Á, Ingvarsdóttir I, Hannesson P, Torfason B, Cahalin LP. Short-term changes in pulmonary function and respiratory movements after cardiac surgery via median sternotomy *Scand Cardiovasc J.* 2004,38:46-52.
18. Sharma AD et al. Peripheral nerve injuries during cardiac surgery. Risk factors, diagnosis, prognosis, and prevention. *Anesth Analg.* 2000;91:1358-1369.
19. Shenkman Z, Shir Y, Weiss YG, Bleiberg B, Gross D. The effects of cardiac surgery on early and late pulmonary functions. *Acta Anaesthesiol Scand.* 1997;41:1193-1199.
20. Tripp H, Bolton R. Phrenic nerve injury following cardiac surgery: a review. *J Card Surg.* 1998;13:218-223.
21. Vasquez-Jimenez JF et al. Injury of the common peroneal nerve after cardiothoracic operations. *Ann Thorac Surg.* 2002;73:119-122.
22. Weiner P, Zeidan F, Zamir D, et al. Prophylactic inspiratory muscle training in patients undergoing coronary artery bypass graft. *World J Surg.* 1998;22:427-431.
23. Wheatcroft M, Shrivastava V, Nyawo B, Rostron A, Dunning J. Does pleurotomy during internal mammary artery harvest increase post-operative pulmonary complications? *Interact CardioVasc Thorac Surg.* 2005;4:143-146.

울혈성 심부전
—안정형 만성 심부전 환자 10

Massimo F. Piepoli

10.1
학습 목표

이 증례에 대한 학습목표는 다음과 같다:

- 도외시되고 있는 심부전의 원인을 알아본다.
- 심부전에 대한 최적의 약물 치료 시 얻는 이점을 알아본다.
- 심부전 환자에서 이차적 예방을 위한 심장재활의 이점을 알아본다.
- 심부전 환자에서 운동처방의 지표를 알아본다.

증례

64세 남자 환자가 2개월 전부터 시작된 호흡곤란으로 응급실로 내원하였으며 최근에는 증상이 악화되어 경도의 운동 시에도 심한 호흡곤란이 발생하였으며 생활에 심각한 제한이 있었다고 한다. 내원 1일 전에는 휴식 시 및 수면 중(발작성 야간 호흡곤란)에도 호흡곤란이 있었으며 심한 심계항진을 동반하였다.

응급실 간호사의 문진에 의하면 환자 본인 및 그의 가족이나 친척들에서 심혈관질환의 기왕력은 없었다. 그러나, 환자는 중요한 심혈관계 위험인자를 가지고 있었다. 즉 운동을 전혀 하지 않고 있었으며 경도의 과체중(88kg, 키 175cm, BMI 28.7) 상태이며 4년 전부터 고혈압으로 약물 치료(ramipril 5mg) 중이었다. 환자의 혈압은 100/70mmHg, 맥박수는 100회/분, 체온은 측정하지 못했으며 산소포화도는 96.5%였다.

진찰소견에서, 환자는 창백하였으며 경도의 발한, 과호흡 및 기좌호흡이 관찰되었으며 불규칙적인 심음이 청진되었고 발목부종이 관찰되었다. 심장검사에서 심첨부가 약간 왼쪽으로 치우쳐져 있었으며 중등도의 선수축기 심잡음이 심첨부에서 청진되었다. 또한 폐악설음이 양 폐야에서

들렸다.

심전도(그림 10.1), 흉부방사선 사진(그림 10.2) 그리고 기본적인 혈액검사(혈구 수치, 전해질, 신장기능검사 및 심근효소수치 포함, 그림 10.3)가 우선적인 검사로 처방되었다.

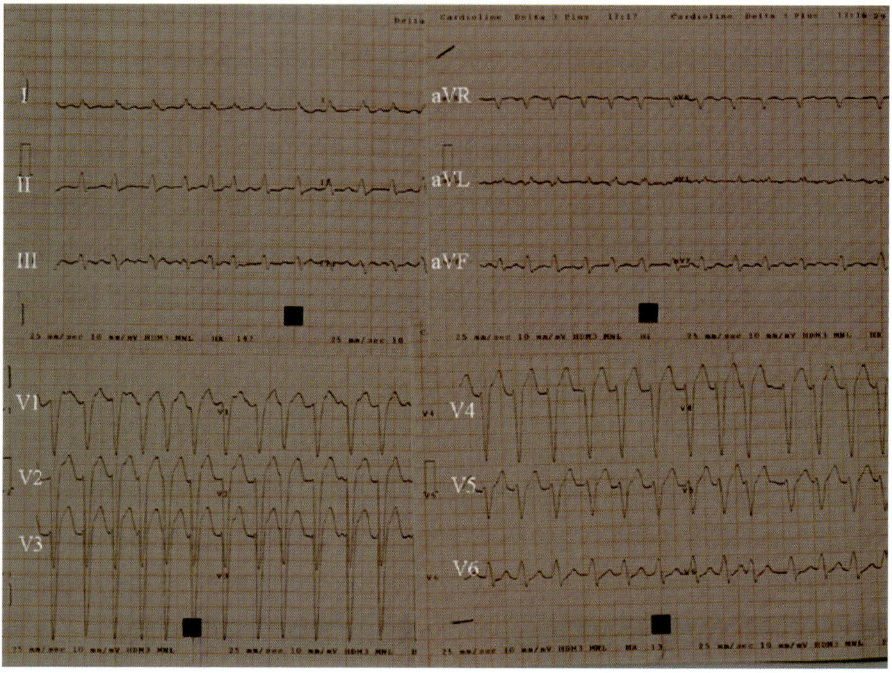

그림 10.1 심전도

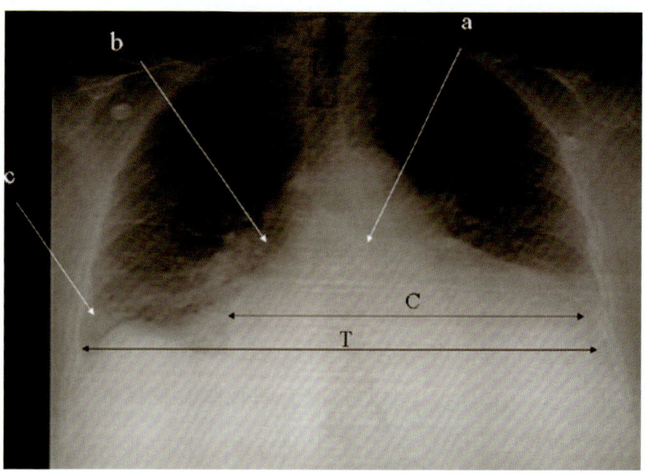

그림 10.2 흉부 엑스레이

그림 10.3 혈액검사

Blood test	Value	Reference value
Hb	13.1 gr/dl	13-17
Hct	41.1%	40-52
BUN	65 mg/dl	10-50
Creatinine	1.56 mg/dl	0.6-1.4
Na	131.0 mEq/l	135-146
K	3.2 mEq/l	3.6-5.0
Cl	101 mEq/l	97-110
GOT/AST	38 U/l	10-31
GPT/ALT	40 U/l	10-31
LDH	189 U/l	120-240
CK/CPK	161 U/l	<149
CK MB	3.1 ng/ml	<2.8
Tn I	0.3 ng/ml	<0.1

10.2 검사들

10.2.1 심전도(그림 10.1)

10.2.1.1 판독

규칙적인 심방 운동이 없음. 불규칙적이고 심실 박동수가 분당 147회로 비정상적으로 증가되어 있음(정상 심박수 50–100회/분; 정상 QRS축 +60°). QRS폭이 비정상적으로 증가되어 있었으며(110ms) 불완전 좌각차단 보임.

10.2.1.2 의견

심전도에서 좌각차단(LBBB) 진단 기준.

- 심장리듬이 상심실성 기원이다.
- QRS폭이 ≥120 ms이다.
- Lead V1에서 QS 또는 rS complex 형태를 보인다.

- Leads I 과 V6에서 단상성(monophasic) R파(wave)를 보인다.
- T파의 편향(deflection)은 QRS 복합체의 종말편향(terminal deflection)과 반대 방향이다. 각차단에서는 T파 불일치(discordance)가 관찰되며 방향일치(concordant) T파가 관찰될 때는 심근경색을 의심할 수 있다.

이 환자에서는 QRS폭이 110ms로 불완전 좌각차단이며 방향일치 T파를 보이고 있어 심근허혈을 의심해 볼 수 있다.

결론: 심방세동 및 빠른 심실맥박수. 좌심실 과부하 또는 심내막 허혈을 시사하는 심실 재분극.

10.2.2
흉부방사선 사진(그림 10.2)

전후상(Anterior–Posterior View) 판독

심장비대: 심흉비(cardio/thoracic ratio)〉0.5(참고치 〈0.5). 양측 폐울혈: 양측 늑막삼출.

10.2.3
혈액검사(그림 10.3)

판독: 정상 혈색소 수치, 경도의 신장기능 저하(크레아티닌[creatinine]과 질소[nitrogen]의 상승 소견), 전해질 수치 저하, 정상 심근효소 수치.

이 결과들로 보아 심장기능이상 유무 확인을 위해 심장초음파 검사를 시행하기로 하였다(그림 10.4, 10.5).

10.2.4
심장초음파 흉골상(Parasternal View)(그림 10.4)

10.2.4.1
설명

왼쪽, 이면성 심장초음파 장축면에서의 심실의 수축기 및 이완기.

오른쪽, 좌심실의 M형 심초음파.

AV, 대동맥판; IVS, 심실 중격; LA, 좌심방; LV, 좌심실; RV, 우심실.

10.2.4.2

판독

좌심실 확장 및 수축 저하 소견 보이나 심실벽 두께는 정상을 보임[이완기 말 직경 65mm(참고치 〈45 mm), 수축기 말 직경 55mm(참고치 〈35mm), 심실 구혈률 28%(참고

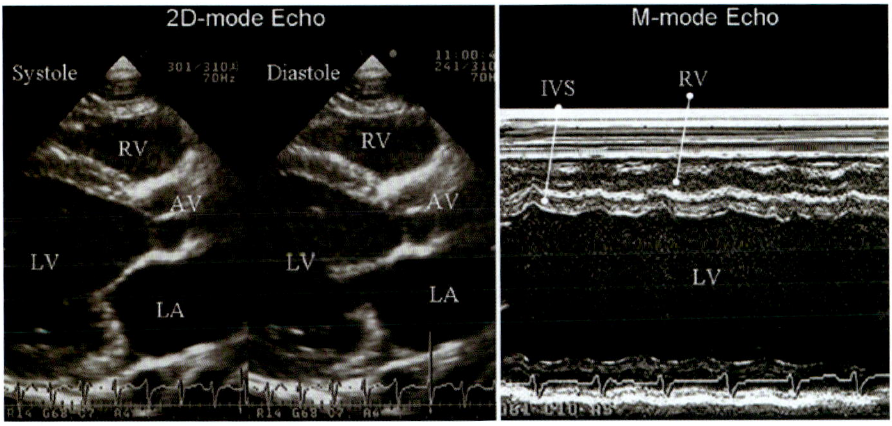

그림 10.4 심장초음파 검사도

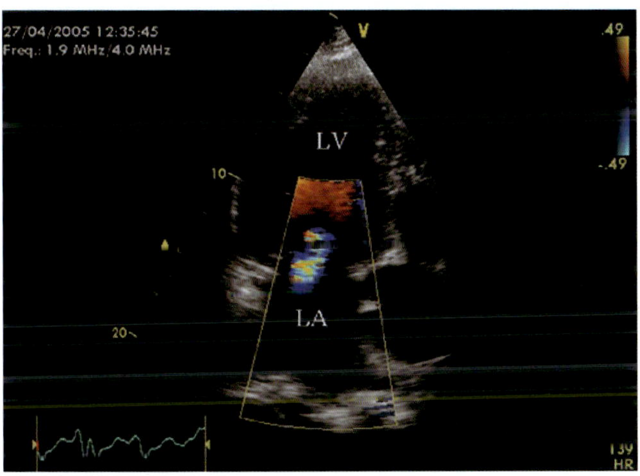

그림 10.5 이면성 심초음파(2D-Echo)와 색도플러(Color Dopplor), 심첨이방도(two-chamber, apical view, 심첨부에서 본 좌심방, 좌심실 영상—옮긴이). 중등도의 승모판의 역류(moderate mitral regurgitation)의 증거: 좌심실 수축기 동안 좌심방 안에 색깔이 보이는 혈류가 존재한다. 좌심방의 절반가량을 차지하므로, 의미 있는 승모판질환에 합당하다.

치 〉55%), 심실벽 두께 8~9mm(참고치 〈11mm)].

늘어난 승모판륜으로 인해 승모판막 폐쇄 면적이 감소되어 있으며 중등도의 기능성 승모판 역류가 관찰됨(그림 10.5).

입원 기간 동안 이뇨제(furosemide) 투여 후 환자는 빠른 임상적 호전을 보였으며(호흡곤란 감소, 4kg 체중 감소) 흉부방사선 사진에서 폐울혈 및 늑막삼출이 사라졌다.

임상적으로 안정화된 후 색전증 위험요소를 확인하기 위하여 환자는 경식도 심초음파 검사를 시행 받았다(그림 10.6).

그리고 전기적 심율동 전환이 성공적으로 시행되었다(그림 10.7: 심율동 전환 후 심전도).

질문 1: 이 환자에서 가장 가능성 있는 심근병증의 원인은?

1. 허혈성 심장질환(Ischemic heart disease)?
2. 특발성 확장성 심근병증(Idiopathic DCMP)?
3. 판막성 확장성 심근병증(Valvular DCMP)?
4. 빈맥 유발성 심근병증(Tachycardiomyopathy)?

답

1. 심율동 전후의 심전도 소견에서 심내막의 허혈을 의심하게 하는 등 확장성 심근병증의 원인으로 허혈성 심장질환을 배제할 수 없다(하지만 심방세동에서도 관찰될 수 있는 소견이기도 함).
2. 특발성 확장성 심근병증을 배제할 수 없다. 심각한 관상동맥질환이 없다면, 폐고혈압에 의한 것도 생각해 볼 수 있다.
3. 심장초음파 검사소견을 참조할 때, 판막성 원인은 가능성이 낮다.
4. 지속적인 빈맥은 심기능의 저하를 일으킬 수 있으며 이것은 빈맥 유발성 심근병증으로 알려져 있다. 빈맥 유발성 심근병증의 발병률은 잘 알려져 있지 않으며 몇몇 연구들에 의하면 심기능이 저하되어 있는 심방세동 환자들의 25-50%에서 어느 정도는 빈맥 유발성 심근병증을 가지고 있었다. 높은 유병률을 가지고 있으면서 가역적인 과정을 가지는 질환이므로 임상적으로 중요한 질환이다. 따라서 허혈성 심장질환의 기왕력이 없는 경우 이러한 임상적인 질환들을 고려해야 한다.[1]

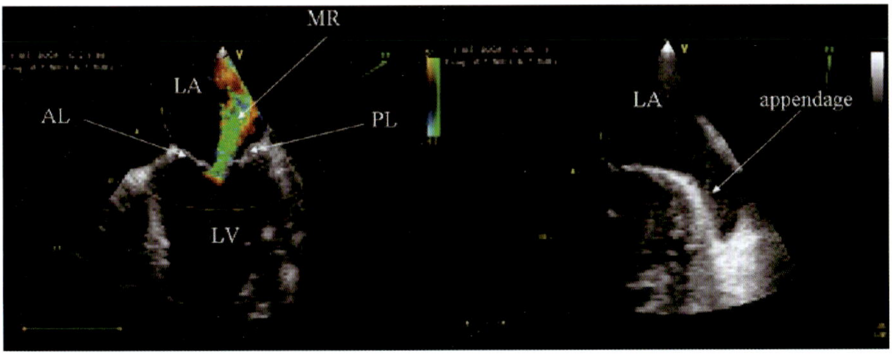

그림 10.6 경식도 이면성 심초음파와 색도플러 영상. 좌측 사진, 수평면(transverse), 식도 중간 부분(mid-esophagus), 4방도(4-chamber view), 좌심방(LA). 좌심실(LV)과 승모판의 전엽(AL), 후엽(PL)이 보이고, 좌심방 내로 승모판 역류(MR)가 관찰된다. 우측 사진, 세로 방향의 장축면, 좌심방과 좌심방 돌기(appendage)에 혈전과 같은 구조물이 관찰되지 않는다.

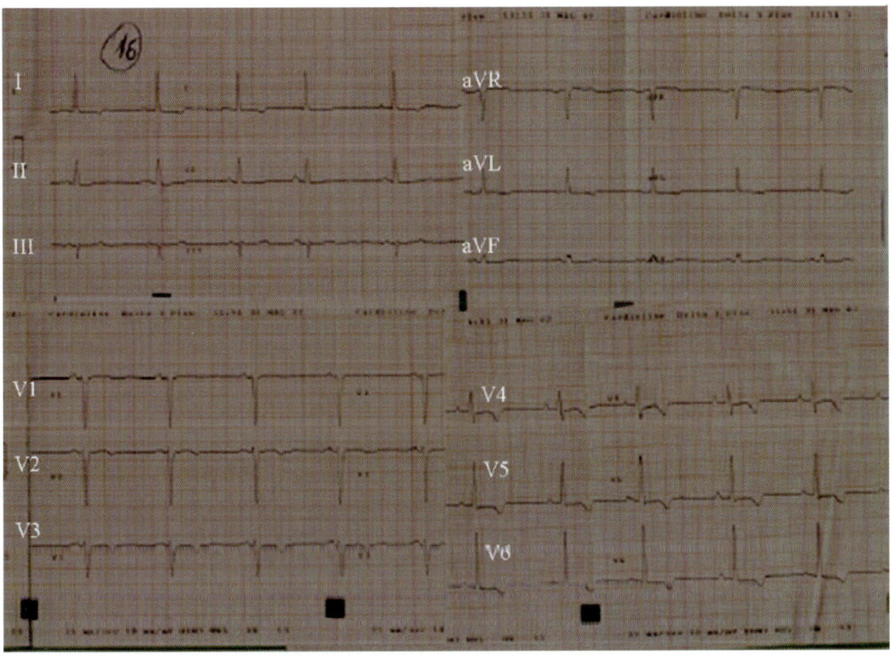

그림 10.7 현재 QRS파 앞에 P파가 관찰된다. QRS파와 같은 축이고, 규칙적인 심방의 수축을 의미하는 정상 동리듬(sinus rhythm)을 보여 준다. 전벽의 T파 역위는 심내막하 허혈(subendocardial ischemia)을 시사한다.

〈그림 10.8〉은 심방세동과 심부전을 연결하는 병리생태를 보여 주는 것으로 심부전이 심근 섬유의 신전(伸展) 및 심방의 재형성을 일으키고 이것이 또 심방세동을 유발시킬 수 있다.

심실 박동수가 증가하면 심박출량과 신장 혈류가 감소하고 보상작용으로 앤지오텐신(AT-II)과 카테콜아민이 활성화된다. 이러한 변화는 심근의 섬유화, 베타수용체의 하향조절(downregulation) 그리고 혈관확장 나트륨이뇨펩티드(vasodilating natriuretic peptide, ANP)의 감소를 일으키게 되며 이 모든 것들이 심부전의 병리와 관련이 있다.

퇴원 전 시행한 관상동맥조영술에서 관상동맥질환은 발견되지 않았다(그림 10.9, 10.10).

퇴원 2주 후 시행한 심장초음파 검사에서 좌심실 수축기능은 약간의 호전을 보였다(35%)(그림 10.11. 좌측, 이면성 심장초음파의 흉골연 단축영상[parasternal short axis view]에서의 좌심실; 우측, 이면성 심장초음파의 심첨부에서의 사방도, 좌심실이 구면 재형성을 보임).

이후 운동 제한의 정도를 평가와 심장이식을 위한 등록 그리고 운동훈련 프로그램을 계획하기 위하여 심폐운동검사(cardiopulmonary exercise testing, CPET)를 시행하였다.

질문 2: 어떤 운동 프로토콜을 권장할 것인가?

1. 사이클 에르고미터 10W/min

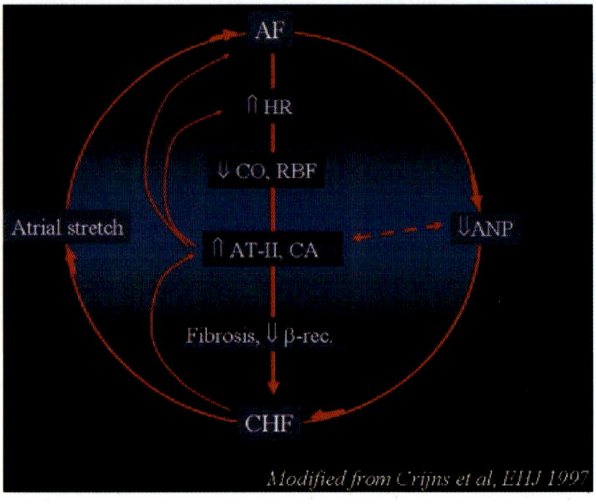

그림 10.8 심방세동과 심부전을 연결하는 병태생리: 심부전은 심근섬유의 신전을 포함하는 심방의 재형성(remodeling)을 일으키고, 이것이 심방세동을 유발시킬 수 있다. AF, 심방세동; ANP, 심방성 나트륨이뇨펩티드; AT-II, 안지오텐신 II 수용체; b-rec, 베타수용체; CA, 카테콜아민; CHF, 만성심부전; CO, 심박출량; HR, 심박수; RBF, 신혈류량

2. 사이클 에르고미터 30W/min
3. 트레드밀 볼크 프로토콜(Treadmill Balke protocol)
4. 트레드밀 브루스 프로토콜(Treadmill Bruce protocol)

답

증상이 있는 심부전 환자들이 간단하고 쉽고 안전하게 시행할 수 있는 것이어야 하므

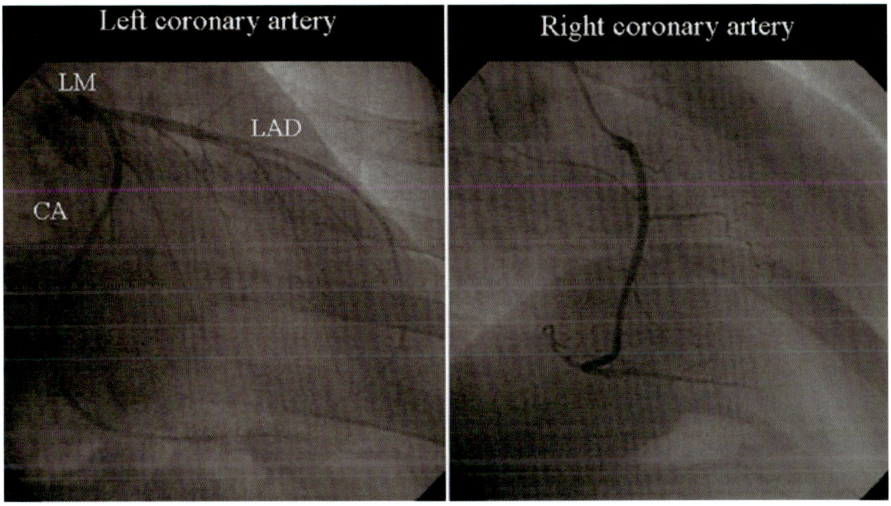

그림 10.9 정상 관상동맥 조영술 사진. LM, 좌주간부; LAD, 좌전하행지; CA, 회선지; RCA, 우관상동맥

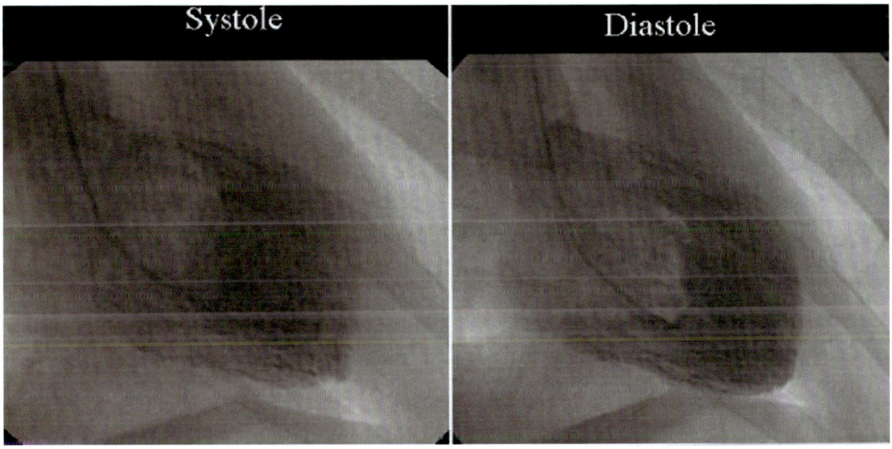

그림 10.10 수축기(ventricle)와 이완기(angiogram)의 좌심실조영술 사진. 수축기(좌측)와 이완기(우측) 사이의 작은 양의 차이가 저하된 좌심실 수축기 기능을 보여 준다.

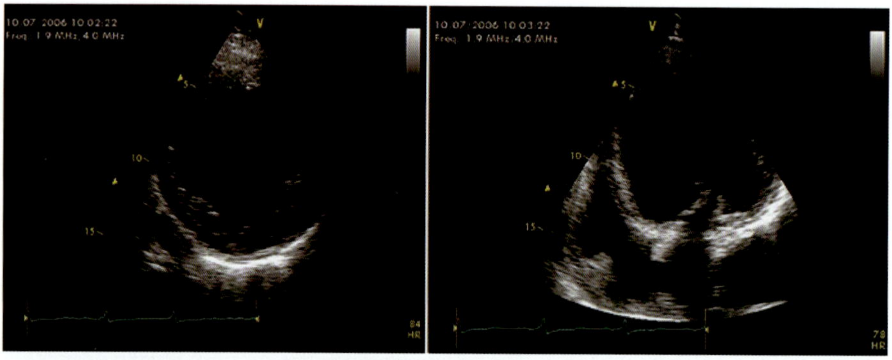

그림 10.11 동율동으로 전환된 2주 후의 심초음파 소견

로 사이클 에르고미터 10W/min 프로토콜이 선택된다.

〈그림 10.12〉와 〈그림 10.13〉은 사이클 운동 프로토콜과 트레드밀 운동 프로토콜의 특징과 차이점을 보여 주고 있다.

질문 3: 심부전을 평가하는 데 다음 중 어떤 CPET 인자가 가장 의미가 있는가?

1. 최고산소소모량(Peak VO_2)
2. 운동에 대한 환기 반응(Ve/VCO_2 slope)
3. 운동 기간
4. 심박수 반응

답

CPET에서 우선시되는 환기 인자들은 (1) 최고운동 시 산소소모량(peak VO_2)과 무산소역치(AT) 시 산소소모량, (2) 운동 시 환기반응(ventilatory response to exercise, Ve/VCO_2 slope)으로서 이것들은 강력한 예후인자들로 훈련 프로그램을 계획하는 데 중요한 정보를 제공한다.

〈그림 10.14〉는 최고산소소모량(peak VO_2)을 계산하는 방법과 최고산소소모량이 생존과 관련하여 중요한 예후인자임을 보여 주고 있다. 최고산소소모량이 18 mL/kg/min 이상인 경우 좋은 예후를 가지며 14 mL/kg/min인 경우 상태가 좋지 않다는 것을 의미하며 심장이식 대상자에 등록하는 기준이 된다(modified from Francis et al.

운동 프로토콜

사이클 에르고미터

경사길
대략 10분
페달 속도 60rpm
1-3분 휴식 데이터
1-3분 비부하 페달 밟기
분당 5-30W 증가

트레드밀

속도는 똑같고 단계가 증가(볼크 프로토콜)
2mph, 0% 단계로 시작
매분마다 2-3%씩 증가
속도와 단계 모두 증가
1.7mph, 10% 단계로 시작(브루스 프로토콜)
3분마다 0.8mph과 2%씩 증가

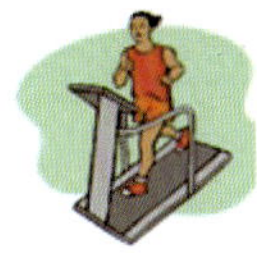

그림 10.12 운동 프로토콜

사이클과 트레드밀 비교

	사이클	트레드밀
최대산소소모량	더 낮다	더 높다
다리근육 피로	종종 제한됨	덜 제한적
부하율 정량화	가능	추정
체중부하	더 적다	더 많다
소음과 오류	더 적도	더 많다
안전	더 적다	더 많다

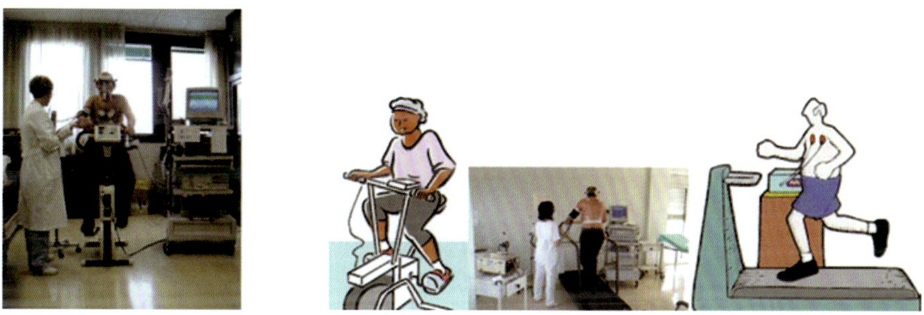

그림 10.13 사이클과 트레드밀의 비교

Heart 2000).

〈그림 10.15〉는 환기반응(Ve/VCO_2 slope)을 계산하는 방법과 환기반응이 중요한 예후인자임을 보여 주고 있다. 34 이상인 경우 비정상으로 간주한다(Modified from Francis et al. Heart 2000).

질문 4: 심부전에서 좌심실 최고산소소모량과 구혈률 간의 상관계수는 어느 정도인가?

1. 매우 좋음 (R 〉0.7)

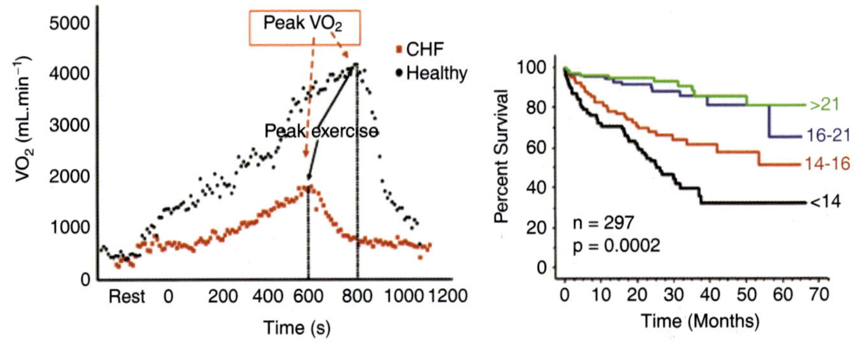

Modified from Francis D et al., *Heart* 2000

그림 10.14 최고산소소모량에 따른 생존. 좌측 그래프: 건강인과 심부전 환자 사이의 최고산소소모량의 비교. 우측 그래프: 중요한 예후 예측 인자로서의 최고산소소모량 18mL/kg/min 이상인 경우 좋은 예후 예측 인자이고, 14mL/kg/min 이하의 경우 나쁜 징후이며, 심장이식의 적응이 된다.

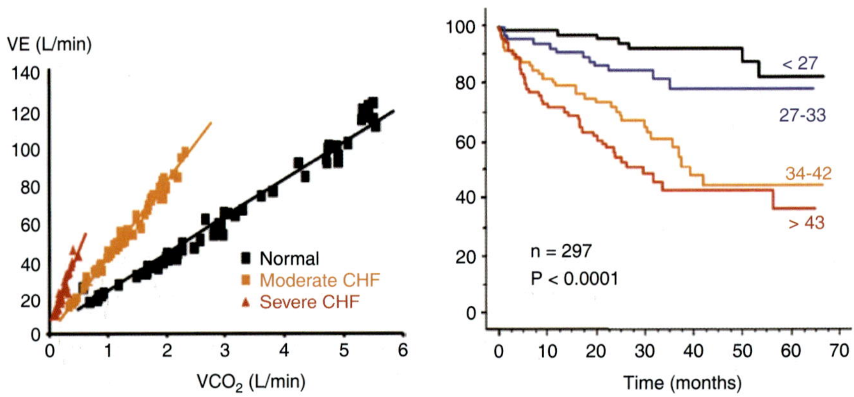

Modified from Francis D et al., *Heart* 2000

그림 10.15 환기반응 경사도에 따른 생존율. 좌측 그래프: 환기반응 경사도가 어떻게 나타나는지 보여 준다. 우측 그래프: 중요한 예후 예측 인자로서의 환기반응 경사도, 34 이상이 비정상이다.

2. 좋음 (R 0.7–0.6)
3. 안 좋음 (R 0.4–0.5)
4. 전혀 안 좋음

답

좌심실 기능부전과 감소된 운동 불내성(exercise intolerance) 사이에 어떤 상관관계도 없다는 것을 보여 주는 몇몇 증거들이 있다.

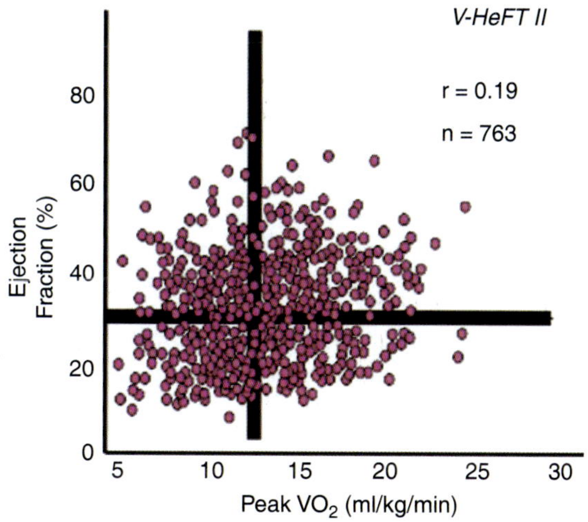

그림 10.16 좌심실 구혈률과 최고산소소모량 사이에 아무 연관성이 없다. V-HeFT II 연구와 같은 가장 큰 심부전 연구 중 하나의 결과에서 보인다.

〈그림 10.16〉은 심부전 연구 중 가장 포괄적인 결과 중의 하나인 V-HeFT II 연구의 결과를 보여 주고 있다.

10.3 CPET 리포트

운동 프로토콜: cycle 10W/min.

운동 지속: 6분. 호흡곤란으로 60W 2분째 중단

합병증: 없음(부정맥 없음, 장애 증상 없음)

최대 운동은 60W에서 RQ 〉1.1, VO_2 13.3 ml/kg/min[54% predicted VO_{2max} (참고치: 24.4)], VO_2 0.92 L/min[44% predicted VO_{2max} (참고치: 2.1)], BP 120/80 mmHg, HR 122 bpm[78% predicted HRmax(참고치; 156)]이었다.

무산소성 역치는 VO_2 11.6ml/kg/min(47% predicted VO_{2max}) 또는 VO_2 0.81L/min(40% predicted VO_{2max})였다.

참고치들은 나이, 성별과 체질량지수에 따른 값들이다.

다음 그림들은 이 환자에서 CPET 결과를 보여 주고 있다.

〈그림 10.17〉은 시간별 단계별 각 항목들에 대한 결과를 보여 주고 있다 항목들은 단계(phase), 시간(time), 업무량(workload), 상대적 산소소모량(O_2 consumption in relative value), 절대적 산소소모량, 이산화탄소 생산량, 호흡비(RQ), 분당 환기량(VE), 심박수(HR) 등이다.

표시된 기준치(baseline), 무산소성 역치(anaerobic threshold), 그리고 최고운동(peak exercise)이 중요한 국면이다.

〈그림 10.18〉은 결과 내용을 도식화한 것이다.

이 환자에서는 운동에 심각한 제한을 보이고 있다: 최고산소소모량 13.3mL/kg/min(그림 10.17, 10.18), 비정상적으로 증가된 운동 시 환기반응(정상치 〈34) VE/VCO_2 37.5(그림 10.19).

질문 5: 이 환자에게 권장될 수 있는 올바른 약물 조합은?

1. 카베딜롤(Carvedilol), 에날라프릴(enalapril), 스피로노락톤(spironolactone), 푸로세마이드(furosemide), 아미오다론(amiodarone), 아스피린(aspirin)
2. 아스피린 대신 와파린 사용, 그 외 위의 약물 모두
3. 위의 약물 모두, 발사탄(valsartan) 추가
4. 카베딜롤과 아미오다론 대신 소타롤(sotalol) 사용, 그 외 위의 약물 모두

답

2번. 논란의 여지가 있으나 증거들을 살펴보면 다음과 같다.

- 베타차단제(Beta-blockers), 앤지오텐신전환효소저해제(angiotensin-converting enzyme[ACE] inhibitors) 또는 앤지오텐신수용체차단제(angiotensin receptor blockers, ARB), 알도스테론 길항제(aldosterone antagonists), 이뇨제(diuretics)는 심부전 치료의 초석으로 여겨진다(유럽심장학회 지침[ESC Guideline], 권고사항 I[Class of recommendation I]).
- 영구적(Permanent), 지속적(persistent), 또는 발작적(paroxysmal) 심방세동(AF)인 경우 색전증의 위험을 줄이기 위해 와파린(warfarin)이 선호된다(유럽심장학회, 권고사항 I).
- 심실기능 저하 및 심비대가 있는 환자에서 ACEIs 와 ARBs는 동등하게 심방세동을 예방하는 데 효과가 있는 것으로 보인다.[2] 베타차단제, 앤지오텐신전환효소저해제,

Phase	Time	Work load	VO_2 ml/kg/min	VO_2 L/min	VCO_2 L/min	RQ	VE L/min	HR Bpm
Baseline	1.9	0	2.9	0.208	0.190	0.91	12.7	55
Exercise	2.9	10	5.1	0.357	0.301	0.84	16.9	71
Exercise	3.9	20	7.1	0.497	0.455	0.92	21.9	92
Exercise	4.9	30	9.5	0.655	0.641	0.98	30.6	101
Exercise	5.9	40	11.6	0.811	0.845	1.04	34.1	111
Exercise	6.9	50	12.8	0.896	0.988	1.10	40.8	115
Exercise	7.9	60	13.3	0.928	1.162	1.25	46.7	122
Recover	8.9	0	5.5	0.385	0.482	1.25	15.5	78

Baseline → (Baseline row); AT → (Exercise 5.9 row); Peak → (Exercise 7.9 row)

그림 10.17 심폐운동검사 결과 분 단위로 숫자 표기: 단계(phase), 시간(time), 부하량(workload), 상대적인 산소소모량(VO_2 ml/kg min, 체중 보정), 절대적인 산소소모량(L/min), 이산화탄소 생산량(VCO_2 L/min), 호흡비(RQ, VCO_2/VO_2 비율), 분당 환기량(VE, L/min), 심박수(HR, bpm)

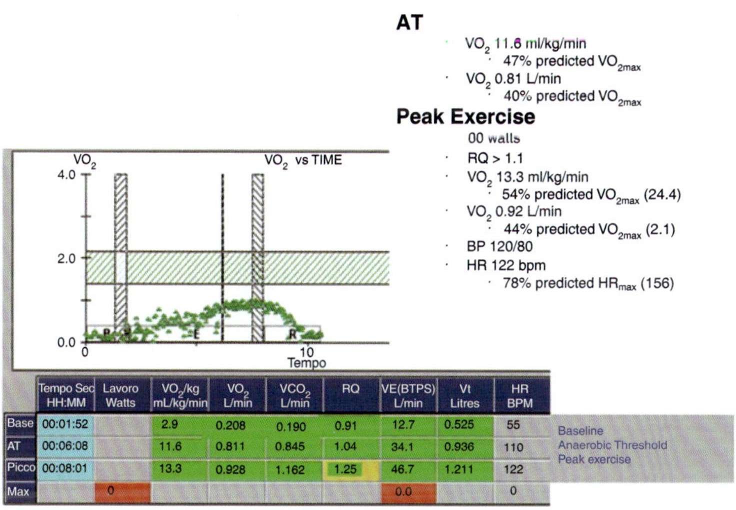

그림 10.18 심폐운동검사 결과 그래프

안지오텐신수용체차단제, 그리고 알도스테론 길항제의 조합은 부작용 및 사망률 때문에 금기이다.[3]

- 심구혈률의 저하를 동반한 심부전에서 심방세동의 치료로 효과가 있는 항부정맥제제는 아미오다론뿐이다(유럽심장학회, 권고사항 I).

환자는 정기적인 외래 방문과 함께 가정에서 자전거를 이용한 운동훈련 프로그램을 권고받았다(Class I recommendation, Level of Evidence A: 그림 10.20).

질문 6: 좌심실 수축기능이 저하된 심부전 환자에게 운동훈련 프로그램이 권장되는 이유는?

1. 입원율을 감소시키기 때문
2. 삶의 질을 향상시키기 때문
3. 삶의 양(quantity of life)을 향상시키기 때문
4. 위의 답 모두

답

4번. 체계화된 운동훈련 프로그램은 운동 능력, 삶의 질(호흡곤란 및 피로 감소), 자율신경계 조절 등을 향상시키고, 사망률과 입원율을 감소시킨다(유럽심장학회, 권고사항 I)(그림 10.9).[4]

HF-action trial은 몇 가지 제한점들 때문에 결론의 해석에 신중해야 한다. 이 연구는 심부전 환자들을 대상으로 운동의 효과에 대해 가장 포괄적으로 관찰한 가장 최근 연구이고 중요한 점들을 다루고 있지만 몇 가지 해결해야 할 부분들이 있다: 이 연구는 심부전 환자에서 가정에서의 운동훈련 프로그램의 안정성을 확인했지만, 생존률 향상에는 실패하였는데, 연구자들 스스로 밝혔던 것처럼 연구대상이 비교적 젊고 건강했던 것, 훈련 프로그램에 대한 적정선이 없었던 것, 순응도가 좋지 않아 훈련에 의한 효과가 불충분했던 점들이 그 이유로 보인다.[5]

질문 7: 이 환자에게 권장되는 신체활동은?

1. 일주일에 3-5회 15-20분씩 중등도 및 강한 강도(맥박수 기준으로 50-60% 최고산소소모량)로 가정에서 자전거 운동
2. 주말 중 적어도 하루 1-2시간 실외 자전거 타기
3. 매일 적어도 10-20분씩 실외 조깅
4. 매주 적어도 한 번 수영장에서 훈련

답

1번. 심부전 환자들에서 6개월 동안 중등도의 강도(최고산소소모량의 50–60%)와 양

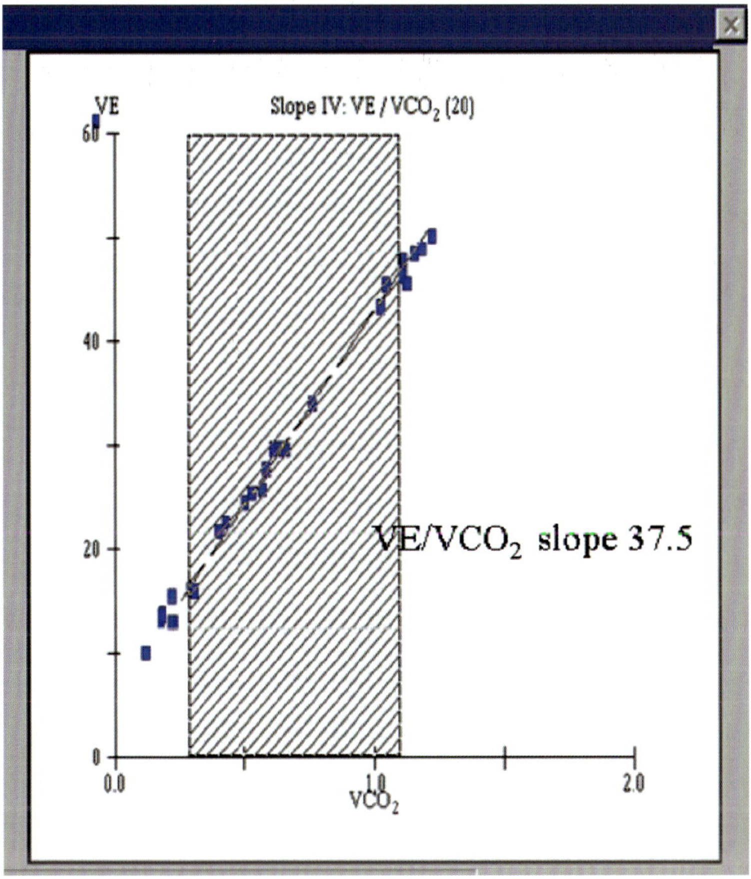

그림 10.19 심폐운동검사 결과. 운동에 대한 환기반응

그림 10.20 유럽심장학회 권고(Class I)(참고수준 A): 심부전에서 운동권고 지침

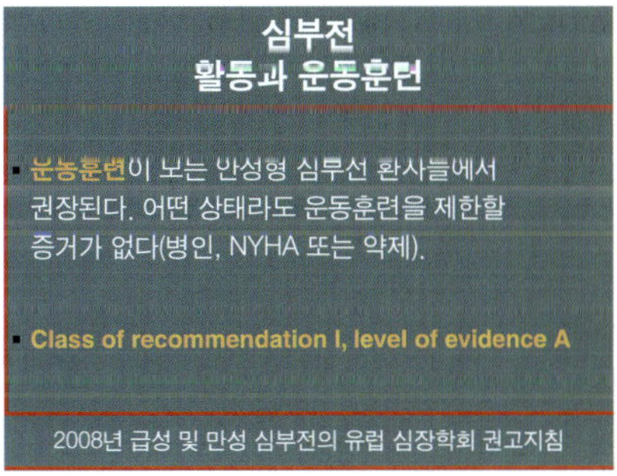

(주 150분)으로 규칙적인 유산소운동을 한 경우 작지만 유의한 이완기말과 수축기말 용적의 향상(감소)이 있었다. 반면 운동을 하지 않은 심부전 환자들에서는 이 용적들이 증가하였는데, 이는 중등도 강도의 운동훈련은 안전하며 좌심실의 역재형성(reverse remodeling)을 촉진시킬 수 있음을 시사한다. 강한 운동방법(intense exercise regimens, 유산소운동과 근력운동)은 혈소판 재활성화를 급격하게 증가시키는 반면, 중등도 강도의 훈련은 혈전형성 시스템과 섬유 용해 시스템 사이에 상대적으로 균형적인 자극과 관련이 있다. 그러므로, 심부전 환자에서 특히 심방세동이 동반되어 있거나(이 증례에서와 같이), 불안정형 동맥경화반 또는 관상동맥 스텐트 삽입술 직후에는 고강도의 운동을 피해야 한다. 또 다른 많은 이유들로 고강도의 운동은 심부전 환자들을 위한 정상적인 운동 프로그램에 포함하지 않는다.

심혈관계 스트레스로 작용할 수 있는 환경적인 요인들(맞바람, 경사도, 온도)이 있어 사이클 에르고미터 훈련에 근거한 부하량(workload) 정도를 실외 자전거 타기나 조깅에 그대로 적용하는 것은 불가능하다.

수영 중 머리를 물 밖으로 내놓고 하게 되면(head-up immersion) 수압에 의한 체액 이동이 좌심실의 용적부하를 증가시키게 되고 심장 용적과 폐모세혈관쐐기압을 증가시킨다. 느린 속도로 수영하는 것(분당 20-25m)은 100–150W의 부하량으로 사이클 에르고미터를 하는 것과 맥박수, 젖산(lactate) 수치, 혈장 카테콜아민 수치에서 비슷하다. 이런 이유로 수축기/이완기 장애를 가진 만성 심부전 환자는 수영을 삼가는 것이 좋다.

실제적으로 주로 앉아서 일을 하는 움직임이 적은 생활습관이 심부전의 발생에 기여하며, 많은 환자들이 운동에 대한 오래된 혐오감을 가지고 있다.[6] 적당한 강도에서 운동할 수 있다면 이런 환자들도 건강에 좋은 지구력 운동(healthful enduring exercise)을 점차 받아들이고, 열정적으로 지속할 수 있다.

10.4
가정에서의 운동훈련 프로그램의 계획

일주일에 3-5회로 다음의 프로토콜에 따라 반복 시행: 5-10분 부하 없이 준비 운동, 15-20분 동안 최고산소소모량의 맥박수의 50-60% 정도에 해당되는 맥박수 유지,

5-10분 동안 부하 없이 정리 운동.

훈련 프로그램 시작 시 최대 증상 발생 심폐운동 검사(훈련 프로그램에 금기인 경우를 배제하고 운동 능력 파악 위해)와 심장초음파 검사를 실시한다.

매 3-6개월마다, 그리고 처방약 변화(베타차단제 등)를 포함한 임상 상태의 변화가 있을 때에는 환자의 순응도 및 금기 상태 확인과 적정 운동부하량을 맞추기 위해 최대 증상 발생 심폐운동 검사(maximal symptom limited cardiopulmonary exercise testing)를 반복 시행하였다.

매 1-3개월마다 위험 요소나 가정 내 훈련 프로그램 금기증을 파악하기 위해 병원 관리가 진행되었다. 이 환자는 주당 적어도 3회, 하루에 15-30분, 20W의 강도로 운동을 진행하는 가정에서의 자전거 운동훈련 프로그램(bicycle home-based ET program)에 등록되었으며 주기적으로 병원 관리를 받았다.

〈그림 10.21〉은 이 증례의 환자에서 ET 프로그램을 위해 CPET 결과가 어떻게 사용되는지 보여 준다.

훈련 6개월 후, 환자는 정상 동율동 리듬을 보이고 있으며 증상 없이 NYHA(New York Heart Association) class I 상태로 잘 유지되었다. 심장초음파에서는 가벼운 전반적 운동기능저하(mild global hypokinesia)만을 수반한 좌심실구혈률 51%로의 향상, 정상적인 좌심방 크기를 보였고 승모판 역류는 관찰되지 않았다(그림 10.22).

심폐운동검사에서 운동부하는 최고산소소모량 15.4ml/kg/min(+15%)(그림 10.23) 그리고 운동에 대한 환기반응은 VE/VCO_2 34.6(참고치 〈34)(그림 10.24)로 향상되었다.

	Phase	Time	Work load	VO_2 ml/kg/min	VO_2 L/min	VCO_2 L/min	RQ	VE L/min	HR Bpm
	Baseline	1.9	0	2.9	0.208	0.190	0.91	12.7	55
	Exercise	2.9	10	5.1	0.357	0.301	0.84	16.9	71
ET	Exercise	3.9	20	7.1	0.497	0.455	0.92	21.9	92
	Exercise	4.9	30	9.5	0.655	0.641	0.98	30.6	101
	Exercise	5.9	40	11.6	0.811	0.845	1.04	34.1	111
	Exercise	6.9	50	12.8	0.896	0.988	1.10	40.8	115
Peak	Exercise	7.9	60	13.3	0.928	1.162	1.25	46.7	122
	Recover.	8.9	0	5.5	0.385	0.482	1.25	15.5	78

그림 10.21 각각의 부하량에 따른 심폐운동검사. Peak: 최대운동부하. ET: 운동 프로그램에 관하여 선택된 부하량

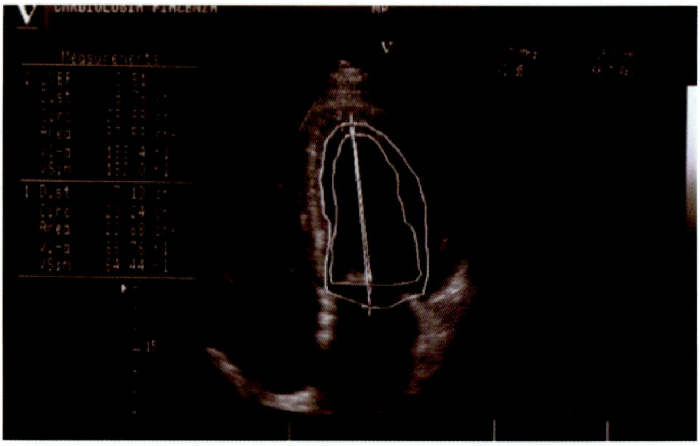

그림 10.22 운동 프로그램이 끝나고 시행한 이면성 심초음파 검사

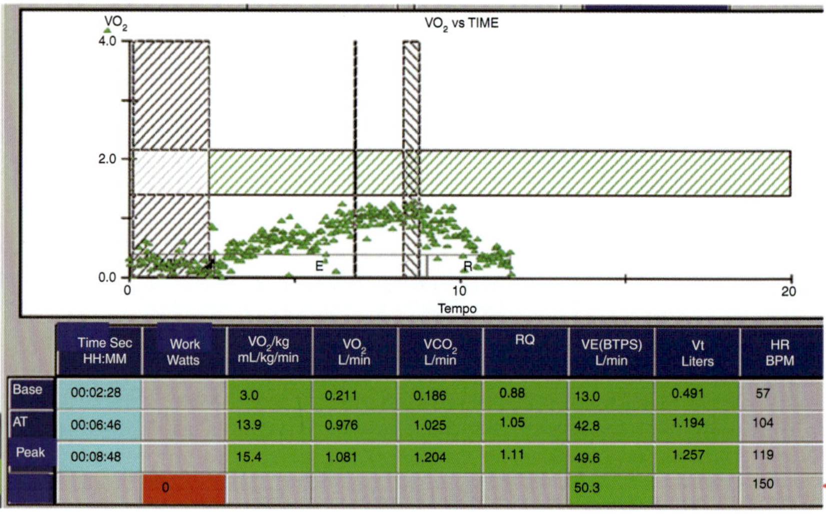

	Time Sec HH:MM	Work Watts	VO_2/kg mL/kg/min	VO_2 L/min	VCO_2 L/min	RQ	VE(BTPS) L/min	Vt Liters	HR BPM
Base	00:02:28		3.0	0.211	0.186	0.88	13.0	0.491	57
AT	00:06:46		13.9	0.976	1.025	1.05	42.8	1.194	104
Peak	00:08:48		15.4	1.081	1.204	1.11	49.6	1.257	119
		0					50.3		150

그림 10.23

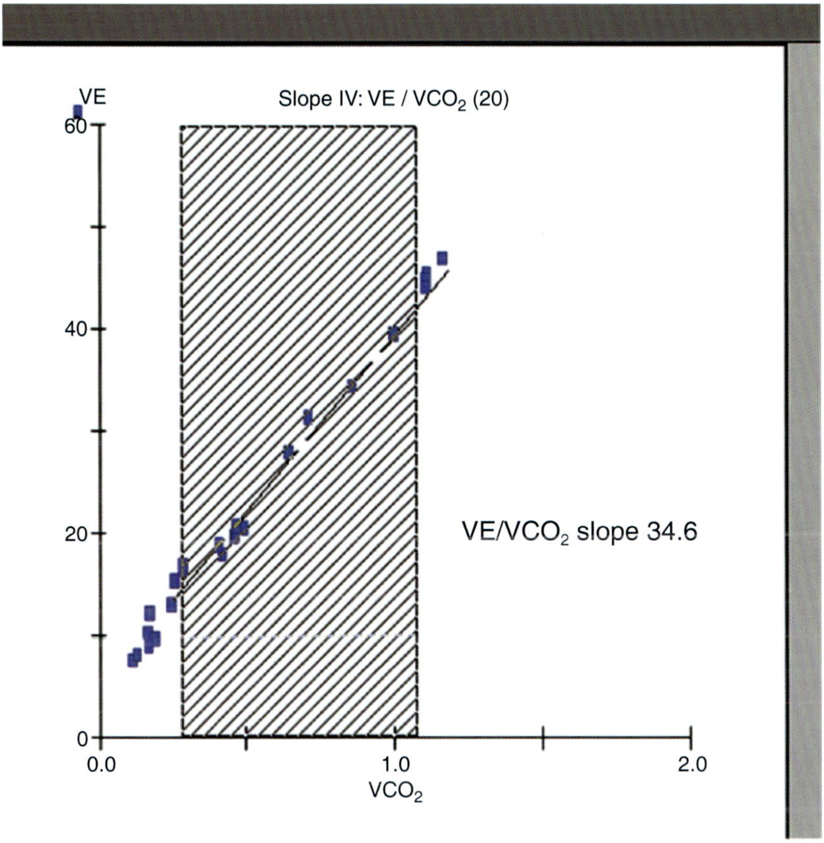

그림 10.24 운동 프로그램 후에 운동에 대한 환기반응(VE/VCO_2)의 호전

References

1. Walker NL, Cobbe SM, Birnie DH. Tachycardiomyopathy: a diagnosis not to be missed. *Heart*. 2004;90(2):e7; Crijns HJ, Van den Berg MP, Van Gelder IC, Van Veldhuisen DJ.Management of atrial fibrillation in the setting of heart failure. *Eur Heart J*. 1997;Suppl C:C45-49.
2. Healey JS, Baranchuk A, Crystal E, et al. Prevention of atrial fibrillation with angiotensinconverting enzyme inhibitors and angiotensin receptor blockers: a meta-analysis. *J Am Coll Cardiol*. 2005;45(11):1832-9.

3. McMurray JJ, Ostergren J, Swedberg K, CHARM Investigators. Effects of candesartan in patients with heart failure and reduced LV systolic function taking angiotensin-converting enzyme inhibitor: the CHARM-Added trial. *Lancet.* 2003;362:767-771.
4. Piepoli MF, Davos C, Francis DP, Coats AJ, ExTraMATCH Collaborative. Exercise training metaanalysis of trials in patients with chronic heart failure (Extramatch). *BMJ.* 2004;328:189-194.
5. Christopher óConnor M, David Whellan J, Kerry Lee L, et al. Efficacy and safety of exercise training in patients with chronic heart failure: HF-ACTION randomized controlled trial. *JAMA.* 2009;301(14):1439-1450.
6. Working group on cardiac rehabiliation & exercise physiology and working on heart failure. ESC. *Eur Heart J.* 2001;22:125-135.

11 이식형 제세동기를 이식한 환자에서의 심장재활

Luc Vanhees, Steven Amandels, Jan E.A. Berger, Frank Vandereyt, and Paul Dendale

11.1 서론

이번 증례에는 정적인 일을 주로 하지만, 여가 시간에는 높은 수준의 신체활동을 하는 다소 예외적인 경우를 다루려 한다. 이 환자는 처음 이식형 제세동기(implantable cardioverter defibrillator, ICD)를 이식한 이후 처음 몇 년간은 안정적인 경과를 보였다. 그러나 배터리 방전으로 인해 이식형 제세동기를 한 차례 교환한 후에, 몇 차례 전기 충격을 경험하게 되었으며, 그로 인해 일상 생활 및 특히 운동 시에 경험한 전기 충격에 대한 공포로 정신과 치료를 받게 되었다.

이번 증례를 보여 주고 난 후에 이와 같은 환자의 재활 치료 시에 고려해야 할 것을 토의하고, 최근 발표된 논문을 바탕으로 예상되는 결과 및 부작용에 대해서 논의하려고 한다.

증례 – 1기

37세 남자 환자가 최근 2년 동안 경험한 운동 시 어지러움과 눈앞이 깜깜해지는 증상으로 심장내과에 내원하였다. 당시 두근거림을 느끼지는 못하였으며, 전정 기능 이상을 의심하여 약물 치료를 하였다.

안정 시 심전도 및 운동 부하 심전도상에서는 전중격 심근경색 소견을 보였으며(그림 11.1), 잦은 심실조기수축 소견을 보였다.

브루가다(Brugada) 증후군의 가능성을 염두에 두고, 탐바코(tambocor) 100mg 투여 후에 심전도를 찍었으나 브루가다 증후군에 해당하는 이상 변화는 없었으며 디발성 이단맥(multifocal couplet)과 삼단맥(triplet) 양상을 보이는 잦은 심실조기수축을 보였다(그림 11.2).

전기생리학 검사상에서 심실성 부정맥을 유발하였을 때, 같은 증상을 보였으나, 심초음파나 심전도상에서는 부정맥 유발성 우심실 이형증(arrhythmogenic right ventricular dysplasia, ARVD)의 소견을 보이지 않았다. 아미오다론(Amiodarone, 200mg 하루 2회)으로 약물치료를 시작하였으나, 6주 후에 시행한 검사에서 환자는 여전히 같은 증상을 호소하였으며, 메슥거림 및 광감각 이상 등의 약물 부작용에 의한 증상을 호소하였다. 전기생리학 검사상에서도 아미오다론을 사용하였음에도 불구하고 심실성 부정맥 및 증상이 계속 유발되었다. 따라서 ICD 이식을 고려하게 되었으며, 환자의 특징은 〈표 1.1〉에 정리하였다.

처음 심장검사를 받은 지 4개월이 지난 후에, 우심실 첨부에 전극선을 위치시키는 단실형 ICD(single chamber ICD)를 이식하였다. 환자는 ICD를 이식한 지 4주 후에 심장재활 프로그램에 참석하여, 기초적인 증상 제한 운동검사를 수행하였다. 검사 결과는 〈표 11.2〉에 정리하였다.

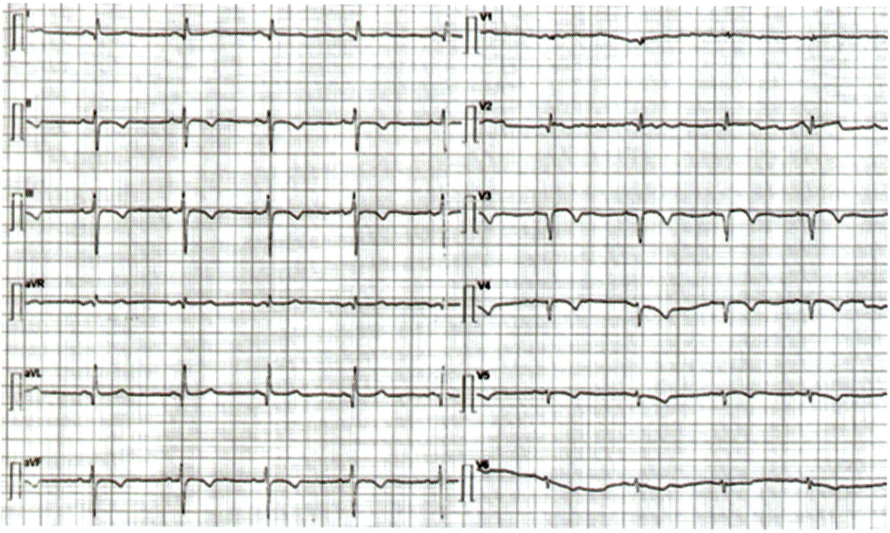

그림 11.1 안정 시 심전도상 오래된 전중격 심근경색 소견을 보임.

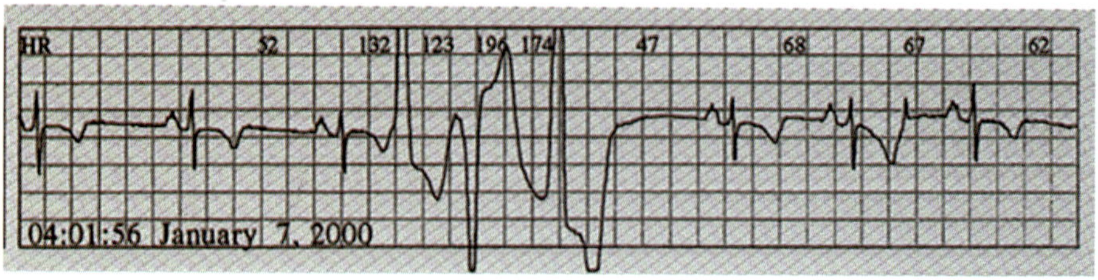

그림 11.2 기록된 연속된 심실 조기수축(triplet)의 예

표 11.1 ICD 이식 전의 환자의 특성

나이/성별	38/남성
사회적 특징	
직업	트럭 운전사
사회력	기혼, 2명의 자녀
신체활동	규칙적이고 경쟁적인 체육활동(축구, 테니스)
임상소견	
키(cm)	177
몸무게(kg)	71
체질량지수 BMI(kg/m2)	22.7
혈압(수축기/이완기)(mmHg)	120/80
안정 시 심박동수(beats/min)	55
심장 청진소견	정상
폐 청진소견	정상
의학적 과거력	충수돌기염으로 수술
의학적 검사 소견	
심초음파	정상, 좌심실 구출률(ejection fraction): 65%
안정 시 심전도	동성 리듬, 좌전섬유속 차단, V2-V4에서 Q파, flat repolarisation anterolateral, negative T wave inferolateral
전기생리학 검사	우심실에서 기인하는 비지속성 심실빈맥(200–220 beats/min)이 유발되며 평상시 증상과 일치함
MRI	좌심실 전벽의 국소성 운동장애
심전도 monitoring	매우 잦은 심실조기수축과 다소성 심실빈맥(polymorphic ventricular Tachycardia)이 관찰됨

11.2 ICD 장치를 이식한 환자에서 검사 및 운동 시 고려해야 할 점

11.2.1 장치설정(device settings)

ICD 환자에서 검사 및 운동 시 제세동 전기 충격이나 항빈맥 조율치료(defibrillation shock or antitachycardia pacing intervention)가 나기지 않게 해야 한다. 운동 프로그램을 구성하기 전에 최대 및 증상제한 운동을 시행하여야 한다. ICD 환자가 느끼는 불안감과 치명적인 증상이 발생할 수 있는 위험이 있더라도, 운동검사는 부정맥, ICD 장

표 11.2 증상 제한 운동검사의 초기 결과

Rest	
Heart rate (beats/min)	79
Systolic blood pressure (mmHg)	122
Diastolic blood pressure (mmHg)	87
Peak exercise	
VO_2 (mL/min)	2,058
VO_2 (mL/min/kg)	29
VO_2 predicted value (%)	72
Oxygen pulse (mL/beat)	13.2
Oxygen pulse predicted value (%)	79
Load (W)	165
Load predicted value (%)	75
Heart rate (beats/min)	156 (safety threshold 162–172)
Heart rate predicted value (%)	86
Systolic blood pressure (mmHg)	165
Diastolic blood pressure (mmHg)	75
RER	1.19
VE	63.4
Anaerobic threshold VO_2 (mL/min)	1,031
ECG	Several runs of nsVT starting from 120 W

RER respiratory exchange ratio, *VE* ventilation, *nsVT* non-sustained ventricular tachycardia

치, 최대심박동수, 운동 허용 정도(exercise tolerance)와 약물치료의 적절성을 평가하는 데 매우 중요한 역할을 한다(그림 11.3).

테스트 프로토콜은 모터에 의해 구동되는 트레드밀이나 자전거 에르고미터(motor-driven treadmill or bicycle ergometer)를 이용한 표준등급 운동내성 시험으로 심전도, 혈압 및 산소섭취율을 평가한다. 심폐기능(functional capacity)을 평가하는 가장 기본적인 표준방법은 최고산소섭취(peak oxygen uptake)이다.[1] 예측 최대심박동수까지 도달하지 못하는 준최대치 검사(submaximal test)는 권장되지 않는다. 그 이유는 첫째, 복용하고 있는 약물이 나이에 따른 예측 최대 심박동수에 영향을 미치기 때문에 실제 운동 허용치를 반영하지 못할 수 있고, 두 번째는 최대운동 시의 심박동수와 그에 대한 ICD의 반응을 평가할 기회를 갖지 못하기 때문이다. 따라서 운동검사는 환자가 지쳐서 힘들 때까지 계속하게 하여, 이에 대한 최대 심폐 반응에 도달할 때까지 시행한다. 일부 연구에서는 ICD 환자에서 전기충격 치료가 시행되는 것을 피하기 위해, 최대

그림 11.3 운동검사 중인 ICD 환자

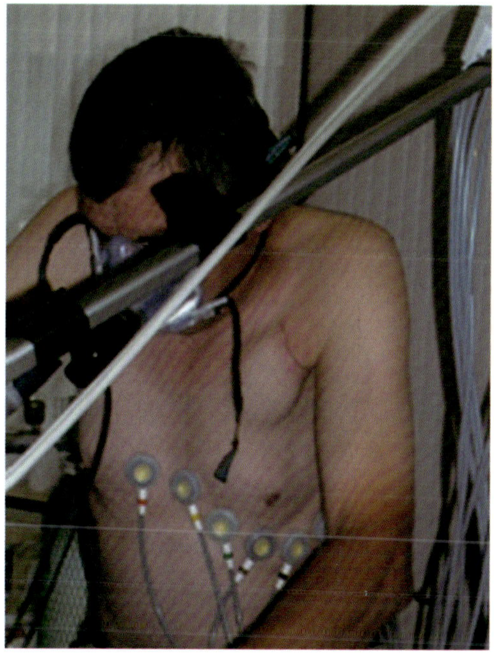

심박동수의 한계치보다 10-30을 낮춘 목표를 정해 운동검사를 시행하였다.[2-5] 그러나 Lampman 등은 운동검사 도중 ICD의 기능을 잠시 끈 후에 나이에 따른 예측 최대박동수(220-나이)에 도달하게 운동검사를 시행할 것을 권유하였다.[6] 이와 같은 방법으로 환자는 부적절한 전기충격 치료가 시행되는 위험 없이 환자의 최대심박동수에 도달할 수 있게 된다. 이와 비슷한 방법으로 Belardinelli 등의 연구에서는 ICD 장치의 치료 설정을 예측 최대심박동수보다 20회 이상 높게 설정하여, 최대운동검사를 안전하게 시행할 수 있음을 보고하였다.[5] 그러나 운동에 대한 부정맥 발생 및 그에 대한 ICD의 반응을 적절히 평가하기 위해서는, ICD의 기능을 활성화시킨 상태에서 최대운동검사를 시행하는 것이 더욱 합리적으로 보인다. 또한 운동검사에 대한 결과에 대해, 미리 설정해 놓은 운동이 안전하다는 것과 심장재활센터의 제어된 환경에서 시행될 수 있다는 것에 대해 환자에게 믿음을 줄 수 있다. 최근에도 ICD 환자에서 운동검사의 결과와 합병증에 대한 연구 결과가 나오고 있다. 최대 또는 증상 제한 운동검사가 적절한 약물치료를 받는 ICD 환자에서 안전하고 유용하다고 할 수 있으나, 이들은 반드시 안전성이 확보된 전문적인 의료환경이 확보된 곳에서 시행되어야 한다. 이와 같이 안전성 문제를 고려하기 위해, ICD 장치설정에 대한 정보가 확보되어야 하고(표

표 11.3 ICD 장치의 설정 수치

Device characteristics		Therapy
VF zone (beats/min)	250–500	6 DS (35 J)
VT zone (beats/min)	182–250	Three burst pacing; three ramp pacing; 5 DS (35 J)
Brady pacing (beats/min)	34	WI pacing

VF ventricular fibrillation, *VT* ventricular tachycardia, *DS* defibrillation shock

11.3) 운동검사 및 치료 중에는 ICD 치료가 부적절하게 반복적으로 시행되는 것을 방지하기 위해, 즉시 사용될 수 있는 (도넛) 자석([donut] magnet)이 준비되어야 한다.

운동치료 프로그램을 시작할 때, 운동 중 심전도 모니터를 시행하여 운동 중 발생할 수 있는 부정맥을 기록할 수 있어야 한다. 재활팀들은 이러한 환자에서 즉시 조치할 수 있는 응급조치를 숙지하여야 한다. 또한 팀 구성원들은 응급상황에서 ICD 전기충격 치료가 이루어지고 있는 환자를 만지는 것이 위험하지 않다는 것을 알고 있어야 불필요한 공포감을 피할 수 있다.

11.2.2

전극선 이탈(lead displacement)

ICD 환자와 훈련을 할 때 일반적인 안전수칙에서 예외적으로 고려해야 할 점들이 있다. ICD의 전극선이 충분히 안정되기 위해서는 ICD가 이식되고 난 후 4주의 시간이 필요하다. ICD가 주로 왼쪽 전흉부에 이식되는 점을 감안하면, 왼쪽 팔운동(hyperextension, ergometry) 및 상반신 근력 운동은 적어도 이식한 후 6주 이후에 시작하는 것이 권장된다. 만약 왼쪽 팔을 포함시켜 운동하려면, 가능한 적은 범위 내의 움직임과 강도로 시행하여야 한다. 또한 환자는 재활팀으로부터 어떠한 움직임이 가능한지에 대해 정보를 들을 수 있어야 한다.

11.2.3

심리적 및 교육적 필요성

수술과 관련된 합병증과는 별도로, 대부분의 수술 후 스트레스는 전기적 충격을 겪을 수 있다는 가능성과 이식이 필요한 기저질환을 완치할 수 있는 치료법이 없다는 것에 기인한다. ICD로 인하여 기대수명을 늘릴 수 있다는 것과 급사의 공포를 피할 수 있다는 사실을 상기하는 것이 더욱 합리적일 것이다. 그러나 어느 때라도 제세동 전기쇼크가 있을 수 있다는 사실이 심리적인 불안감을 야기한다. 일반인들과 비교하였을 때, ICD 환자의 삶의 질과 심리적인 적응도는 좋지 않은 편이다.[7-9] Sears 등의 논문에 따르면, ICD 장치에 대한 공포와 불안 증상은 ICD 환자가 겪는 가장 흔한 증상이다.[8] 더군다나 13-30%의 환자들은 정신과적 치료가 필요한 정도의 불안감을 겪고 있는 것으로 알려져 있다. ICD 장치에 대한 공포감은 전기충격에 대한 공포, 장치가 오작동 하는 것에 대한 공포, 급사에 대한 공포, 곤란한 상황을 야기시킬 수 있다는 공포 등을 꼽을 수 있다. 또한 운동에 대한 공포심을 가지고 있기 때문에 건강과 관련된 삶의 질이 낮아진다.[7] Jacq 등의 논문에 따르면, ICD 환자를 제세동 전기충격을 경험한 군과 경험하지 않은 군으로 나누어 비교하면, 전기충격을 경험했던 환자들이 불안증을 느끼고 우울증의 증상을 보일 위험이 높다고 한다.[10]

스트레스 및 화가 ICD 장치를 작동시킬 수 있다는 두려움에 신체활동을 제한하게 되고, 사회생활에 있어서도 위축될 수 있다. 또한 자신의 신체 이미지를 왜곡하고, 운동과 성적 활동을 피하게 된다. 일부 국가에서는, 한시적일지라도 자동차 운전을 금지하기도 한다. 또한 ICD 환자의 보호자들도 ICD 치료가 시행될 때 무엇을 해야 할지 모르는 무력감을 느낀다고 한다. 또한 ICD가 제대로 작동할지에 대한 걱정과 환자가 사망한 후 어떻게 해야 하는지를 걱정하게 된다. 따라서 ICD 환자를 과잉보호하게 되고, 환자의 신체적 활동을 제한시키거나 아예 못 하게 하기도 한다. 따라서 보호자들에게 제대로 된 정보를 제공하고 간단한 응급조치를 할 수 있게 교육시키는 것을 간과해서는 안 될 것이다.[11,12] 이러한 조치들을 하지 않는다면, 오해, 잘못된 신념, 부부간의 갈등을 야기하게 되고, 더 나아가서 불확실성, 공포, 통제 불능 상태를 야기해 신체적 증상을 악화시킬 수 있다. 최근 연구에서는 ICD 환자에서 심리적인 치료나 심장재활 치료를 시행하였을 때, 좀더 심리적인 안정감을 보인다고 한다. Kohn 등은 ICD 환자에서 무작위 대조연구 방식으로 인지행동치료를 시행하였다. 그들의 연구는 인지행동치료가 특히 전기충격을 경험한 환자에서 우울증 및 불안증을 해소하고, 적응력을 향상시키는 결과를 보여 주었다.[13] Fitchet 등은 무작위 대조연구 방식으로, 심리적 상담 등을 포함한 12주간의 인지 심장재활 프로그램이 불안 지수를 낮추었다고 보고하였다.[4] 이러한 결과는 ICD 환자에게 인지 심장재활 프로그램에서 심리적 지원을 하는 것이 매우 중요함을 보여 주고 있는 것이다.

그러나, 점점 많은 환자가 ICD 장치로 치료를 받음에도 불구하고, 운동 중에 부적절한 전기충격 치료가 야기될 것을 우려하여 심장재활센터로 의뢰되는 환자는 아직 많지 않다. 심장질환의 2차 예방 관점에서 또는 생리학적 또는 심리적인 기능향상 면에서 심장재활 치료의 이점은 일반 심장 환자들에게서 이미 입증되어 있다.

11.2.4
직업 상담

많은 나라에서, ICD 환자가 트럭을 몰거나 대중교통수단을 운전하는 것은 법적으로 금지하고 있다. 이는 대개 ICD 이식 전에 이미 통보되며, 외래 재활프로그램이 시작될 때 통보된다. 따라서 직업 훈련을 하는 것이 새로운 일을 찾거나, 일상생활로 돌아가는데 반드시 필요하게 된다. 또한 스포츠 활동에 참여하는 것에 대한 상담이 필요하다. 대개는 경쟁적인 운동은 금지하고 있으나, 복식 테니스 게임 또는 사이클링과 같은 낮은 강도의 운동은 허용한다.

심장재활 프로그램 중 실질적인 신체 훈련이 시작되기 이전에, 이 환자는 이미 반복적인 심실빈맥으로 3차례의 제세동 전기충격을 경험하여 입원하였다. 비록 최대운동검사로 치명적인 부정맥이 유발되지는 않았지만, 환자는 최대치의 77%에 해당되는 심박수에 도달하였으며, 아마도 격렬한 운동은 피하는 것이 필요하였다. 향후 ICD의 치료를 줄이기 위해, 이 환자는 테니스와 축구를 하는 비교적 신체적으로 활동적인 환자이므로 베타차단제(emconcor 5mg)를 추가로 처방하였다. 재활 프로그램이 일주일에 2차례 시행되었으며, 6주 후에 재검사를 하였으며 다음과 같은 결과를 보여 주었다(표 11.4). 여기에서 최대산소섭취(VO_2)는 약간 증가하였으나, 작업부하(workload)는 36% 증가하여 향상되었다. 최대심박동수를 보았을때, 약물치료에 대한 순응도를 의심해 볼 수 있을 것이다. 직장으로의 완전한 복귀를 위하여 이 환자는 재활프로그램을 조기 종료하였다.

표 11.4 운동훈련 6주 후에 시행한 최대운동검사 결과

Rest	
Heart rate (beats/min)	65
Systolic blood pressure (mmHg)	110
Diastolic blood pressure (mmHg)	70
Peak exercise	
VO_2 (mL/min)	2,219
VO_2 (mL/min/kg)	31.7
VO_2 predicted value (%)	79
Oxygen pulse (mL/beat)	14.9
Oxygen pulse predicted value (%)	90
Load (W)	225
Load predicted value (%)	104
Heart rate (beats/min)	172 (safety threshold 162–172)
Heart rate predicted value (%)	94
Systolic blood pressure (mmHg)	170
Diastolic blood pressure (mmHg)	94
RER	1.28
VE	76.2
Anaerobic threshold	
VO_2 (mL/min)	1,041
ECG	Several runs of nsVT starting from 200 W

RER respiratory exchange ratio, *VE* ventilation, *nsVT* non-sustained ventricular tachycardia

증례 – 2기

환자는 외래 심박동기 클리닉을 수 년간 방문하였으며, 그동안 전기충격 치료가 시행된 적은 없었으나, 수차례 항빈맥 조율치료(antitachycardia pacing)를 경험하였다. 8년 후에, ICD는 배터리 방전으로 교체되었다. 2번째 ICD의 특성은 〈표 11.5〉에 기술되었다.

6개월 후에, 환자는 신체활동을 하지 않았음에도 매우 빠른 심실빈맥이 빈번하게 되어, 하루에도 수차례 연속적인 전기충격을 경험하게 되었다. 아미오다론과 베타차단제를 추가하였으나, 부정맥은 조절되지 않았으며, 그 후에도 하루에 8번까지의 전기충격을 경험하게 된다. 관상동맥조영술을 다시 시행하였으나, 관상동맥 협착은 없었으며, 심초음파상에서는 심첨부의 국소벽 운동장애는 여전히 관찰되었다. 우심실에서 심실빈맥에 대한 전극도자 절제술을 시행하였으며, 외래 심장재활 프로그램을 다시 시작하게 되었다. 환자는 심리적으로 매우 불안해하였으며, 약간의 신체적 활동으로도 심실빈맥 및 전기충격 치료가 유발되었기 때문에 운동에 대한 불안감을 가지고 있었다. 제한된 최대 운동검사를 자전거 에르고미터 테스트로 시행하였다(표 11.6).

표 11.5 두번째 ICD 장치의 설정 수치

Device characteristics		Therapy
VF zone (beats/min)	240–500	6 DS (35 J)
VT zone (beats/min)	194–240	Three burst pacing; four amp pacing; WI pacing
Brady pacing (beats/min)	35	

VF ventricular fibrillation, *VT* ventricular tachycardia, *DS* defibrillation shock

표 11.6 수차례 전기충격이 발생했던 기간 중의 최대 자전거 에르고미터 결과

Rest	
Heart rate (beats/min)	71
Systolic blood pressure (mmHg)	130
Diastolic blood pressure (mmHg)	77
Peak exercise	
Load (W)	160
Load predicted value (%)	75
Heart rate (beats/min)	124 (safety threshold 174–184)
Heart rate predicted value (%)	72
Systolic blood pressure (mmHg)	153
Diastolic blood pressure (mmHg)	82
ECG	Several episodes of nsVT; ST depression with horizontal or descendant ST slope in aVL (−1.1 mm)

nsVT non-sustained ventricular tachycardia

11.3
이 환자의 두 번째 재활 프로그램은 어떻게 접근할 것인가?

11.3.1
운동 처방

안전성 면에 집중하여 낮은 강도의 운동에 참여시키는 것이, 실제 생활에서 운동을 다시 할 수 있다는 자신감을 찾도록 하는 데 매우 중요하다. 심전도 모니터하에 운동을 시작하여, 운동의 강도를 천천히 강화시키는 것이 이 환자의 심리적인 회복에 도움이 될 것이다. 그러나 이런 상황에서 재활 프로그램에 참여하는 것이 치명적인 부정맥의

발생, ICD 의 전기충격 치료, 또는 사망률을 줄일 수 있는지는 불확실하다. 현재까지 의학논문이나 대규모 재활센터에서의 경험으로는 운동치료가 ICD의 전기충격 치료를 증가시키는 것은 아니지만, 이러한 시도에 대한 정확한 정보는 좀더 기다려 봐야 할 것 같다.

11.3.2 운동 중의 심박동수 모니터링

다시 한 번 강조하면, 이 환자의 ICD의 장치 설정에 대한 정확한 정보를 얻는 것이 중요하며, 약물치료의 변화 역시 운동 중의 심박동수에 영향을 미치게 된다. 반면에 활동 시의 재활 프로그램은 심박동기에 의존적이거나, 활동에 따른 심박동수 변화에 장애가 있는(chronotrophic incompetence) 환자에서 심박동기의 장치 설정을 최적화할 수 있게 된다. 대부분의 심박동기는 각기 다른 운동 자극(motion, acceleration, vibration, impedance 등)에 대해 내장된 센서를 가지고 있어, 각기 다른 운동 형태에 대해 다른 심박 조율수를 가지게 할 수 있다. 가령 자전거 운동은 활동 정도를 감지하는 데 적절하지 않을 수 있으나, 트레드밀 운동은 일상생활에서 좀더 좋은 반응을 보여 줄 수 있다. 환자에게 집에서 주로 어떤 형태의 운동을 하는지를 물어보는 것이 활동에 따른 장치 설정을 최적화하는 데 필수적이다.

11.3.3 반복적인 전기충격(electrical storm) 후에 심리적 접근

환자들이 불안해하는 이유는 ICD 장치가 생명을 구할 수 있지만, 그렇게 함으로써 오히려 환자의 상태를 악화시킬 수도 있다는 점이다. 의식이 있는 상태에서 수차례 반복되어 발생하는 전기충격(electrical storm)으로 환자는 무력감을 느낄 수 있는데, 이때 재활 심리치료사의 도움이 필요하게 된다. 이식된 장치는 말 그대로 이 문제에서 "도망갈 수 없게" 만드는 것이다. 많은 환자들에게 비허혈성 심질환으로 예방적 ICD를 이식함에 따라, ICD 환자에게 맞추어진 "정상적인" 교육 자료가 필요할 것이다. 현재 RELAX-ICD 시험(Rehabilitation, quality of life and exercise tolerance in Implantable Cardioverter Defibrillator patients)에서는, ICD 환자에게 잘 훈련된 심리치료사에 의해

1주: ICD에 대한 정보와 교육
심장재활에 대한 소개 - 이득 및 효과
운동/활동의 중요성 및 소개
체험활동비교 - '안전한' 운동 및 작업에 대한 시범
ICD가 인생을 어떻게 변화시키는가? - 우려 및 불안감/피해야 할 행동/ICD가 환자 및 가족에 끼치는 영향

2주: 지난 활동에 대한 복습 - 운동의 중요성/ICD 이후의 인생의 변화
심장질환의 위험요소 - 어떤 위험 요소를 가지고 있으며, 어떤 도움이 필요한가?
목표 설정과 조율에 대한 소개 - 개인의 목표에 따른 설정계획
이완과 호흡에 대한 소개 - 교감신경자극을 줄이고 심박수를 안정시켜서 얻는 이득과 효과

3주: 지난 활동에 대한 복습 - 운동의 중요성/ICD 이후의 인생의 변화/목표 설정과 조율/이완과 호흡
목표 복습 - 개인
운동 목표 복습 - 그룹
우리가 어떻게 무엇을 생각하느냐에 따라 심박수가 변할 수 있다 - 인지행동치료 모델과 불안과 오해가 미치는 나쁜 영향

4주: 지난 활동에 대한 복습 - 운동의 중요성/ICD 이후의 인생의 변화/목표 설정과 조율/이완과 호흡/인지행동치료 모델
목표 복습 - 개인
운동 목표 복습 - 그룹
인지행동치료 모델 - 자신과의 대화, 어떻게 변화할 것인가 - 실제적 운동
가족들과의 질의 문답 - 참여자와는 별도 모임 - 우려 및 불안감/피해야 할 행동/ICD가 환자 및 가족에 끼치는 영향

5주: 지난 활동에 대한 복습 - 운동의 중요성/ICD 이후의 인생의 변화/목표 설정과 조율/이완과 호흡/인지행동치료 모델/자신과의 대화/질의 문답시간
목표 복습 - 개인
운동 목표 복습 - 그룹
신념, 느낌과 행동 - 탐험 토론, 공개하기 위해 찾는 그룹 솔루션, 보고된 난제

6주: 지난 활동에 대한 복습 - 운동의 중요성/ICD 이후의 인생의 변화/목표 설정과 조율/이완과 호흡/신념과 느낌
목표 복습 - 개인
운동 목표 복습 - 그룹
프로그램 복습
변화의 유지 및 난관을 대처하는 법

그림 11.4 ICD 환자의 재활프로그램의 주간별 목표 요약

주도되는 6단계로 이루어진 집단교육 프로그램을 제공하여, 환자들이 갖는 불안감과 기대감을 토론하고, 이식된 ICD 장치를 잘 이해할 수 있게 도움을 준다(그림 11.4).

11.3.4

운동 회피

잦은 전기충격 치료 후에 가장 큰 문제는 운동을 회피하는 것이다. 따라서 감독된 운동 프로그램과 심리적인 상담으로 어떤 운동이 허용되고, 어떤 것을 피하거나 미루어야 할지 알려 주어야 한다.

환자가 두 번째 재활 프로그램을 시작하기 전에, 치명적인 부정맥의 발생과 반복적인 전기충격을 줄이기 위하여 우심실에서 전극도자 절제술을 시행하였다. 그러나 이 환자는 운동을 하는 것을 굉장히 두려워하게 되었고, ICD의 전기충격에 대한 공포를 가지게 되어, ICD 환자를 위한 심리적 지원을 위한 프로그램에 참여하길 권유받았다.

각 세션이 끝날 때마다, 환자는 불안에 대한 설문지(그림 11.5)를 작성하게 하였다. 이 설문지는 최근에 만들어졌으며, ICD 환자가 갖는 불안감에 대한 정도를 보여 준다.[16]

〈그림 11.6〉은 환자가 참여하였던 5단계 동안 시행된 설문지의 결과를 보여 주는 것으로 비교적 높은 정도의 불안감을 보여 주고 있다. 이 당시에는 ICD의 전기충격에 대한 심한 심리적 문제를 가지고 있었으며, 일반적인 사회활동에도 제한을 받게 되었다. 전극도자 절제술 이후, 환자는 다시 재활 프로그램에 참여하게 되었으며, 3개월간의 재활 프로그램을 모두 완수하였다.

11.3.5

다방면의 심장재활 프로그램으로 어떤 결과를 예측할 수 있을까?

현재까지, ICD 환자에 대한 운동훈련의 효과에 대한 연구는 별로 많지 않다.[2–5,17,18] 이들 연구에서 운동 프로그램의 구성요소와 결과에 대해서는 〈표 11.7〉에 제시되어 있다.

이러한 결과들을 고려하였을 때, 일부에서는 팔운동을 제외시킨 운동 프로그램을 구성할 수 있을 것이다. 감독하에 시행되는 보행 운동 프로그램은 적어도 12주 이상 일주일에 세 번 이상의 60-90분의 훈련 단계를 가져야 하며, 준비운동(warming up), 주 운동(main exercise part)과 정리운동(cooling down)으로 이루어져야 한다. 준비운동은 5-10분간의 정적인 신체활동으로, 환자의 심폐기능을 적응시키고, 부정맥이나 다른 심혈관계 이상이 나타나지 않게 하여야 한다. 낮은 강도의 유산소 운동과 유연성 운동을 포함시킬 수 있다. 정리운동은 5-10분간의 경미한 운동이나 상대적인 휴식으로, 초기 회복 기간에 나타날 수 있는 이상반응으로부터 환자를 보호하고, 심혈관계 반응이 휴식 상태로 서서히 회복될 수 있게 도와주어야 한다. 주 운동은 보행, 수영, 사이클링, 팔운동, 노젓기 운동과 같은 유산소 운동과 등장성 체조(isotonic calisthenics)로 구성된다. 운동의 강도는 각각의 환자 개인에 맞추어 환자의 임상상태와 기초운동 측정을 통한 초기 운동 허용치에 따라 결정된다. 심장 박동 수의 변화에 따라 운동 시간을 결정하게 되며, 카보넨(Karvonen) 공식(HRtraining HRrest 60–90% ×(HRpeak– HRrest))을 이용할 수 있다. 특히 ICD 환자에서는 최대 심박 임계치를 넘지 않게 제한시켜야 하며, 일부 연구 결과에서 언급했듯이, 최저 설정 심박동수(lowest programmed detection rate)에서 10, 20 또는 30회를 낮추어 시행하여야 한다. 개개인

ICD 환자의 불안감에 대한 설문지-ICD-C.

당신의 이식형 제세동기(ICD)에 대한 걱정에 대해 알고 싶습니다. 모든 질문에 답해 주세요. 대답을 생각하느라 너무 시간을 끌지 마세요. 각각의 질문에 대해 체크(✓)해 주세요. 빠짐없이 부탁합니다.

나는 다음에 대해 걱정한다	전혀	별로	다소	많이	매우 많이
1. 나의 제세동기 쇼크가 나갈까 봐					
2. 필요할 때 나의 제세동기가 제대로 작동하지 않을까 봐					
3. 나의 제세동기 쇼크가 나가면 무얼 해야 하는지					
4. 운동이 나의 제세동기 쇼크의 원인이 될까 봐					
5. 취미나 신체활동이 제세동기 쇼크의 원인이 될까 봐					
6. 나의 제세동기 쇼크 때문에 심장이 더 안 좋아질까 봐					
7. 나의 심장과 제세동기에 대해 걱정하느라 보내는 시간					
8. 나의 심장에 대해 생각하면서 보내는 시간					
9. 제세동기 배터리가 방전될까 봐					
10. 일을 열심히 하는 것이 나의 제세동기 쇼크의 원인이 될까 봐					
11. 성생활을 하는 것이 제세동기 쇼크의 원인이 될까 봐					
12. 아무런 전조 증상 없이 제세동기 쇼크가 생길까 봐					
13. 제세동기 쇼크와 연관된 통증이나 증상이 있을까 봐					
14. 내 가족이나 동료에게 부담이 될까 봐					
15. 내 제세동기 쇼크를 예방할 수 없을까 봐					
16. 제세동기를 가지고 있는 나의 미래					
17. 제세동기가 문제가 생길까 봐(예: 배터리)					
18. 제세동기 쇼크가 오면 너무 많은 스트레스를 받을까 봐					
19. 제세동기를 가지고 있기 때문에 신체활동이나 취미생활을 못 할까 봐					
20. 운동을 과도하게 하는 것이 내 제세동기 쇼크를 일으킬까 봐					

그림 11.5 ICD 환자의 불안감에 대한 설문지

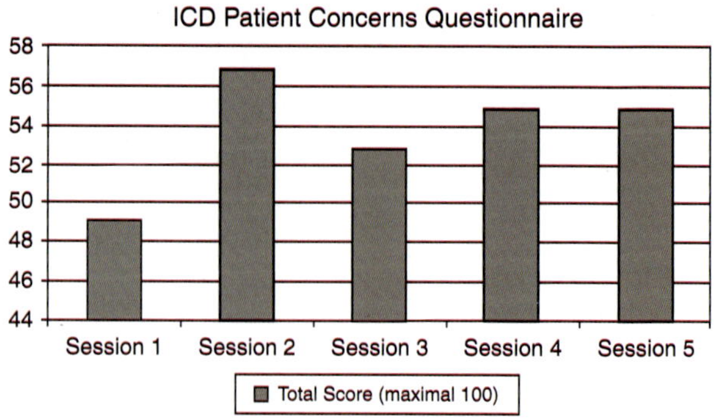

그림 11.6 ICD 환자의 불안감에 대한 설문지 결과

표 11.7 운동 프로그램들의 구성 요소 및 결과

Author	Study plan	No	No training characteristics	Exercise tolerance	Complications
Vanhees (2001)[2]	Three months CCR	8	TF: 3 sessions/week TD: 90 min/session TI: (HRrest + 60–90% [HRmax-HRrest]) with upper limit of HR = detection rate – 30 beats	PeakVO2: +24%	One asymptomatic VT with ICD intervention
Fitchet (2003)[4]	Twelve weeks CCR with aerobic exercise training	16	TF: not specified TD: not specified TI: HR of 60–75% of age adjusted maximum with upper limit of HR = detection rate – 10 beats	Exercise time: +16%	No ICD discharges
Kamke (2003)[17]	23 ± 4 days with steady state and/or interval training	107	TF: 1–3 sessions/day TD: 15 min/session TI: not specified; upper limit of HR = detection rate – 20 beats	Exercise load: +100%	No ICD interventions linked to physical training
Vanhees (2004)[3]	Three months CCR with aerobic exercise training	92	TF: 3 sessions/week TD: 90 min/session TI: Leuven: (HRrest +60–90% [HRmax-HRrest]) with upper limit of HR = detection rate – 20 beats TI: Leiden: 50–80% max intensity	PeakVO2: +17%	Three ICD discharges after VT: patients dropped out of the study. One ICD discharge after VT One VT without intervention One inappropriate shock
Belardinelli (2006)[5]	Eight weeks CCR	52	TF: 3 sessions/week TD: 60 min/session TI: 60% peakVO2Min firing rate set at +20 beats of HR max achieved during exercise testing	Peak VO2: +28% Work load: +36%	No adverse events

CCR comprehensive cardiac rehabilitation, *TF* training frequency, *TD* training duration, *TI* training intensity

의 환자에서의 한계치는 심실빈맥의 박동수에 의하여 결정하며, 운동 생리학자는 재활 프로그램에 참여하는 환자의 ICD 장치 설정 값을 알고 있어야 한다. 운동의 강도는 환자로부터 피드백과 추가적인 운동 검사를 통하여 점진적으로 증가시킬 것이 권장된다. 우리의 경험으로는 운동 훈련 동안의 최대 심박 임계치는 최저 설정 심박동수보다 분당 20회를 낮추는 것을 권장한다. 심근허혈 또는 심부전의 악화로 인한 심실성 부정맥이 발생되는 환자에서는 신체 자세에도 주의를 기울여야 한다. 이들에게는 누운 자세에서 하는 운동보다는 상체를 세운 상태로 운동하는 것을 권장하며, 이는 상체를 세운 상태에서 좌심실 내의 충만압력이 더욱 낮기 때문이다. ICD 장치를 가지고 있는 많은 환자들은 심부전 환자로 분류될 수 있다. 따라서 이들의 경우 매우 빈약한 신체 조건을 가지므로, 저항운동을 추가하는 것이 매우 적합할 수 있다. Conraads 등은 특정 근육군에 대해 중등도의 강도를 갖는 등력운동(isodynamic exercise)을 추가하는 것이 유용하다는 것을 강조하였다.[19] 지구력 훈련에 저항훈련을 추가하여, 근육 강도와 일상에서의 활동을 호전시키는 것이 가능하다. 다시 한 번 강조하면, ICD 환자에서 팔 운동을 처방할 때는 특별히 주의를 기울여야 하며, 가능한 이식 후 6주 동안에는 피하는 것이 좋다

운동훈련 장소에는 심전도 모니터가 항상 사용 가능한 상태여야 한다. 특히 처음 훈련을 시작하는 동안, 심전도 모니터를 하는 것은 자신감, 활동의 자유, 운동 중에 발생할 수 있는 전기충격에 대해 안전함을 확신하게 한다. 또한 이는 심장 리듬에 대한 중요한 정보를 제공하고, 환자가 운동을 해도 안전하다는 자신감을 줄 수 있다. 처음 운동훈련 기간 동안 별다른 문제가 없다면, 다른 종류의 심장 모니터 장치(Polar와 같은 장비)를 사용하여도 훈련의 안전성에 대한 충분한 정보를 줄 수 있다. 심박수를 모니터할 수 있는 장치가 없다면, 환자는 운동 중 또는 운동 후에 주기적으로 촉지를 통해 맥박수를 측정하여, 심박동수가 목표 심박동수 이내에 있는 것을 확인하여야 한다. 재활치료에 사용되는 장비는 가볍고 착용감이 편해야 하며, 운동을 하는 데 방해가 되지 않아야 한다. 비록 운동 중에 추가적인 집중적인 감시와 심전도 모니터가 필요하지만, 이들은 심장재활 프로그램에 참여하는 일반 심장환자들에게 시행되는 것과 같은 안전수칙이 시행되어야 한다. ICD 환자에서 운동 중이나 또는 운동훈련 프로그램 후에 운동에 의한 심실빈맥이 발생할 수 있다. 심실빈맥은 대개 설정된 제한 심박동수를 초과할 때 진단될 수 있으며, ICD에 의한 전기충격 치료가 발생할 수도 있다. 전기충격 치료가 이루어진 후에는, 24시간 이내에 ICD 장치를 분석하여 전기충격이 발생한 원

인을 찾고, 필요하다면 ICD 프로그램을 재설정할 수 있다. 환자가 임상적으로 안정을 찾게 되고, 운동훈련을 다시 시작할 수 있다는 자신감이 있다면, 재활 프로그램은 지속되어야 한다.

환자 개개인에 따른 위험요소 관리, 다방면의 접근을 통한 최적의 의료 제공, 평생 운동의 필요성은 아무리 강조해도 지나치지 않다. 심장 전문의, 의사, 운동 생리학자, 영양 치료사, 심리학자 및 각종 직종의 전문가들이 협동하여 위험 요소를 줄이기 위한 지속적인 관리가 필요하며, 심장재활 프로그램에 참여하게 하고, 우편이나 전화를 통해 환자에 대한 관심을 보여, 환자가 프로그램에 지속적으로 참여할 수 있게 격려하고, 심리적인 스트레스를 줄일 수 있게 하여야 할 것이다.

References

1. Vanhees L, Lefevre J, Philippaerts R, et al. How to assess physical activity? How to assess physical fitness? *Eur J Cardiovasc Prev Rehabil.* 2005;12(2):102-114.
2. Vanhees L, Schepers D, Heidbuchel H, et al. Exercise performance and training in patients with implantable cardioverter-defibrillators and coronary heart disease. *Am J Cardiol.* 2001;87(6):712-715.
3. Vanhees L, Kornaat M, Defoor J, et al. Effect of exercise training in patients with an implantable cardioverter defibrillator. *Eur Heart J.* 2004;25(13):1120-1126.
4. Fitchet A, Doherty PJ, Bundy C, et al. Comprehensive cardiac rehabilitation programme for implantable cardioverter-defibrillator patients: a randomised controlled trial. *Heart.* 2003;89(2):155-160.
5. Belardinelli R, Capestro F, Misiani A, et al. Moderate exercise training improves functional capacity, quality of life, and endothelium-dependent vasodilation in chronic heart failure patients with implantable cardioverter defibrillators and cardiac resynchronization therapy. *Eur J Cardiovasc Prev Rehabil.* 2006;13(5):818-825.
6. Lampman RM, Knight BP. Prescribing exercise training for patients with defibrillators. *Am J Phys Med Rehabil.* 2000;79(3):292-297.
7. Sears SF Jr, Todaro JF, Lewis TS, et al. Examining the psychosocial impact of implantable cardioverter defibrillators: a literature review. *Clin Cardiol.* 1999;22(7):481-489.
8. Sears SF Jr, Conti JB. Quality of life and psychological functioning of icd patients. *Heart.*

2002;87(5):488-493.

9. Pedersen SS, van den Broek KC, Sears SF Jr. Psychological intervention following implantation of an implantable defibrillator: a review and future recommendations. *Pacing Clin Electrophysiol.* 2007;30(12):1546-1554.
10. Jacq F, Foulldrin G, Savoure A, et al. A comparison of anxiety, depression and quality of life between device shock and nonshock groups in implantable cardioverter defibrillator recipients. *Gen Hosp Psychiatry.* 2009;31(3):266-273.
11. Albarran JW, Tagney J, James J. Partners of ICD patients–an exploratory study of their experiences. *Eur J Cardiovasc Nurs.* 2004;3(3):201-210.
12. Dougherty CM, Thompson EA. Intimate partner physical and mental health after sudden cardiac arrest and receipt of an implantable cardioverter defibrillator. *Res Nurs Health.* 2009;32(4):432-442.
13. Kohn CS, Petrucci RJ, Baessler C, et al. The effect of psychological intervention on patients' long-term adjustment to the ICD: a prospective study. *Pacing Clin Electrophysiol.* 2000;23 (4 Pt 1):450-456.
14. Ades PA. Cardiac rehabilitation and secondary prevention of coronary heart disease. *N Engl J Med.* 2001;345(12):892-902.
15. Lampert R, Cannom D, Olshansky B. Safety of sports participation in patients with implantable cardioverter defibrillators: a survey of heart rhythm society members. *J Cardiovasc Electrophysiol.* 2006;17(1):11-15.
16. Frizelle DJ, Lewin B, Kaye G, et al. Development of a measure of the concerns held by people with implanted cardioverter defibrillators: the ICDC. *Br J Health Psychol.* 2006;11(Pt 2):293-301.
17. Kamke W, Dovifat C, Schranz M, et al. Cardiac rehabilitation in patients with implantable defibrillators. Feasibility and complications. *Z Kardiol.* 2003;92(10):869-875.
18. Davids JS, McPherson CA, Earley C, et al. Benefits of cardiac rehabilitation in patients with implantable cardioverter-defibrillators: a patient survey. *Arch Phys Med Rehabil.* 2005;86(10):1924-1928.
19. Conraads VM, Beckers P, Vaes J, et al. Combined endurance/resistance training reduces NT-proBNP levels in patients with chronic heart failure. *Eur Heart J.* 2004;25(20):1797-1805

선천성 심질환에서의 운동 12

Birna Bjarnason-Wehrens, Sigrid Dordel, Sabine Schickendantz,
Narayanswami Sreeram, and Konrad Brockmeier

12.1 배경

1,000명의 출산아 중 5-9명이 선천성 심혈관 기형을 가지고 태어난다.[1-2] 심혈관의 선천성 기형은 매우 다양한 스펙트럼을 가진다. 이는 크게 좌우 단락 청색증형 병변, 폐쇄성 병변, 혼합 단심실 생리를 동반한 복합 심기형(complex lesions associated with common mixing and single ventricle physiology)으로 나뉜다[1](그림 12.1). 모든 기형의 80%를 차지하는 가장 흔한 선천성 심장질환이 〈표 12.1〉에 제시되어 있다.[1-2]

약 10-15%의 선천성 심혈관 기형은 교정을 필요로 하지 않는다. 모든 선천성 심장질환의 70-80%는 교정될 수 있으며, 점점 많은 치료 목적 시술이 개흉수술 대신, 중재도자술에 의하여 수행되고 있다.[1] 혈역학적인 부담 또는 만성 저산소증으로부터 초래될 수 있는 후기 합병증을 피하기 위하여, 점점 더 많은 완치 목적의 시술이 초기 영아기에 시행되고 있다.[3] 2002년, 유럽에서는 총 27,772건의 수술이 심혈관 기형의 치료를 위하여 시행되었다. 2007년 독일은 6,812건의 수술을 시행함으로써 유럽의 선천성 심장질환 수술을 선도하였고, 그중 4,338건에서 심폐순환기(heart-lung machine)가 사용되었다. 거의 절반 이상의 수술이 신생아와 영아에서 시행되었다는 것이 주목할 만하다. 게다가 2,000건 이상의 중재시술(catheter intervention)도 시행되었다.[4] 선천성 심장질환 치료의 진보는 확연한 사망률 감소로 이어졌는데,[4-6] 미국의 인구 기반 자료에 따르면, 1979년부터 1997년까지 모든 연령에서 심장 기형으로 인한 사망률이 39% 감소하였다. 사망 시 연령도 높아졌는데, 이는 많은 환자들이 청년기 또는 성인기까지 생존할 수 있음을 시사한다.[5] 2001년 영국의 중앙 심장 예산 회계 자료를 보면, 1세

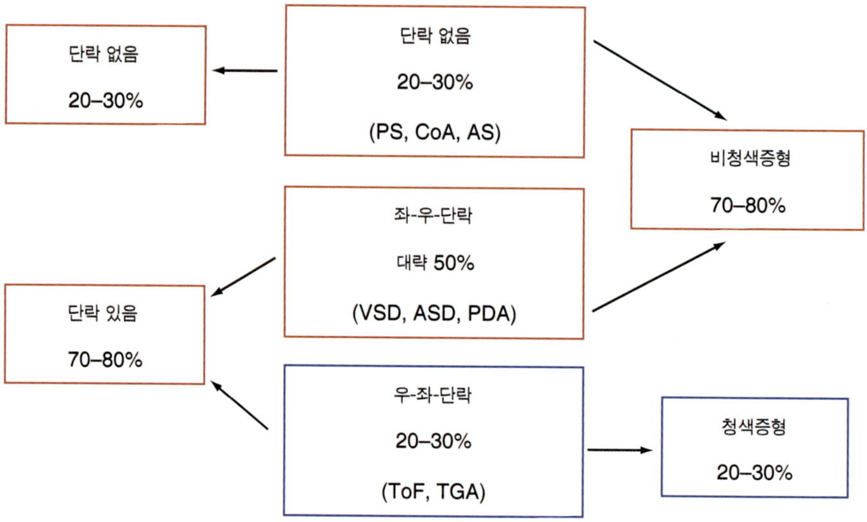

그림 12.1 단락 및 청색증의 유무에 따른 선천성 심장결손의 분류(약자 설명은 표 12.1을 참조할 것)

표 12.1 가장 흔하게 진단되는 선천성 심장질환[1,2]

비청색증형	
판막 또는 혈관 폐쇄	일차성 좌우단락
• 폐동맥협착 (PS) 6–13% • 대동맥 축삭 (CoA) 8–11% • 대동맥판 협착 (AS) 6–9 %	• 심실중격결손 (VSD) (isolated) 14–16% • 심방중격결손 (ASD) 4–10% • 대동맥관 개존증 (PDA) 10–15%
청색증형	
우좌단락	복합형
• 팔로4징 (ToF) 9–14% • 대혈관전위 (TGA) 10–11%	• 단일심실생리, 예) 좌심형성부전증후군 (HLHS) 4–8%

이전에 수술을 받은 소아의 1년 생존율은 90%이며, 치료 목적 도자시술(therapeutic catheterization)의 경우는 98.1%였다.[6] 1980년까지 독일에서 선천성 심장질환으로 인한 사망률은 (수술을 받거나 받지 않았거나) 71.5%가 감소하였으며, 이러한 감소는 70세까지 모든 연령에서 관찰되었다.[4] 이러한 생존율 향상은 추적관찰관리(follow-up care)의 초점을 시술과 관련된 사망률에서 장기적인 삶의 질로 이동시켰다. 전문적인 치료·재활을 통한 장애의 경감을 위하여, 예방을 위한 진단과 치료는 최대한 이른 시기에 이루어져야 한다. 운동 발달(Motor development)과 육체활동(physical activity)은 진단과 치료가 초점을 맞춰야 하는 가장 중요한 영역이다.[7–9] 기대여명의 증가에 따

라, 삶의 질을 향상시키기 위하여 어떤 육체활동을 어느 정도까지 해야 하는지에 점차 많은 관심이 집중되고 있다. 이 장은 선천성 심장질환을 가진 소아, 청소년, 성인에서의 육체활동, 운동훈련(exercise training)의 영향에 대하여 설명할 것이다.

12.2
선천성 심장질환을 가진 아동, 청소년기에 육체활동과 운동훈련의 의미

어린이는 운동에 대한 자연스러운 욕구가 있다. 움직임에 대한 이러한 근본적인 필요는 생물학적으로 당연한 것이며, 중추신경계흥분과정이 발달하면서 자동적으로 이루어진다. 움직임(movement)은 아동기에 발달의 촉매로 작용하며, 이는 유아기에 특히 중요하다. 높은 수준의 움직임은 아동기 육체발달의 진행을 유도하며, 움직임을 통하여 운동계(locomotor system)는 정상발달과정에 필수적인 자극을 발생시킨다.[10,11] 반면, 그 이유가 육체적(physical), 감정적(emotional), 정신사회적(psychosocial), 인지적(cognitive) 요소 등 어떠한 것이든, 아동기의 감소된 육체활동은 비정상적인 것이다.[11]

자신감 있게 접촉하기(establishing contacts self-confidently), 깊게 생각해 보기(thoughtfulness), 협동(cooperation), 사례 따라하기(benchmarking), 경쟁(competence), 규칙 지키기(abiding by rules), 단체활동 참여(participating in group activities) 등은 취학 전 어린이들이 또래들과 활동적인 놀이를 함으로써 배울 수 있는 중요한 행동양식들이다.

취학 전 연령에서의 훌륭한 운동능력(good motor abilities), 요령 있는 몸동작(skillfulness), 근력(strength)은 또래들로부터 인정받을 수 있게 해주며, 이러한 것들이 자신감, 감성적인 안정감, 긍정적인 자아를 형성할 수 있게 한다. 이는 특히 저학년 시기에 매우 중요하다.[10] 그러므로, 어린이의 지각·운동의 경험(perceptual and motor experience)은 육체와 운동근 발달(physical and motor development)을 결정할 뿐만 아니라, 정서적, 정신사회적 인지 발달에도 확고한 영향을 끼친다. 이러한 영역에서의 미숙함은 어린이의 총체적인 발달에 악영향을 미치게 된다.[10–12]

흔히, 심장질환은 환아의 지각/운동경험을 제한시킨다. 중증 복합 심기형은, 적어도 일시적으로 증상이 발생하여 운동내성(symptom-limited exercise tolerance)이 떨어지게 되며, 활동 중간중간에 쉬어야 하는 상황이 발생한다. 한편, 환자들이 검사 또는 교

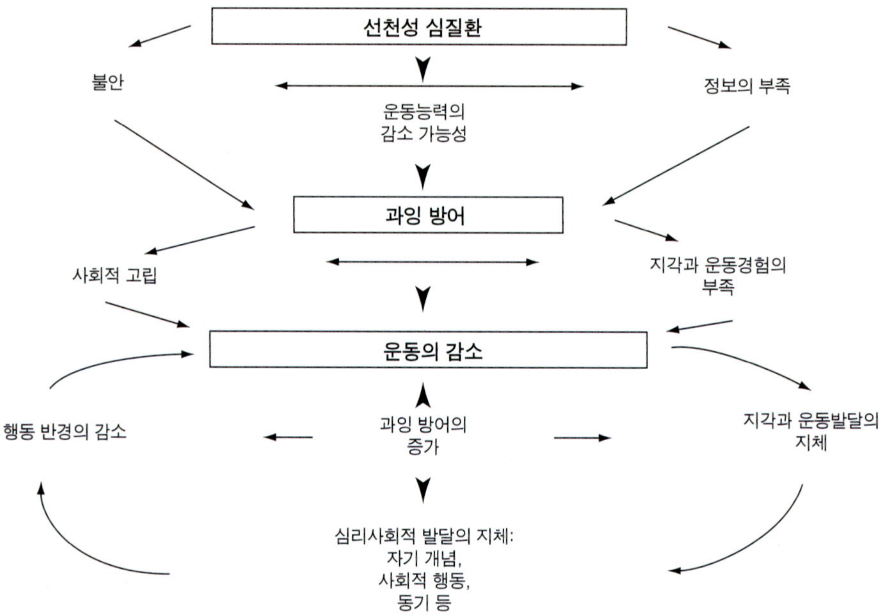

그림 12.2 심장질환 환아에서 육체활동 부족(physical inactivity)의 가능한 원인과 영향에 따른 네트워크

Schilling F. Koerperkoordinationstest fuer Kinder. KTK Manual. Weinheirn, 1974

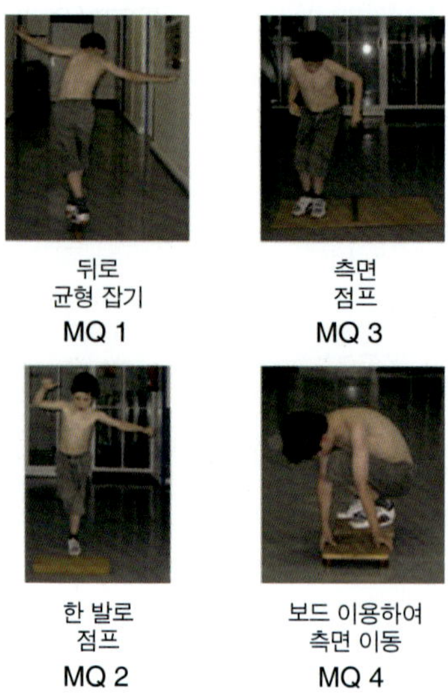

MQ (운동지수)	단계 분류
131–145	높은 운동 발달
116–130	좋은 운동 발달
86–115	정상 운동 발달
71–85	중등도 운동 장애
56–70	중증 운동 장애
<56	분류 단계 이하

그림 12.3 아동의 육체 조정 시험(body coordination test for children). 연령과 성별을 보정한 운동지수(motor quotient)에 의한 운동 발달의 분류

정 수술을 위한 입원을 할 때마다 좀더 엄격한 육체활동 제한이 요구된다. 입원·수술 기간의 연장, 아동의 연령, 지적 능력 등에 따라, 심장질환은 발달지체(developmental stagnation) 또는 퇴행(regression)까지도 초래할 수 있다. 아픈 아이에 대한 불안과 걱정은 종종 부모들의 과잉보호로 이어진다. 특히 아이들이 육체활동에 참여함으로써 아이들이 위험에 노출될 수 있어 불안해하며, 이는 육체적 수용력(physical capacities)이 정상인 어린이들의 부모의 경우도 마찬가지이다.[11,12] 〈그림 12.2〉는 심장질환을 가진 아동의 육체활동 제한의 원인과 영향들의 상호관계를 보여 준다.

선천성 심장질환 아동의 운동발달에 대한 연구는 상대적으로 많지 않다(그림 12.3).[10,12-14] 현재까지의 모든 연구들은 운동발달 결함이 대부분 이환된 어린이나 청소년에게서 발생하였음을 보여 주었다. 최근의 한 연구[12]는 선천성 심장기형을 가진 194명의 환아와 건강한 또래들에서의 운동발달상태를 비교하였다. 운동발달상태를 중증도로 분류 시 58.7%의 심장질환 어린이에서 중등도 중증의 전반적 운동 능력(gross motor skills)의 장애가 관찰되었고, 31.9%에서는 중증의 장애가 관찰되었다(그림 12.4). 선천성 심장기형 환아의 성별에 따른 차이는 발견되지 않았지만, 비교적 나이가 많은 어린이나 청소년(11-15세)은 더 나이가 적은 어린이들에 비하여(5-10세) 좀더 심한 장애를 가지고 있었다($p < 0.01$). 연령과 성별을 보정한 운동 지수(motor quotient)는 선천성 심장기형 환아에서 대조군에 비하여 의미 있게 낮았다. 이는 심각한 결손이 남아 있는 경우뿐아니라, 수술을 통해 결손이 없거나 경미한 경우에도 관찰되었다(그림

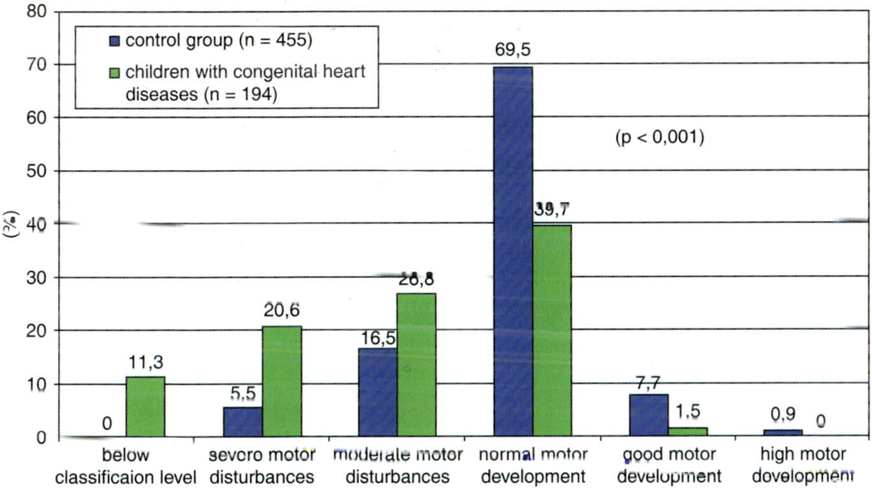

그림 12.4 선천성 심장질환 환아들과 건강한 또래에서 운동 발달(motor development)의 비교

12.5). 주목할 부분은 이러한 현상이 수술이 필요하지 않을 정도로 경미한 기형이거나, 교정수술 후 후유증이 남지 않아, 육체활동 제한이 필요하지 않은 환아에게서도 관찰된다는 점이다.

최근 또 다른 연구는 복합심장기형을 가진 환아에서의 운동 역량(motor competence)에 대하여 보고하였다. 한 살 이전에 다발성 복합 심장기형에 대하여 수술을 받은 120명의 환아(7-12세)들과 387명의 같은 연령의 건강한 아동들을 비교하였다. 선천성 심장기형을 가진 환아들은 손기술의 정교함(manual dexterity), 공 다루는 기술(ball skills), 쥐는 힘(grip strength), 대퇴근력(quadriceps muscle strength), 정적·동적 평형(static and dynamic balance)에서 의미 있게 건강한 또래에 비해 낮은 점수를 받았으며(그림 12.6), 운동 능력이 손상될(impaired motor competence) 위험도가 5.8배 높았고(3.8-8.8, 95% 신뢰구간), 중증운동장애(severe motor disturbances)를 가질 위험도는 11배 높았다(5.4-22.5, 95% 신뢰구간).[9]

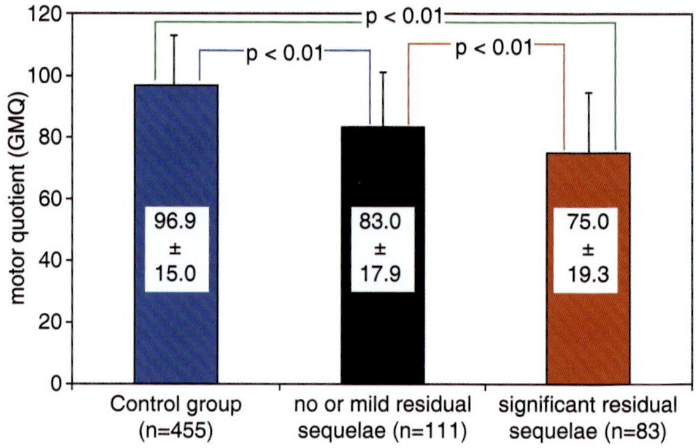

그림 12.5 경미하거나 잔여 결손(residual sequelae)이 없는 환아, 상당한 잔여 결손이 있는 환아, 건강한 또래 아동(대조군) 사이에서 평균 운동 지수의 비교

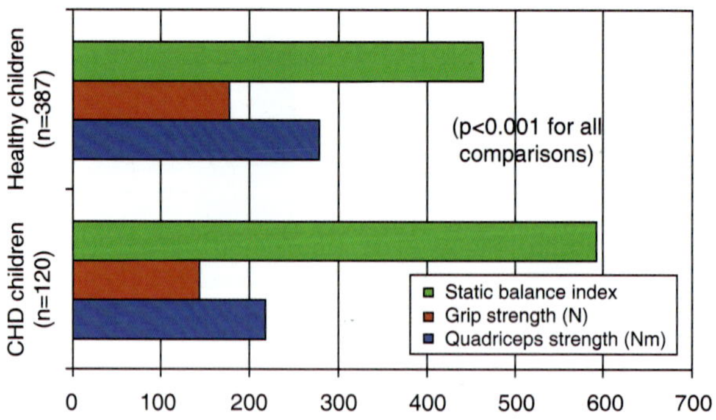

그림 12.6 복합 선천성 심장기형이 있는 환아와 건강한 또래 아동 사이에서 대퇴근력(quadriceps strength)과 악력(handgrip strenght), 정적평형감각지수(static balance index)의 비교

다양한 선천성 심장질환을 가진 환아들에서 운동 내성(exercise tolerance)에 대한 연구들의 공통된 결과는 장애의 중증도, 교정치료의 성공 여부, 남아 있는 결손의 정도에 따라 육체적 수행능력(physical performance)이 제한될 수 있다는 것이다.[15-19] 그러나, 이러한 연구들이 보여 주는 다른 한 가지는 교정되지 않은 경미한 결손이나 교정수술 후 결손이 남지 않은 경우에도 상당히 제한된 육체적 수행능력을 보일 수 있다는 것이다.[16,17] Fredriksen 등[16]은 선천성 심장질환을 가진 169명의 어린이와 청소년(남자 91명, 여자 78명, 8-16세)과 196명의 건강한 대조군 간에서 최고산소섭취량(VO_{2peak})을 비교하였다. 선천성 심장질환 환자군의 모든 연령에서 최고산소섭취량은 대조군에 비해 낮게 관찰되었으며, 12-13세 이후 남자에서 더욱 감소하는 양상이었다(그림 12.7). 팔로4징(tetralogy of Fallot) 환자들은 최고산소섭취량이 또래에 비해 낮지만 건강한 또래에서처럼 나이가 증가함에 따라 증가하였으나 대혈관전위 환자에서는 12-13세 이후에 현저한 최고산소섭취량의 감소를 보였다. 이러한 결과는 선천성 심장질환을 가진 청년기 환자처럼 청소년기 환자의 경우 역시 운동 내성에 대한 각별한 주의가 필요함을 보여 준다.

신생아기에 대혈관 교환 수술을 시행받은 54명의 어린이와 청소년(7-14세)에서 24시간 연속 심박수 모니터를 통하여 활동 패턴을 관찰한 결과, 이들은 육체활동에 대한 치료지침을 만족시키지 못했다. 124명의 건강한 같은 연령 어린이들에 비하여 선천성 심장질환을 가진 환아들이 덜 활동적이었으며 이는 중등도와 고강도의 활동에서도

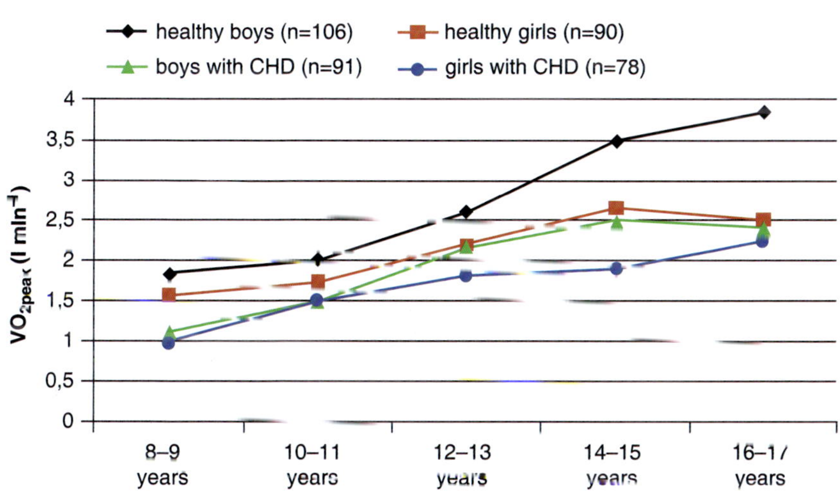

그림 12.7 선천성 심장질환(CHD) 환아와 건강한 또래 아동 사이에서 최고산소섭취량(VO_{2peak})의 비교

마찬가지였다.

또한 19%와 27%의 선천성 심장질환 환자들만이 하루 30분 이상의 중등도 및, 하루 20분 정도의 고강도 활동을 수행할 수 있었다.[20] McCrindle 등은[21] 폰탄 수술(Fontan procedure)을 받은 어린이나 청소년에서 중등도와 고강도 활동을 수행한 시간을 조사하였는데 같은 연령의 건강한 대조군에 비해 현저하게 적었다. 이는 특히 여자 환자에게서 적게 나타났으며, 스스로 보고한 활동 정도나 최고산소섭취량과는 관련이 없었다.[21]

비만은 선천성 심장질환에서 흔하게 발견되는 동반이상이다. 1,523명의 심장질환 환아를 연구한 한 조사에서 13.8%의 환자들이 비만하였고(BMI ≥ 95%), 26.2%가 과체중 상태였다(BMI 85–95%)[22](그림 12.8). Stefan 등의 연구에서 운동능력이 떨어지고 활동이 제한된 환아들은 정상 활동을 하는 어린이들보다 절대 체질량 지수 및 체질량 지수의 백분위가 더 크게 증가되어 있었다.[23] 110명의 심장질환 환아들에서(평균 나이 8.4세) 활동제한은 과체중 또는 비만아가 될 가장 강력한 예측인자였다.[23]

이러한 결과들은, 성인기의 운동부족(sedentary behavior), 또는 죽상경화증에 합병한 심혈관질환을 피하기 위한 선천성 심장 질환 환아나 청소년들의 적극적으로 육체활동이나 운동훈련의 중요성을 시사한다. 심장질환 환아의 발달에서 심장기형이 갖는 의미는 치료의 시기, 성공 여부뿐만 아니라 기형의 형태나 중증도에 따라 좌우된다. 단심실병태생리를 가지는 복합 기형의 경우에는 고식적인 방법 외에는 치료의 여지가 없다. 팔로4징[24], 방실중격결손[25], 대혈관 전위[26]와 같은 병변은 영아기에 수술로 성공적으로 치료할 수 있고 좋은 장기예후를 보인다. 청색증형 선천기형의 경우 영아기에 성공적인 교정이 이루어진다면 대부분 모든 종류의 육체활동에 또래의 건강한 아이들과 같이 문제없이 참여할 수 있다.[27-32] 수술 후에도 심각한 이상이 있는 경우 어

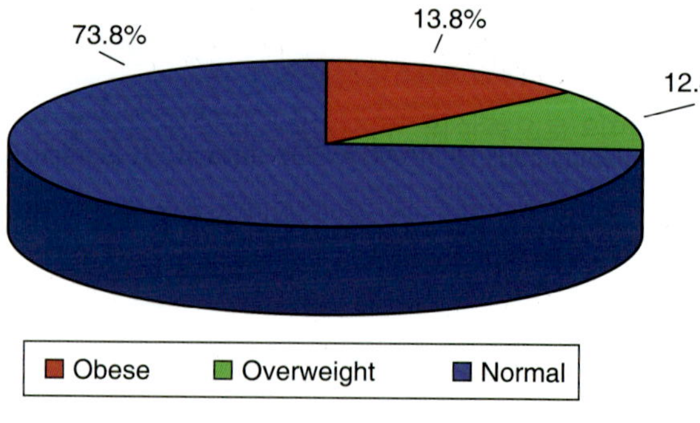

그림 12.8 선천성 심장질환 환아에서 비만(obese, 체질량지수[BMI] 백분위수 95% 이상)과 과체중(overweight, 체질량지수 백분위수 85 이상 95% 이하)의 유병률(Pinto 등의 연구)

느 정도의 육체활동 제한이 필요할 수도 있지만, 후유증이 없거나, 경미한 경우에는 활동 제한이 필요 없으며 정상 육체활동에 적극적으로 참여시켜야 한다. 수술 전후의 낮은 심박출량, 산혈증, 저산소증 또는 수술과 관련된 허혈 상태 등이 신경학적 이상을 일으킬 수 있다는 것이 알려져 있더라도,[33-37] 이러한 것들만으로 선천성 심장질환 환아들의 운동발달 결함을 모두 설명할 수는 없다. 주요한 연구들은 환아들의 운동발달에 영향을 끼칠 수도 있는 다양한 증후, 장애, 동반이상을 가진 환아들을 배제하였었다. 운동발달 결함의 상당 부분은 육체활동 제한에 기인한 지각·움직임에 대한 경험 부족 때문일 것이다. 부모와 교사의 과잉보호는 이러한 발달장애의 중요한 이유 중 하나로 생각된다. 선천성 심장질환 환아의 엄마들은 같은 연령의 건강한 어린이의 엄마보다 아이들에 대하여 훨씬 높은 조심성(vigilance)을 보인다.[38] 부모의 불안과 과잉보호는 육체활동 제한뿐 아니라 아이들이 또래들과 만날 수 있는 기회 자체를 줄이고, 이는 아이들의 사회적 역량(social competence), 운동 발달에 영향을 미치고, 발달지연(retardation)을 초래한다.[39] 선천성 심장질환 환아의 부모는 일반인에 비하여 '부모가 갖는 스트레스'를 더 많이 호소한다.[40-41] 스트레스의 정도는 아이들 질환의 중증도와 무관하며, 아이들이 자라면서 통제하기 어려워지면 스트레스가 더욱 심해진다.[42] 엄마들의 염려는 아이들의 질환의 예후뿐만 아니라, 기능적 육체적 제한과 같은 부분을 포함한 삶의 질에도 미친다.[43]

12.3
육체활동에 대한 권고

수많은 전문가들이 선천성 심장질환 환아들에게 필요한 운동 권고안을 만들었다.[28-31,44] 이러한 권고안들은 육체활동이나 스포츠의 불필요한 제한을 막을 수 있다. 또한, 이러한 권고안들은 이완된 환아들의 육체능력에 대한 환아 자신과 부모, 교사의 불안감을 최소화할 수 있다. 이러한 권고안에서, 필요 요건을 만족시키는 선천성 심장질환 환아들은 육체활동에 참여할 수 있는 기회가 제공되어야 하며, 필요에 따라서는, 특별히 마련된 교육 프로그램(programs of physical education)에 참여할 수 있어야 한다. 적성과 기질(aptitude and classification)을 평가하는 데 있어서는, 원래 어떤 심장질환이냐보다는 현재의 임상적인 상태와 앞으로 남을 수 있는 장애의 상태가 더욱 중요

표 12.2 현재의 심장 상태와 수술 후 임상 양상에 따른 분류[11,44]

현재의 심장 상태와 수술 후 임상 양상에 따른 분류		
그룹 *0*		수술이나 시술 전 상태이고, 혈역학적으로 의미 있는 심장손상을 가진 환자
그룹 *1*		
	1.1	남아 있는 후유증이 없는 경우(완전 교정)
	1.2	약간의 후유증이 남은 경우
	1.3	심각한 후유증이 남은 경우
	1.4	복합심장손상의 임시 수술 후
	1.4a	폰탄수술이나 대혈관전이의 머스타드 수술과 같이 전신순환과 폐순환이 분리된 경우
	1.4b	두 가지 순환이 분리되지 않은 경우(예: 대동맥 폐동맥 단락수술)
그룹 *2*		
	2.1	작은 심방중격결손이나 심실중격결손과 같은 심하지 않은 좌우 단락
	2.2	선천성 이첨판인 대동맥판막과 같이 심하지 않은 판막의 손상이나 기형
	2.3	임상적으로 심하지 않은 심전도 변화와 부정맥
	2.4	임상적으로 심하지 않은 심근의 변화
그룹 *3*		수술 불가능한 심장 손상
그룹 *4*		만성심근증
	4.1	임상적으로 심각한 경우
	4.2	임상작으로 심하지 않은 경우
그룹 *5*		문제가 있는 장기적이거나 영구적인 치료 중인 환자
	5.1	심박동기
	5.2	항응고제 복용
	5.3	항부정맥 약물 복용
	5.4	심부전 약제 복용
그룹 *6*		심장이식을 받은 환자

하다(표 12.2 & 12.3).

많은 환아들에서 육체활동이나 스포츠의 제한은 권고되지 않으며[27,28, 31,44] 영유아기에 근치적 교정수술이 이루어질 수 있는 심장질환—동맥관 개존증, 작은 심방중격결손증, 심실중격결손증—및 운동 능력의 제한이 발생하는 증상이 없는 환아가 이에 해당된다(그룹 1.1). 심지어 중등도의 대동맥판막질환과 같이 경한 잔여 결손이 있는 환아들(그룹 1.2)에게서도 체육 교육(physical education), 육체활동에서 일반적인 부하(normal load)가 허용될 수 있다. 이는 또한 수술이 필요하지 않을 정도의 작은 결손을 가진 환아들에게도 적용된다(그룹 2, 작은 중격결손증, 경미한 판막협착).[11,44] 그룹 1.1, 1.2, 2의 환아들은 육체적 건강(physical fitness)에 결함이 있거나 정신·운동 장애(psychomotor deficits)가 있는 경우, 일시적인 치료 프로그램(remedial programs) 또

표 12.3 현재의 임상 상황의 중증도에 따른 분류에 의한 운동 권고[44]

그룹	중증도	범주	운동 권고
0	수술을 요하는 심장 손상	0	운동을 권하지 않음
A	남아 있는 후유증이 없는 경우(완전 교정)	1.1	운동 제한 없음
B	약간의 후유증이 남은 경우	1.2; 2.1; 2.2; 2.3; 2.4; 4.2	운동 제한 없음
C	임상적으로 의미 있는 후유증이 남은 경우	1.3; 5.1; 5.2; 5.3	경쟁적인 운동 제한
D	임상적으로 심한 후유증이 남은 경우	1.4a; 1.4b; 3; 4.1; 5.4[6];	운동을 제한적으로 시행
E	신체활력 징후의 이상이 있는 소견을 보이는 경우		운동을 권하지 않음

는 이에 맞춘 교육 프로그램이 필요할 수 있다. 같은 맥락으로, 운동 기반 특수 재활(special exercise-based rehabilitation)의 참여는 정신사회적인 이유에 좌우될 수도 있다.[32]

수술이나 중재시술이 사망률을 감소시키고 혈역학적 상태를 개선시킬 수 있지만, 상당수의 환아들은 여전히 삶의 질을 손상시키는 혈역학적으로 심각한 잔여 결손을 가진다. 운동 기반 특수 재활은 이러한 환자들에게 가장 필요하다. 그러나, 고식적인 수술, 수술이 불가능한 심장질환, 만성 심근병증, 복합 부정맥, 또는 심장이식과 같은 심각한 이상을 가진 환아들에게는 육체활동 참여가 일반적으로 권유되지 않는다. 즉, 각 환자들의 치료방침 수립은 소아 심장전문의와의 협의를 통해 이루어져야 한다. 고식적 치료 후 복합 심장결손을 가진 환자들은 특수한 그룹이다(그룹 1.4). 많은 수에서(1.4a) 체순환과 폐순환은 성공적으로 분리될 수 있고, 청색증이 사라질 수 있으나, 일부 환자에서는 청색증이 지속된다(1.4b). 이러한 그룹 및 항응고제를 복용 중이거나, 심박소율기(또는 제세동기)를 삽입한 경우, 급사의 위험이 있는 아이들의 경우 특별히 개별화된 권고안이 마련되어야 한다.[27,28,31,44] 육체활동 참여에 대한 가능한 금기증이 〈표 12.4〉에 요약되어 있다.

육체훈련 프로그램을 시작하기에 앞서서 진단을 분류하고, 질병의 중증도를 결정하기 위하여 철저한 심혈관계의 검사가 이루어져야 한다(표 12.5). 이러한 검사의 목적은 환자가 증상 없이 견딜 수 있는 운동의 정도(symptom-limited exercise tolerance)를 결정하고, 운동과 관련된 급사의 위험성을 평가하기 위함이다.

표 12.4 운동 참여의 금기들[11,44]

운동참여의 금기들은 다음과 같다.
• 급성심근염 • 급성으로 수술을 요하는 심장손상을 가진 아이나 청소년 • NYHA class III/IV의 심부전 동반한 또는 동반하지 않은 심한 대동맥 축삭증 • 심한 폐동맥 고혈압 • 심한 청색증 • 복합부정맥 • 심한 심근증, 비후성 심근증

표 12.5 운동 참여 가능성 여부를 결정하기 위해 필요한 사전 검사들[11,44]

기본검사:
• 정확한 병력 청취 • 일반 진찰 • 안정 시 심전도 • 심장초음파 • 에르고미터[a](필요 시 스피로에르고미터(spiroergometry)), 특히 청색증의 경우 경피적 산소 측정, 6분 달리기 테스트(필요 시 심전도 모니터와 함께)(더 어린 아이들을 대상으로 한 대체 검사로서) • 장시간 심전도
선택검사: 부하 심초음파[a] 정기검사 (최소한 매년) • 병력 • 진찰 • 안정 시 심전도 • 심장초음파 • 지구력 테스트[a]

[a] 5-6세에 시작

12.4
선천성 심장질환 아동과 청소년의 육체활동

선천성 심장질환 환아에게서 육체활동 향상은 가급적 일찍 시작되어야 한다. 이렇게 함으로써, 지각·운동 경험의 부족과 이로 인한 부정적 영향이 최소화될 수 있다. 환아들에게는 육체활동에 대한 기본적 욕구를 해소할 수 있는 기회가 제공되어야 하며, 급사와 관련된 구체적인 위험이 있는 경우에만 중단되어야 한다. 육체활동은 최대한 또래들과 제약 없이 자유롭게 이루어져야 하며 이는 유치원, 학교, 스포츠 클럽에서의 놀이와 활동에 적용되어야 한다.[11,28,44] 특별 프로그램 참여는 운동능력 향상을 통해 운동장애(motor deficits)를 최소화하여 아이들을 또래 집단으로 융화시킬 수 있다.[10] 이러한 프로그램은 각각의 환자들이 잠재적인 한계를 지각하게 하여 견딜 수 있는 운동의 강도를 스스로 정하게 하는 것이다. 질병과 관련된 상황과 운동 한계에 대한 적절한 지식을 습득하는 것이 진정한 자기평가를 가능하게 한다. 긍정적인 자아 형성, 감정적·정신사회적 안정감, 사회융화에 추가하여, 객관적인 자아 평가는 일상생활, 육체활동, 스포츠 등에서 발생하는 과부하로부터 자신을 보호하는 가장 효율적인 장치가 된다.[10] 이러한 것이 중요한 이유는, 스포츠 활동 중에 운동을 중단하라는 몸으로부터의 신호가 오면 청소년기에는 게임에서 낙오되지 않기 위하여 의식적으로 이러한 신호를 무시하기 쉽기 때문이다. 이러한 잠재적인 위험은—각자의 이성에 따라 판단될 수도 있지만—성격을 조기에 성숙시키고, 책임감, 자신감을 향상시킴으로써 예방될 수 있다.

과거의 경험적 연구 결과에 따르면 선천적 심장질환을 가진 아동 및 청소년의 육체적 수행 능력과 운동 기술은 자발적 육체활동이나 육체활동 교육에 정기적으로 참여함으로써 증진되었다.[10,45–47] 육체활동 참여는 육체적 수행능력(그림 12.9)과 운동

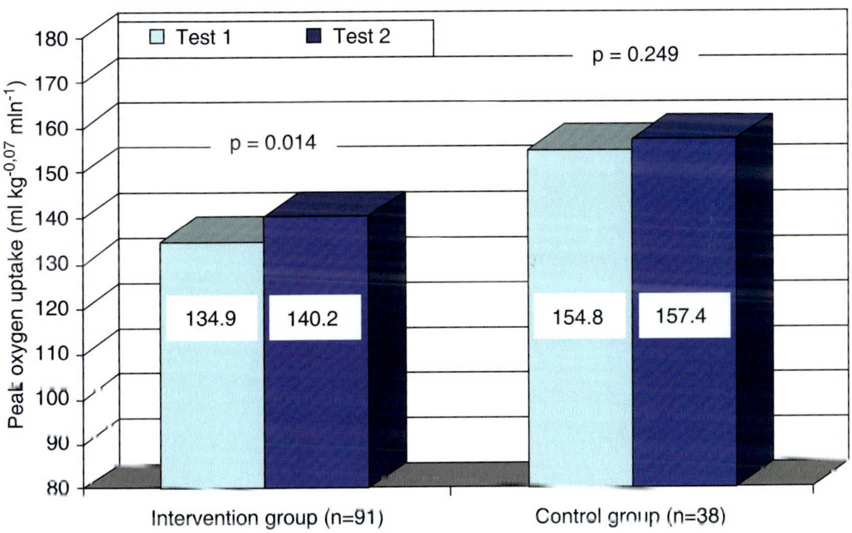

Study group children and adolescents (aged 10–16 years) with various congenital heart diseases

중재술(intervention): 2주간 입원하여 운동 기반 재활 프로그램 참여 또는 일주일에 2회의 외래 프로그램에 5개월간 참여

그림 12.9 다양한 선천성 심장질환 환아와 대조군 사이에서 운동 기반 중재술로 달성된 최고산소섭취량의 비교(Fredriksen et al.[47])

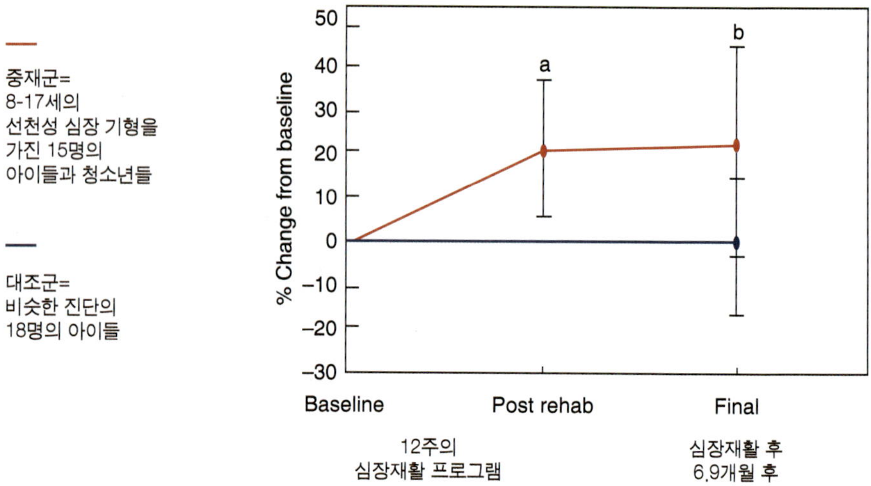

그림 12.10 중재술 군과 대조군 간에 시간에 따른 최고산소섭취량의 변화

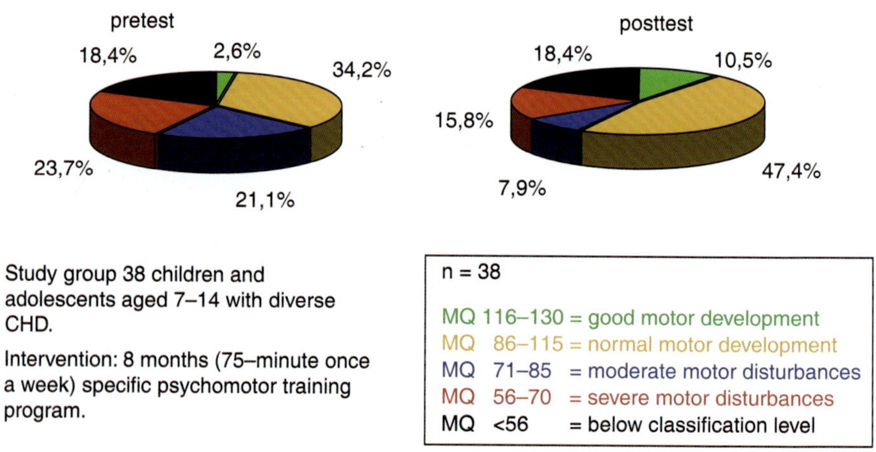

그림 12.11 선천성 심장질환 환아에서 8개월간의 정신운동 훈련 프로그램 참여 후 운동 발달 분류의 변화

능력을 향상시킬 뿐만 아니라, 아동이나 청소년의 감정적·정신사회적·인지적 발달에 긍정적인 영향을 준다. 복합선천성 심장기형을 가진 16명 환아(8-17세, 11명의 폰탄[Fontan]과 5명의 다른 심장기형)의 12주간의 활동 기반 심장재활 프로그램(exercise-based cardiac rehabilitation program)(일주일에 2번 1시간씩)은 운동 수용력(exercise capacity)을 의미있게 향상시켰다. 최고산소섭취량(VO_{2peak})은 26.4±9.1에서 30.7±

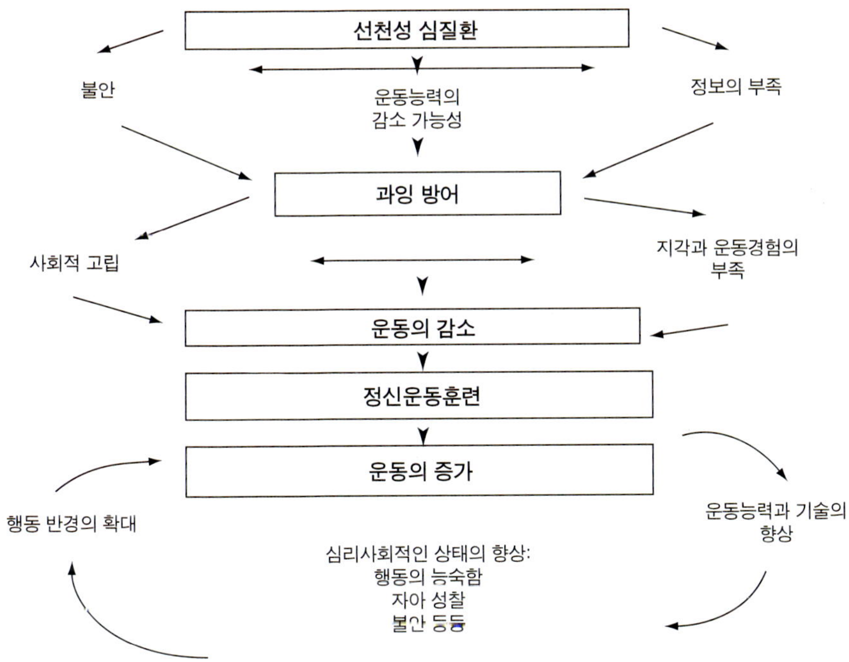

그림 12.12 선천성 심장질환의 부정적 영향의 목표 지향적(goal-oriented) 운동 발달 훈련에 의한 보상

9.2mL/kg/min로 증가하였고, 호흡 무산소역치(ventilator anaerobic threshold)는 14.2±4.8에서 17.4±4.5mL/kg/min로 상승하였으나 대조군에서는 변화가 없었고, 재활과 관련한 합병증이나 부작용은 관찰되지 않았다.[46] 두 그룹 모두 프로그램 종료 후 6.9±1.6개월 후에 재평가를 받았으며, 재활그룹에서 운동능력 향상뿐만 아니라, 자존감과 감정 상태가 지속적으로 향상되어 있음을 관찰하였다(그림 12.10).[45]

8개월의 특수 정신운동훈련(psychomotor training) 프로그램(일주일에 1회 75분)에 참여한 31명의 선천성 심장질환 환아에서 운동 수행의 의미 있는 향상이 이루어졌다. 운동수행 장애가 있는 것으로 분류된 환아는 54.8%에서 29.0%로 감소하였다(그림 12.11).[10] 질병의 부정적인 영향이 특수 운동훈련 프로그램(special motor training program)에 의한 운동능력과 운동 기술의 향상으로 어떻게 보상되는지가 〈그림 12.12〉에 설명되어 있다.

12.5
2단계 재활—선천성 심장질환 아동과 청소년 그룹

독일에서는 심장질환 환아들의 정신운동(psychomotor) 기술 향상을 위한 특별한 외래 치료 프로그램이 시작되었다.[10,32] 이 치료가 필요한 환아들은 의료진에 의해 감독되는 '보호구역'(protected area)에서 능동적인 육체활동을 하게 된다. 이곳에서 잠재적인 정신운동 결함이 확인되고 치료될 수 있으며 동시에 또래들의 육체활동에 동화될 수 있는 환경이 수립된다(예를 들면 학교에서의 체육교육 등). 대부분의 어린이들은 단기간만 참여하면 된다(90-120회). 질환이 좀더 심각하여, 체육활동 중에 긴급한 의료진의 감독이 필요한 경우에는 육체적으로 보다 자연스러워지도록 장기간의 참여(수 년까지도)가 바람직하고, 실질적일 것이다. 적절한 관심과 주의가 기울여지기 위해서 그룹의 크기는 10명 이내로 작아야 하며, 비슷한 연령대로 모여야 한다. 〈표 12.6〉에는 이런 그룹에 제공되는 정신운동훈련 프로그램의 목적이 요약되어 있다.[32] 특별운동훈련 프

표 12.6 의학적으로 처방된, 정신운동훈련지도 프로그램에 참가하면서 얻어지는 일반적이고 특별한 목적들[48,56]

일반적인 목적들
• 질환과 연관된 장애들을 제거하거나 최소화하고, 가능한 이차적인 효과를 예방하기 위해서 • 자립을 돕기 위한 자기관리와 자기책임을 증진하기위해서 • 사회생활에 동등하게 참여하고 가능한 차별에 대응하거나 예방하기 위해서. 이것은 특히 학교, 교육, 직업, 가족 그리고 사회로의 통합에 중요하다 • 전반적인 삶의 질을 높이기 위해서 • 질병 관련된 이환율을 감소시키기 위해서
특별한 목적들
• 신체 기능의 증진을 위해서 • 지각과 운동 경험의 증진을 위해서 • 신체조정력, 지구력, 힘, 속도, 유연성의 증진을 위해서 • 운동기술의 증진을 위해서 • 스포츠적인 기술의 증진을 위해서 • 또래들과 함께 할 수 있는 다양한 신체활동 및 스포츠에 대한 통찰력을 키우기 위해 • 운동을 중심으로 한 여가활동에 대한 조언을 주기 위해 • 자율적인 평생 지속되는 육체활동에 대한 동기 부여를 위해 • 운동발달에 있어 가능성 있는 실존하는 미숙을 알고 보충하기 위해 • 사회적인 기술과 사회적 통합을 증진하기 위해 • 자존감과 자아상과 질병에 대항하는 것을 증진하기 위해 • 현실적인 자기 평가를 개발하기 위해 • 질병에 대항하는 것을 돕기 위해

로그램의 내용은 이미 존재하는 결함을 보상하기 위하여 지각·운동발달을 강화하는데 초점이 맞춰져 있다. 각자의 몸의 구조, 기능, 능력들에 대한 긍정적인 경험이 긍정적인 자아상의 근간을 만들고 이로써 아이들이 질병이나 질병으로 인한 제한에 자연스럽게 적응할 수 있게 해준다. 몸 상태를 정확히 지각함으로써, 아이들은 긴장 상태를 느낄 수 있게 되고, 그룹 활동 중 필요한 만큼 자주 휴식을 갖는 것에도 거부감을 갖지 않게 된다. 연령에 적합한 형태의 활동이 환아들에게 마련되어야 하며 이는 유치원이나 초등학교에서, 전반적 운동 기술 또는 미세 운동기술(fine motor skills)들이 다양하게 조화된 작업들을 말한다(그림 12.13 및 12.14). 이 연령대에서는 근력이나 심혈관 기능은 조화로운 운동능력의 향상으로부터 형성되기 때문에 저항력이나 지구력 훈련은 8-10세까지는 필요하지 않으며 효율적이지도 않다.

청소년기뿐 아니라, 초등학교 저학년때부터 다양한 육체활동을 통하여 스포츠 기술(sport-specific skills)들을 습득할 수 있는데 관심과 주변 여건에 따라 크게 향상될 수도 있다. 모든 아이들과 청소년들에게 다양한 육체활동과 스포츠에 대한 경험과 통찰력을 제공하는 것이 중요한 목표이다(그림 12.15). 이 목표는 아이들이 기술과 지식을 습득하여 다양한 체육활동에 또래들과 더불어 참여하도록 동기를 부여하고, 평생에 걸쳐 할 수 있는 적합한 형태의 스포츠를 선택할 수 있게 한다. 복부 긴장(abdominal strain)의 위험에 대하여 특별한 주의가 필요하며 취학 전 어린이의 경우에도 특별한 위험 요인이 있는 경우 운동 중 숨을 참는 것을 피하도록 교육해야 한다(4장 참조). 아동 심장그룹(Children heart groups)에 참여하는 것이 부모의 염려나 불안을 줄이는 데 도움이 되며 과잉보호를 줄일 수 있다.[10, 32]

12.5.1
선천성 심장질환을 가진 성인에서의 운동훈련

12.5.1.1
역학

선천성 심혈관 기형 환아의 85%가량이 성인이 될 때까지 생존한다.[49] 성인 선천성 심장질환에 대한 유럽 심장 조사(Euro Heart Survey)에서는 8개 진단 그룹(이차공 심방중격결손증, 심실중격결손증, 팔로4징, 대동맥축착, 대혈관 전이, 마판 증후군, 폰탄 순환, 청

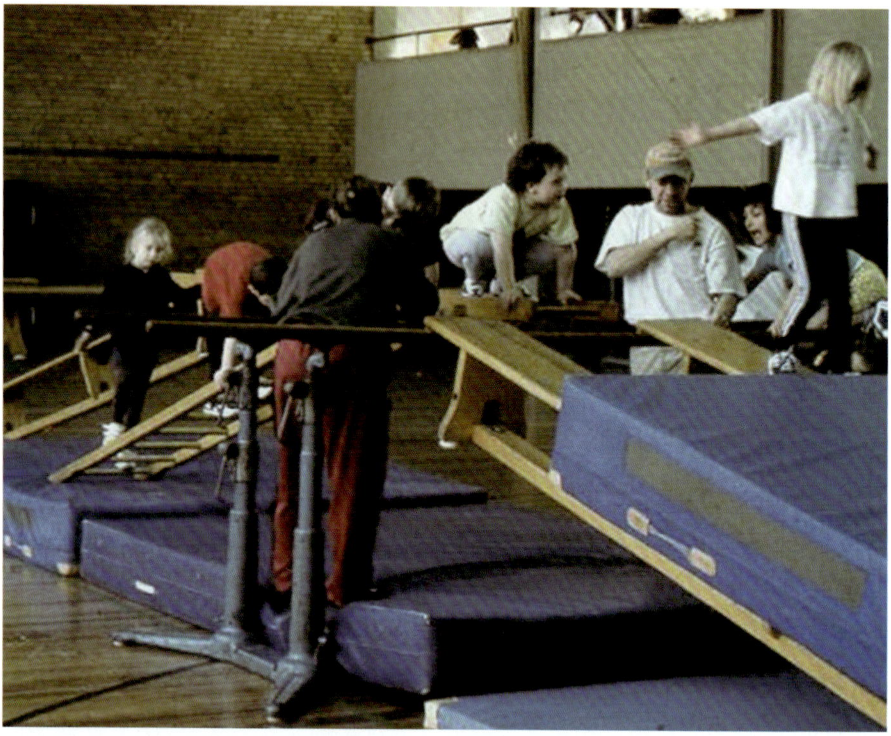

그림 12.13 아동심장그룹에서 취학 전 정신운동훈련

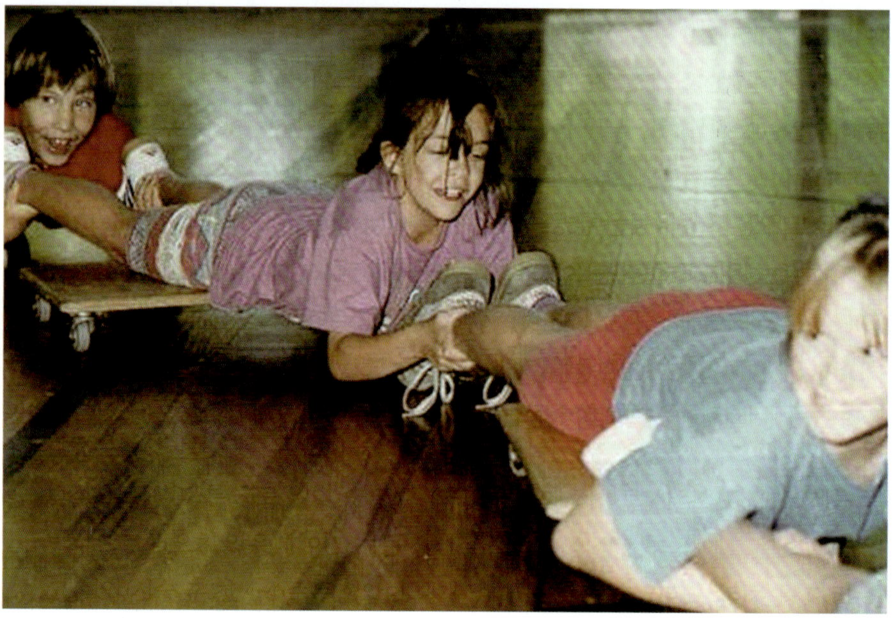

그림 12.14 아동심장그룹에서 정신운동훈련

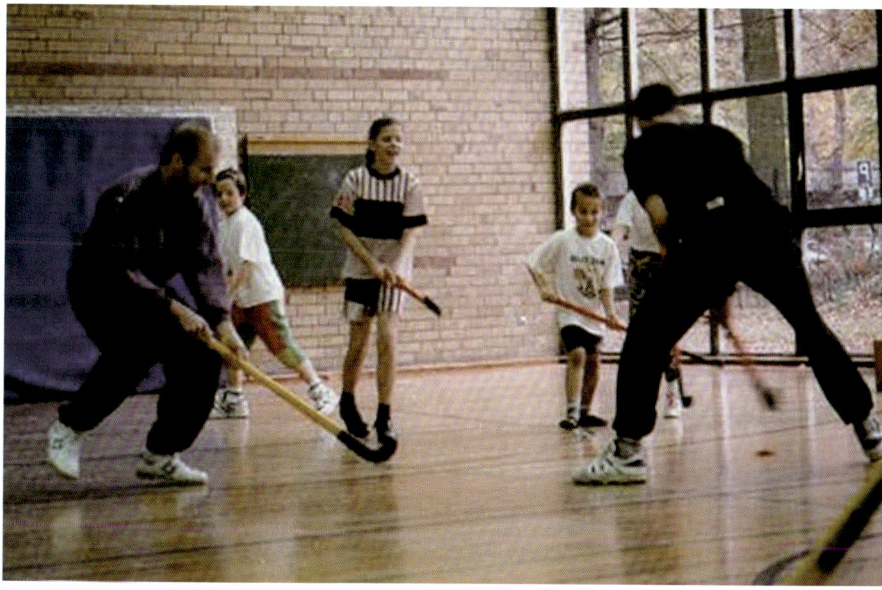

그림 12.15 아동심장그룹에서 수정된 게임들

색증형 결손), 4,110명의 환자를 5.1년 동안 추적 조사하였다. 의미 있는 병적 상태(특정 부정맥, 심내막염, 뇌졸중)이나 5년 예측 사망률은 낮은 젊은 연령(중앙값 27, 23-37세) 환자들이 대부분으로 기능적 제한이 없거나 경미한 경우가 많았고, 60% 이상의 환자들은 NYHA I 단계의 경미한 호흡곤란만을 호소하였다. 주된 차이는 청색증형 결손과 폰탄 순환과 같은 나쁜 예후를 보이는 질환 사이에서 나타났다. 그러나, 상대적으로 '경한' 결손을 가진 상당수의 환자들도 심장 관련 증상을 호소하였으며 이는 심혈관계 선천성 기형을 가진 성인 환자들에게 특별한 치료가 제공되어야 함을 강조한다.

12.5.1.2

선천성 심장질환을 가진 성인에서의 운동과 운동 내성

성인 선천성 심장질환 환자에서의 운동수용력과 운동내성에 대한 자료는 많지 않다(그림 12.16). 이 자료들은 공통적으로 성인 선천성 심질환자에서 유산소 운동 수용력(aerobic capacity)이 감소됨을 보여 주었다. 대부분의 자료들은 복합 심장기형을 가진 환자에 초점이 맞추어져 있다. 폰탄 수술 후 청소년 환자뿐 아니라[55] 성인에서도 운동능력이 심하게 감소되는 것이 증명되었고,[51–53,55] 최고산소섭취량은 14.8~26.3ml/kg/

min로서 정상 예측치의 32-65%에 불과하였다. 초기에 수술을 시행한 경우 높은 최고산소섭취량이 관찰되었다. 선천적으로 교정된 대혈관전위를 가진 성인 환자의 심폐운동 부하 검사를 후향적으로 분석했을 때, 역시 운동수용력의 심한 감소를 관찰할 수 있었다(VO_{2peak} 11–22 mL/kg/min; 예측치의 30–50%). 휴식 시 정상 심박수를 보이나 운동 시 심박수 증가가 둔화(예측치의 79%)되어 있었다.[56] 유사한 결과가 팔로4징 수술을 받은 168명의 성인에서도 관찰되었는데, 최고산소섭취량은 예측치의 51%, 최대심박수는 79%에 불과하였다. 운동능력은 나이가 들면서 감소하였으며, 수술적 교정을 받을 당시의 나이와도 관련이 있었다.[57] Fredriksen 등은 다양한 선천성 심장질환(심방중격 결손, 수정 대혈관전위, 팔로4징, 엡스타인 기형, 수정 폰탄 시술[modified Fontan procedure], 머스타드 수술[Mustard procedure])을 가진 475명의 성인 환자(16-71세)의 운동능력을 비교하였다. 모든 그룹에서 운동능력이 상당히 감소되어 있었으나(25-50%), 진단 그룹 사이에 편차가 컸고(VO_{2peak} range 6-45 mL/kg/min), 폰탄 그룹에서 가장 낮은 수치를 보였다(그림 12.17). 모든 환자들이 예측치보다 의미 있게 낮은 최대심박수를 보였고, 심방중격결손증 환자를 제외한 모든 환자들이 예측치보다 낮은 노력 환기량을 보였다.[54] Diller[58] 등은 다양한 선천성 심장질환(팔로4징, 폰탄 수술, 머스타드 수술, 복합기형, 판막질환, 심방중격결손증, 아이젠멩거 증후군, 수정대혈관 전위, 폐동맥 폐쇄, 대동맥 축착, 엡스타인 기형, 심실중격결손증)을 가진 335명의 성인 환자들

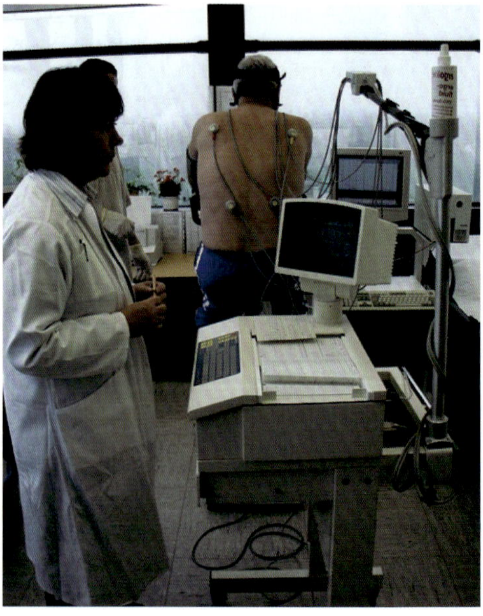

그림 12.16 심폐운동검사

(평균 연령 33±13세)에게 심폐 운동부하검사를 시행하였다. 무증상으로 여겨졌던 환자들을 포함하여(VO_{2peak}, 26.1±8.2 mL/kg/min) 모든 환자에게서 운동능력이 감소되어 있었다(그림 12.18). 평균 최고산소섭취량은 21.7±8.5 mL/kg/min으로 대조군의 최고산소섭취량 45.1±8.5mL/kg/min에 비해 의미 있게 낮았다(p 〈0.001). 이 결과는 대동맥 축착으로 수술을 받은 환자들에서 가장 높은 수치를 기록하였고(28.7 ± 10.4 mL/kg/min), 아이젠멩거 증후군 환자들에서 가장 낮은 수치를 보이는 등 질환 그룹 간에 큰 편차를 보였다(11.5±3.6mL/kg/min). 이러한 큰 편차는 각각의 그룹 안에서도 관찰되었다. 추적조사 결과에서(평균 기간 304일; 범위 17–580일) 최고산소섭취량이 15.5mL/kg/min 미만인 그룹은 입원 또는 사망의 위험도가 높았으며(hazard ratio, 2.9;95% CI 2.2–7.4; P 〈 0.0001), 사망 위험 단독으로도 역시 높았다(hazard ratio, 5.6; 95% CI 1.4–31.2; P 〈0.02)[58](그림 12.19).

만성 심부전일 때, 심박상승부전(chronotropic incompetence, CI)이 심장시와 모든

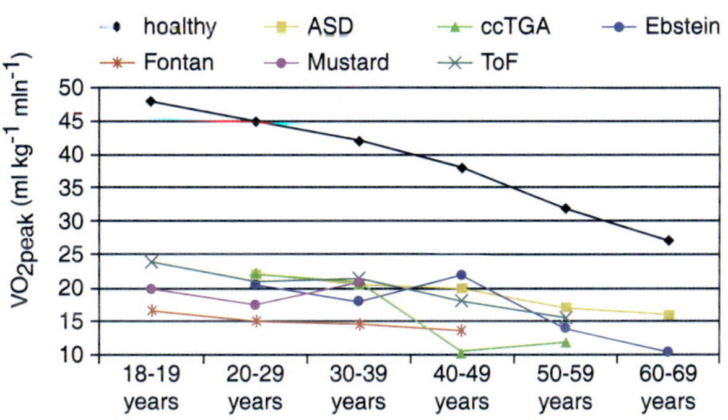

그림 12.17 건강인과 비교한 선천성 심기형과 나이에 따른 평균 최고산소섭취량(Fredriksen et al.[54]에 따름)

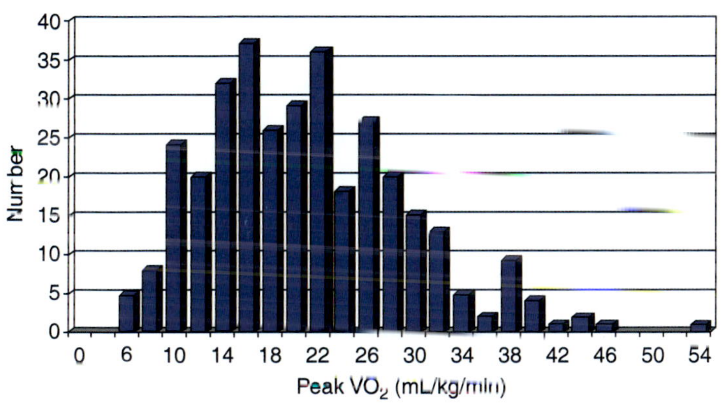

그림 12.18 무증상의 성인 선천성 심질환 환자의 최고산소섭취량의 분포(Diller et al.[58]에 따름)

사인을 포함한 총 사망률의 예측인자임이 증명된 바 있다.[59] Norozi[60] 등은 선천성 심장 질환을 가진 345명의 환자들에서(14–50세) 심박상승부전의 존재와 위험을 조사하였다. 심박상승부전은 최대운동 시의 심박수가 예측 최대심박수의 80%에 도달하지 못하는 경우로 정의되었으며 최대심박수는 220-연령(세)으로 계산되었다. 34%의 환자가 심박상승부전을 가지는 것으로 드러났다. 심박상승부전을 가진 환자는 NYHA 등급이 더 높았으며(1.7 ± 0.06 versus 1.4 ± 0.03, $p < 0.001$), N-BNP의 상승, VO_{2peak}와 VO_{2AT}(aerobic threshold)의 감소를 보였다. 휴식 시 심박수와 운동 시 최대 심박수 또한 의미 있게 감소되어 있었다. 이런 결과들은 심박수 증가를 억제하는 약제를 복용하는 환자들을 제외한 경우에도 마찬가지였다.[60] Diller 등은[61] 727명의 성인 환자들(평균연령 33±13세)을 대상으로 운동에 대한 심박수 반응을 조사하였다. 62%에서 심박상승부전이 있었고 이는 고식적 폰탄 수술을 받은 환자들에게서 가장 많이 발견되었다(85%). 심실중격결손증 수술을 받은 환자들의 유병률이 가장 낮았다. 심박상승부전이 있는 환자들은 NYHA 등급이 더 높았고 최고산소섭취량은 더 낮았다(20.4 ± 8.2 versus 28.0 ± 9.9 mL/kg/min). 심폐운동부하 검사 후 851일(중앙값)을 추적하였을 때 38명의 환자가 사망하였다. 이 결과는 낮은 심박수 예비력(heart rate reserve), 최고심박수, 심박수 회복(heart rate recovery), 최고산소섭취량이 사망률 증가와 관련 있음을 의미한다. 운동에 대한 비정상적인 심박수 반응은 선천성 심장질환을 가진 성인 환자에서 항부정맥 약제나 운동능력(exercise capacity)과 독립적이었으며, 강력한 예

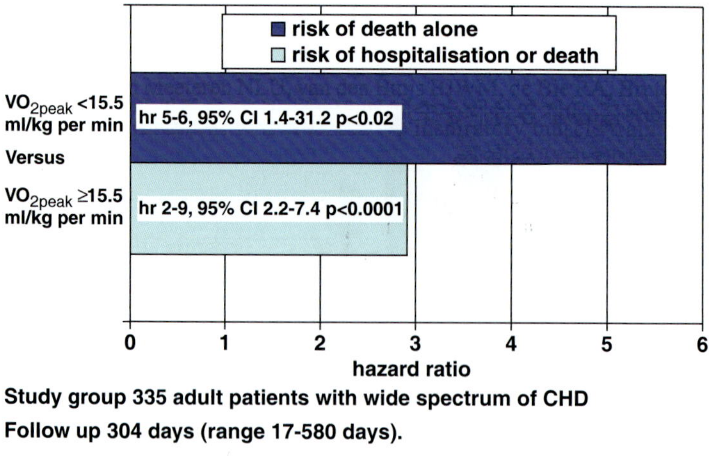

그림 12.19 선천성 심장기형을 가진 어른에서 운동내성의 예후값. 운동내성이 높은 환자에서 죽음의 위험도 또는 입원이나 죽음의 위험도(VO_{2peak} < 15mL/kg/min versus VO_{2peak} ≥15mL/kg/min)(Diller et al.58에 따름)

후 예측인자였다. 낮은 심박수 예비력은 폰탄 순환, 팔로4징과 같은 복잡한 해부학적 이상을 가진 환자들에서의 높은 사망위험도와 관련이 있었다.[61] 따라서, 선천성 심장 질환을 가지고 있는 어른이나 청소년기의 심박상승 부전에는 각별한 주의가 요구된다.[61] 이는 선천성 심장질환 환자들에게서 저하되어 있는 심박수의 가변성(heart rate variability)에서 역시 마찬가지이다.[62-64]

질병이 중증도나, 수술 후 잔여 결손과 별도로, 심박상승부전이나 폐기능 저하는 성인 선천선 심장질환 환자의 유산소운동 수용력(aerobic capacity) 감소에 영향을 준다. 그렇지만, 습관적인 운동부족으로 인한 육체적 쇠약(physical deconditioning), 어린 시절 육체활동에 대한 경험 부족, 운동제한(exercise restrictions)에 대한 잘못된 인식, 관심 부족, 불안 등에 의해서도 운동능력이 제한될 수 있으며, 질환에 의한 증상은 운동을 방해하는 요소의 30% 정도만을 차지할 뿐이다.[49]

12.5.1.3
성인 선천성 심장질환 환자의 육체활동

Dua[65] 등은 선천성 심장질환을 가진 61명의 환자에서 가속도계(accelerometer)를 이용하여 1주 동안 육체활동을 평가하였다. 육체활동의 정도는 정상에서 중증제한(severely limited) 사이로 분포하였으며, 질병의 악화에 따라서 감소하였다. 무증상 환자(NYHA I)의 23%만이 하루 30분 이상의 중등도 활동에 참여하고 있었다. 대부분의 환자들은 육체활동이나 운동에 참여하고 싶어하지만, 활동의 안전성이나 이점에 대하여 확신하지 못하고 있었다. 영국의 연구에 의하면 선천성 심장질환을 가진 성인 환자에서 육체활동이나 운동훈련의 잠재적인 이점뿐 아니라, 안전성 효과(efficacy)가 의사들에 의해 설명되지 않았다.[66] 설문에 응한 99명의 선천성 심장질환 환자들 중에 71%는 이러한 주제에 대해 의사에게 설명을 들은 적이 없다고 하였고, 19%만이 육체적 활동에 좀더 적극적이어야 한다는 조언을 받았다고 하였으며, 11%의 환자들만이 심장질환으로 활동에 제한을 둘 필요가 없음을 명시적으로 설명받았다고 보고하였다. 대부분은 어떤 종류의 운동을 피해야 하는지에 대하여 조언을 받았다. 한편, 의사와의 상담 도중, 37%의 환자들만이 자발적으로 이러한 주제에 대하여 물어보는 것으로 조사되었다. 중증 선천성 심장질환 환자들을 포함하여 거의 절반의 환자들은 모든 종류의 육체활동이나 운동이 그들에게 안전할 것이라고 믿고 있었다.[66] Gratz[67] 등은 다양한 선천성 심장질환을 가진 564명의 환자들(14-73세)을 대상으로 자가로 측정한 건강 관련 삶의 질과 심폐운동부하검사의 결과를 비교하였다. 모든 그룹에서 운동수용력이 건강한 대조군에 비하여 의미 있게 낮았다. 이러한 운동수용력의 저하에도 불구하고 환자들은 거의 모든 방면에서 삶의 질이 만족스럽다고 보고하였다. 정신사회적 측면의 삶의 질은 정상군에 비하여 감소하지 않는 반면 오직 육체적 측면에서만 낮은 육체기능(physical functioning) 점수를 보임으로써 삶의 질이 저하됨을 보고하였다.

대부분 환자들은 자신들의 육체적 능력(physical abilities)을 심각하게 과대평가하지만, 육체적 기능을 과소평가하지는 않는다. 이러한 현상은 모든 그룹에서 관찰되었다. 이러한 육체적 능력에 대한 잘못된 인식의 이유는 가족들이나 환자들이 제한된 활동능력을 적극적으로 숨김으로써 자존감을 높이려 하기 때문일 수도 있다. 질환과 치료법, 예방법, 육체활동의 금기증에 대하여 정확하게 알지 못할 때, 이러한 잘못된 인식이 싹트고, 가족의 과잉보호가 발생하며, 때로는 환자 스스로에 의한 위험한 과잉활동으로 이어지기도 한다.[67]

특히, 선천성 심장질환을 가진 젊은 환자들에게서 운동 능력은 삶의 질, 사회로의 적응 능력, 고용(employment), 성생활, 출산을 규정짓는 기초적인 요소이다.[49] 레크리에이션 육체활동(recreational physical activity), 운동훈련, 스포츠(경쟁적인 스포츠 포함)에 대한 권고안들이 환자 교육의 중심이 되어야 한다. 청년기의 육체활동은 일생에 걸쳐 유지될 건강의 주요 예측인자이다.[68] 그러므로, 육체활동에 대한 교육은 학교에 들어가자마자 가급적 일찍 시작되어야 하며, 이른 청소년기부터는 집중적으로 시도되어야 한다. 이러한 교육은 운동에 대한 경험 부족, 조화롭지 못한 근육 조정력(poor coordination), 육체적 쇠약(physical deconditioning)을 방지하고, 성인기의 활동적이지 못한 생활 방식으로 이행되지 않게 한다. 청소년기에 육체활동에 제한이 필요하다면, 이에 대한 정보가 이른 시기(10-12세)에 제공되어 아이들이나 부모들이 미리 적응할 수 있도록 하여야 한다.[28]

12.5.1.4

선천성 심장질환 성인 환자들에게서의 운동 기반 심장재활

선천성 심장질환을 가진 성인은 정상 이하 또는 심각하게 제한된 운동 내성을 가진다고 알려져 있다. 이러한 환자군에서의 낮은 운동내성은 높은 사망률뿐 아니라 높은 병적 상태(morbidity)와도 관련이 있음이 증명된 바 있다. 운동훈련, 특히 지구력 훈련(endurance training)이 심혈관질환을 가진 환자들뿐만 아니라 건강한 사람에서조차 이롭다는 것은 수많은 연구에서 증명되었다. 만성 심부전 환자에서 운동훈련이 증상을 줄이고 활동내성과 삶의 질을 향상시킨다고 알려져 있기도 하다.[69] 운동훈련이 선천성 심혈관 기형을 가진 환자들에게도 유사한 효과가 있을 것인가에 대한 의문이 제기되었으나 몇몇 소규모 연구에서, 선천성 심장질환 아동이나 청소년을 대상으로 한 활동 기반 심장재활 프로그램이 안전하고 운동 효율(exercise efficiency)을 향상시킨다고 보고된 바 있다.[45–47] 이는 복합 선천성 심장기형을 가진 환자들에게서도 관찰되었고, 재활과 관련한 합병증이나 부작용 없이 지속적인 운동내성의 향상으로 이어졌다.[45,46] 그러나, 선천성 심장질환을 가진 성인 환자들에게서 체계적인 활동 기반 재활 프로그램(structured exercise-based rehabilitation programs)의 효과나 안전성에 대하여 알려진 바가 없다.[49] 수술을 받은 팔로4징 성인 환자를 대상으로 한 하나의 파일럿 연구에서[70] 16명의 환자들이 운동군(n = 8; 평균연령 35.0±9.5년)과 대조군(n = 9; 평균연령 43.3±7년)으로 무작위 배정되었다. 운동군의 환자들은 일주일에 한 번 50분, 12주의 운동 프로그램에 참여하게 되었다. 운동 프로그램은 최고산소소모량 대비 60-85%의 강도를 가지는 40분의 지구력 훈련(사이클 에르고미터 20분, 트레드밀 워킹 20분)을 포함하였다. 또한, 환자들은 최대심박수 대비 60-85%의 강도를 가지는 속보(brisk walking)를 일주일에 두 번 집에서 수행하도록 지시받았다. 결과는 운동군에서 최고산소소모량의 의미 있는 향상으로 나타났으며(22.1±5.6 to 24.3±8.2mL/kg/min; p = 0.049), 대조군에서는 변화가 없었다(21.8±6.9 to 22.1±6.5mL/kg/min; p = 0.825)(그림 12.20). 재활 관련 합병증이나 부작용은 나타나지 않았다.[70] 이러한 고무적인 결과는 안정적인 팔로4징 환자들에게 적극적으로 운동재활 프로그램을 제공할 것을 장려하였고, 이를 통해 이런 환자군에서 흔하게 관찰되는 활동부족 생활습관(sedentary lifestyle)을 줄이고 운동내성을 향상시킬 수 있을 것으로 여겨졌다. 선천성 심장질환을 가진 환자들에게서 체계적인 운동기반 재활 프로그램의 유용성, 효과, 안정성 및 증상경감, 활동내성 향상, 삶의 질 향상과 수명 연장 효과 여부에 대한 연구가 필요하다. 심장과 혈관의 선천성 기형을 가진 성인 환자들은 비활동적 생활습관을 가질 위험성에 노출이 되어 있고 과체중이나 비만으로 진행할 가능성이 높다. 운동능력 저하가 무증상 환자들을 포함한 모든 진단그룹에서 관찰되어 왔다. 대부분의 환자들에게서 운동을 제한할 필요는 없다.[71] 선천성 심장질환 성인 환자들을 치료하는 의사들은 환자의 육체활동과 운동훈련에 관하여 규칙적으로 설명해 주어야 한다. 매 진찰 시마다 환자의 운동내성과 육체활동에 대하여 조언해야 한다. 심폐운동부하검사를 포함한(표 12.5) 철저한 진찰/검사 결과를 통하여 개별화된 운동처방이 제공되어야 하고 정기적으로 업데이트되어야 한다.[71] 개별화된 운동처방은 육체활동과 운동훈련의 운동내성과 활동 한계, 위험 조절, 정신사회적 요인, 비만과 같은 건강문제에 대한 효과를 강조하여야 한다.[71] 휴식 시 증상이 심하지 않은 모든 환자들에게 활동적인 생활태도를 가지도록 장려해야 한다.[30] 운동처방은 심박수나 그 외의 그들이 적합한 운동 강도를 알 수 있는 수단에 대한 정보를 포함하여야 한다. "숨쉬기 규칙"(breathing rule)은 운동강도의 유용한 지표 중 하나인데, 무리 없이 대화를 나눌 수 있을 정도까지의 운동강도를 이른다.[71] 선천성 심장질환을 가진 환자 중 경쟁 경기 선수에 대한 권고안이 발간되었다.[28] 현재, 선천성 심장질환 성인 환자들의 레크리에이션 운동에 관련하여 소수의 정보들이 알려져 있고 이런 정보들은 활동 기반 심장재활의 결과에 적용될 수 있다.[49] 육체활동이나 운동훈련에 어떠한 제한도 필요하지 않은 모든 환자들은 정기적인 운동훈련, 특히 지구력 훈련을 거르지 말아야 하고, 개별화된 운동처방을 제공받아야 한다(4장 참조). 체계적이고 의료진에 의하여 지도되는 운동훈련은 운

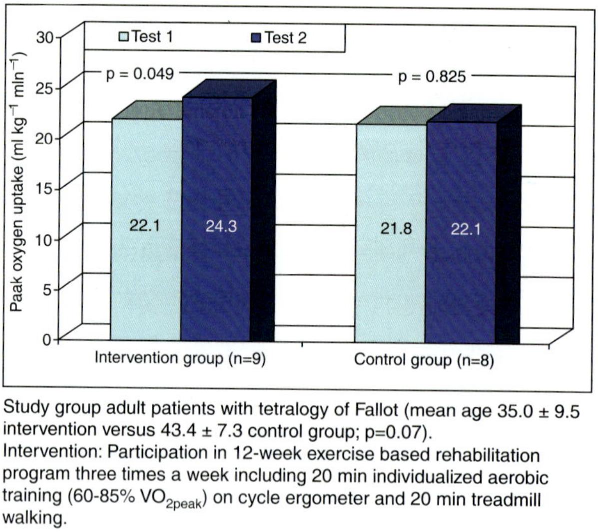

그림 12.20 대조군과 비교하여 팔로4징의 성인 환자에서 운동 기반 중재시술에 의해 성취된 최고산소섭취량의 변화들 (Therrien et al.[70]에 따름)

동 수용력의 한계를 늘리는 데 도움이 될 수 있으며, 운동에 대한 지식과 자존감을 환자에게 제공하여 활동적인 생활습관과 정기적인 운동훈련을 환자 스스로 유지하게 하는 데에도 유용할 것이다. 상당한 잔여 후유증이 있거나, 폰탄 수술이나 머스타드 수술과 같은 고식적 치료만 받은 복합 심장기형의 경우, 의료진이 이끌고 각 환자에 맞춰진(individually prescribed) 저-중 강도의 유산소 지구력 훈련(aerobic endurance training)이 도움이 될 수 있다(표 12.2, 12.3).

References

1. Allen DH, Gutgesell HP, Clark EB, et al. Moss and Adams' Heart Disease in Infants, Children, and Adolescents. Including the Fetus and Young Adults, 6th ed. Philadelphia: Lippincott Williams & Wilkins.
2. American Heart Association/American Stroke Association (2008) Heart disease and stroke statistics. 2008 update. American Heart Association/American Stroke Association. http://www.americanheart.org
3. Look JE, Keane JF, Perry SB, eds. *Diagnostic and Interventional Catheterization in Congenital Heart Disease (Developments in Cardiovascular Medicine)*. 2nd ed. Norwell: Kluwer; 2004.
4. Bruckenberger E (2008) Herzbericht 2007 mit Transplantationschirurgie. Hannover
5. Boneva RS, Botto LD, Moore CA, Yang Q, Correa A, Erickson JD. Mortality associated with congenital heart defects in the United States: trends and racial disparities, 1979–1997. *Circulation*. 2001;103(19):2376-2381.
6. Sarubbi B, Pacileo G, Pisacane C, et al. Exercise capacity in young patients after total repair of tetralogy of Fallot. *Pediatr Cardiol*. 2000;21:211-215.
7. Bjarnason-Wehrens B, Dordel S, Schickendantz S, et al. Motor development in children with congenital cardiac diseases compared to their healthy peers. *Cardiol Young*. 2007;17:487-498.
8. Bjarnason-Wehrens B, Schmitz S, Dordel S. Motor development in children with congenital cardiac diseases. *Eur Cardiol*. 2008;4(2):92-96.
9. Holm I, Fredriksen PM, Fosdahl MA, Olstad M, Vollestad N. Impaired motor competence in school-aged children with complex congenital heart disease. *Arch Pediatr Adolesc Med*. 2007;161(10):945-950.

10. Dordel S, Bjarnason-Wehrens B, Lawrenz W, et al. Efficiency of psychomotor training of children with (partly-) corrected congenital heart disease. Z Sportm. 1999;50:41-46.
11. Bjarnason-Wehrens B, Dordel S, Sreeram N, Brockmeier K. Cardiac rehabilitation in congenital heart disease. In: Perk J, Mathes P, Gohlke H, Monpére C, Hellemans I, McGee H, Sellier P, Saner H, eds. *Cardiovascular Prevention and Rehabilitation*. London: Springer; 2007:361-375.
12. Bjarnason-Wehrens B, Dordel S, Schickendantz S, et al. Motor development in children with congenital cardiac diseases compared to their healthy peers. *Cardiol Young*. 2007;17:487-498.
13. Unverdorben M, Singer H, Trägler M, et al. Impaired coordination in children with congenital heart disease – only hardly to be explained by medical causes. *Herz/Kreisl*. 1997;29: 181-184.
14. Stieh J, Kramer HH, Harding P, Fischer G. Gross and fine motor development is impaired in children with cyanotic congenital heart disease. *Neuropediatrics*. 1999;30:77-82.
15. Iserin L, Chua TP, Chambers J, Coats AJ, Somerville J. Dyspnoea and exercise intolerance during cardiopulmonary exercise testing in patients with univentricular heart. The effects of chronic hypoxaemia and Fontan procedure. *Eur Heart J*. 1997;18:1350-1356.
16. Fredriksen PM, Ingjer F, Nystad W, Thaulow E. A comparison of $VO_{2(peak)}$ between patients with congenital heart disease and healthy subjects, all aged 8–17 years. *Eur J Appl Physiol Occup Physiol*. 1999;80:409-416.
17. Sarubbi B, Pacileo G, Pisacane C, et al. Exercise capacity in young patients after total repair of tetralogy of Fallot. *Pediatr Cardiol*. 2000;21:211-215.
18. Wessel HU, Paul MH. Exercise studies in tetralogy of Fallot: a review. *Pediatr Cardiol*. 1999;20:39-47.
19. Paul MH, Wessel HU. Exercise studies in patients with transposition of the great arteries after atrial repair operations (Mustard/Senning): a review. *Pediatr Cardiol*. 1999;20:49-55.
20. Massin MM, Hovels-Gurich HH, Gerard P, Seghaye MC. Physical activity patterns of children after neonatal arterial switch operation. *Ann Thorac Surg*. 2006;81:665-670.
21. McCrindle BW, Williams RV, Mital S, et al. Physical activity levels in children and adolescents are reduced after the Fontan procedure, independent of exercise capacity, and are associated with lower perceived general health. *Arch Dis Child*. 2007;92:509-514.
22. Pinto NM, Marino BS, Wernovsky G, et al. Obesity is a common comorbidity in children with congenital and acquired heart disease. *Pediatrics*. 2007;120(5):e1157-e1164.
23. Stefan MA, Hopman WM, Smythe JF. Effect of activity restriction owing to heart disease on obesity. *Arch Pediatr Adolesc Med*. 2005;159:477-481.

24. Norgaard MA, Lauridsen P, Helvind M, Pettersson G. Twenty-to-thirty-seven-year follow-up after repair for tetralogy of Fallot. *Eur J Cardiothorac Surg*. 1999;16:125-130.
25. Schaffer R, Berdat P, Stolle B, Pfammatter JP, Stocker F, Carrel T. Surgery of the complete atrioventricular canal: relationship between age at operation, mitral regurgitation, size of the ventricular septum defect, additional malformations and early postoperative outcome. *Cardiology*. 1999;91:231-235.
26. Hutter PA, Kreb DL, Mantel SF, Hitchcock JF, Meijboom FJ, Bennink GB. Twenty-five years' experience with the arterial switch operation. *J Thorac Cardiovasc Surg*. 2002;124:790-797.
27. Reybrouck T, Mertens L. Physical performance and physical activity in grown-up congenital heart disease. *Eur J Cardiovasc Prev Rehabil*. 2005;12:498-502.
28. Hirth A. Reybrouck T, Bjarnason-Wehrens B, Lawrenz W, Hoffmann A. Recommendations for participation in competive and leisure sports in patients with congenital heart disease. A consensus document. *Eur J Cardiovasc Prev Rehabil*. 2006;13:293-299.
29. Mitchell JH, Maron BJ, Epstein SE. 16th Bethesda Conference: cardiovascular abnormalities in the athlete: recommendations regarding eligibility for competition. October 3–5, 1984. *J Am Coll Cardiol*. 1985;6:1186-1232.
30. Graham TP Jr, Driscoll DJ, Gersony WM, Newburger JW, Rocchini A, Towbin JA. Task Force 2: congenital heart disease. *J Am Coll Cardiol*. 2005;45:1326-1333.
31. Picchio FM, Giardini A, Bonvicini M, Gargiulo G. Can a child who has been operated on for congenital heart disease participate in sport and in which kind of sport? *J Cardiovasc Med (Hagerstown)*. 2006;7:234-238.
32. Bjarnason-Wehrens B, Sticker E, Lawrenz W, Held K. Die Kinderherzgruppe (KHG) – Positionspapier der DGPR. *Z Kardiol*. 2005;94:860-866.
33. Bellinger DC, Wypij D, duDuplessis AJ, et al. Neurodevelopmental status at eight years in children with dextro-transposition of the great arteries: the Boston Circulatory Arrest Trial. *J Thorac Cardiovasc Surg*. 2003;126:1385-1396.
34. Newburger JW, Wypij D, Bellinger DC, et al. Length of stay after infant heart surgery is related to cognitive outcome at age 8 years. *J Pediatr*. 2003;143:67-73.
35. Wernovsky G, Newburger J. Neurologic and developmental morbidity in children with complex congenital heart disease. *J Pediatr*. 2003;142:6-8.
36. Majnemer A, Limperopoulos C, Shevell M, Rosenblatt B, Rohlicek C, Tchervenkov C. Longterm neuromotor outcome at school entry of infants with congenital heart defects requiring open-heart surgery. *J Pediatr*. 2006;148:72-77.
37. Dunbar-Masterson C, Wypij D, Bellinger DC, et al. General health status of children

with D-transposition of the great arteries after the arterial switch operation. *Circulation.* 2001;104(12 Suppl 1):I138-I142.

38. Carey LK, Nicholson BC, Fox RA. Maternal factors related to parenting young children with congenital heart disease. *J Pediatr Nurs.* 2002;17:174-183.

39. Kong SG, Tay JS, Yip WC, Chay SO. Emotional and social effects of congenital heart disease in Singapore. *Aust Paediatr J.* 1986;22:101-106.

40. Uzark K, Jones K. Parenting stress and children with heart disease. *J Pediatr Health Care.* 2003;17:163-168.

41. Morelius E, Lundh U, Nelson N. Parental stress in relation to the severity of congenital heart disease in the offspring. *Pediatr Nurs.* 2002;28:28-32.

42. DeMaso DR, Campis LK, Wypij D, Bertram S, Lipshitz M, Freed M. The impact of maternal perceptions and medical severity on the adjustment of children with congenital heart disease. *J Pediatr Psychol.* 1991;16:137-149.

43. Van Horn M, DeMaso DR, Gonzalez-Heydrich J, Erickson JD. Illness-related concerns of mothers of children with congenital heart disease. *J Am Acad Child Adolesc Psychiat.* 2001;40:847-854.

44. Schickendantz S, Sticker EJ, Dordel S, Bjarnason-Wehrens B. Sport and physical activity in children with congenital heart disease. *Dtsch Arztebl.* 2007;104(9):A563-A569.

45. Rhodes J, Curran TJ, Camil L, et al. Sustained effects of cardiac rehabilitation in children with serious congenital heart disease. *Pediatrics.* 2006;118:e586-e593.

46. Rhodes J, Curran TJ, Camil L, et al. Impact of cardiac rehabilitation on the exercise function of children with serious congenital heart disease. *Pediatrics.* 2005;116:1339-1345.

47. Fredriksen PM, Kahrs N, Blaasvaer S, et al. Effect of physical training in children and adolescents with congenital heart disease. *Cardiol Young.* 2000;10:107-114.

48. Moons P, Barrea C, De Wolf D, et al. Changes in perceived health of children with congenital heart disease after attending a special sports camp. *Pediatr Cardiol.* 2006;27:67-72.

49. Warnes CA, Williams RG, Bashore TM, et al. ACC/AHA 2008 Guidelines for the Management of Adults with Congenital Heart Disease: a report of the American College of Cardiology/ American Heart Association Task Force on Practice Guidelines (writing committee to develop guidelines on the management of adults with congenital heart disease). *Circulation.* 2008;118(23):e714-e833.

50. Engelfriet P, Boersma E, Oechslin E, et al. The spectrum of adult congenital heart disease in Europe: morbidity and mortality in a 5 year follow-up period. The Euro Heart Survey on adult congenital heart disease. *Eur Heart J.* 2005;26:2325-2333.

51. Harrison DA, Liu P, Walters JE, et al. Cardiopulmonary function in adult patients late after Fontan repair. *J Am Coll Cardiol.* 1995;26:1016-1021.
52. Fredriksen PM, Therrien J, Veldtman G, et al. Lung function and aerobic capacity in adult patients following modified Fontan procedure. *Heart.* 2001;85:295-299.
53. Iserin L, Chua TP, Chambers J, Coats AJ, Somerville J. Dyspnoea and exercise intolerance during cardiopulmonary exercise testing in patients with univentricular heart. The effects of chronic hypoxaemia and Fontan procedure. *Eur Heart J.* 1997;18:1350-1356.
54. Fredriksen PM, Veldtman G, Hechter S, et al. Aerobic capacity in adults with various congenital heart diseases. *Am J Cardiol.* 2001;87:310-314.
55. Paridon SM, Mitchell PD, Colan SD, et al. A cross-sectional study of exercise performance during the first 2 decades of life after the Fontan operation. *J Am Coll Cardiol.* 2008;52: 99-107.
56. Fredriksen PM, Chen A, Veldtman G, Hechter S, Therrien J, Webb G. Exercise capacity in adult patients with congenitally corrected transposition of the great arteries. *Heart.* 2001;85:191-195.
57. Fredriksen PM, Therrien J, Veldtman G, et al. Aerobic capacity in adults with tetralogy of Fallot. Cardiol Young. 2002;12:554-559.
58. Diller GP, Dimopoulos K, Okonko D, et al. Exercise intolerance in adult congenital heart disease: comparative severity, correlates, and prognostic implication. Circulation. 2005; 112:828-835.
59. Azarbal B, Hayes SW, Lewin HC, Hachamovitch R, Cohen I, Berman DS. The incremental prognostic value of percentage of heart rate reserve achieved over myocardial perfusion single-photon emission computed tomography in the prediction of cardiac death and all-cause mortality: superiority over 85% of maximal age-predicted heart rate. *J Am Coll Cardiol.* 2004;44:423-430.
60. Norozi K, Wessel A, Alpers V, et al. Chronotropic incompetence in adolescents and adults with congenital heart disease after cardiac surgery. *J Card Fail.* 2007;13:263-268.
61. Diller GP, Dimopoulos K, Okonko D, et al. Exercise intolerance in adult congenital heart disease: comparative severity, correlates, and prognostic implication. *Circulation.* 2005;112:828-835.
62. Butera G, Bonnet D, Sidi D, et al. Patients operated for tetralogy of Fallot and with non-sustained ventricular tachycardia have reduced heart rate variability. *Herz.* 2004;29:304-309
63. Massin MM, Derkenne B, von Bernuth G. Correlations between indices of heart rate variability in healthy children and children with congenital heart disease. *Cardiology.* 1999;91: 109-113.

64. McLeod KA, Hillis WS, Houston AB, et al. Reduced heart rate variability following repair of tetralogy of Fallot. *Heart*. 1999;81:656-660.

65. Dua JS, Cooper AR, Fox KR, Graham Stuart A. Physical activity levels in adults with congenital heart disease. *Eur J Cardiovasc Prev Rehabil*. 2007;14:287-293.

66. Swan L, Hillis WS. Exercise prescription in adults with congenital heart disease: a long way to go. *Heart*. 2000;83:685-687.

67. Gratz A, Hess J, Hager A. Self-estimated physical functioning poorly predicts actual exercise capacity in adolescents and adults with congenital heart disease. *Eur Heart J*. 2009;30: 497-504.

68. Lunt D, Briffa T, Briffa NK, Ramsay J. Physical activity levels of adolescents with congenital heart disease. *Aust J Physiother*. 2003;49:43-50.

69. Rees K, Taylor RS, Singh S, Coats AJ, Ebrahim S. Exercise based rehabilitation for heart failure. *Cochrane Database Syst Rev*. 2004;3:CD003331.

70. Therrien J, Fredriksen P, Walker M, Granton J, Reid GJ, Webb G. A pilot study of exercise training in adult patients with repaired tetralogy of Fallot. *Can J Cardiol*. 2003;19:685-689.

71. Thaulow E, Fredriksen PM. Exercise and training in adults with congenital heart disease. *Int J Cardiol*. 2004;97(Suppl 1):35-38.

심박동기 삽입 13

Paul Dendale

46세 남자 환자가 호흡 곤란이 심해져 응급실로 내원하였다. 10년 전 류머티스성 협착증으로 승모판막 및 대동맥판막 대체술(금속성 기계판막)을 시행받은 병력이 있었다. 수개월 동안 발목 부종, 마른 기침, 걷기와 같은 가벼운 운동 시 호흡 곤란이 있었다. 항응고제 치료를 받고 있었다. 발작성 심방세동으로 2년 전 아미오다론을 투약받기 시작하였다. 입원 후 안정 시엔 편안해 하였으나, 명백한 발목 부종, 흉수를 시사하는 폐음 저하와 경정맥 확장 및 간비대를 보였다. 혈압은 135/85mmHg였고, 심박동수는 분당 47회로 규칙적이었다. 청진상 판막음은 정상이었다. 심전도상 동성 서맥과 좌각차단이 관찰되었다. 흉부 엑스선상 약간의 심비대와 양쪽 늑막에 흉수가 있었다.

심초음파상 좌심실 구혈률 61%로 보존되어 있는 상태였으며 좌심실 비대가 관찰되었다. 경도의 폐동맥압(수축기 35mmHg) 상승과 함께 우심실 또한 확장되어 있었다. 승모판 및 대동맥 기계 판막들은 정상이었고, 하대정맥은 확장되어 있었다.

수축 기능이 보존된 심부전으로 진단되었고, 환자는 부메타니드(Bumetanide) 2×1mg 및 스피로노락톤(Spironolactone) 25mg으로 치료되었고, 체액으로 6kg이 소실되었다. NYHA(New York Heart Association) II-III 상태로 퇴원하였으며, 심장 재활팀으로 의뢰되었다.

심장 재활 초기 단계의 첫 방문 동안 환자는 우울하고 예민한 상태였고, 환자는 그의 미래, 가족 및 일을 잃어버린 것에 대해 걱정하였다. 심부전으로 입원하기 전에는 그는 엔지니어 기술자로서 선일 근무하였었다. 그의 일은 중등도의 육체 활동을 필요로 하였다. 운동 검사상 최대산소섭취량(VO_2max)은 15mg/kg/min(예측치 55%)였고, 최대운동상태에서 심장 박동수는 분당 55회까지만 상승했다.

정신과 상담과 함께 운동 훈련을 주당 3회 1시간의 재활 훈련이 시작되었다.

3개월 훈련 후 호흡곤란은 남아 있었고, 환자의 제어운동검사상 최대산소섭취량은 16.5mg/kg/min으로 증가했다.

13.1
운동검사 결과

	재활 전	재활 후
최대심장박동수	55/min	59/min
최대부하(Maximal load)	80 W	90 W
최대산소섭취량(VO_2 max)	15 mL/kg/min (55% pred)	16.5 mL/kg/min
최대 RER	1.22	1.26
무산소성 한계점 (Anaerobic threshold)	50 W	60 W
VE/VCO_2 slope	38	38
호흡 예비력 (Breathing reserve)	31 L	35 L

환자의 호흡곤란 증상에 대한 재활 치료의 영향이 부족한 이유는 무엇인가?

1. 과호흡
2. 근육량 또는 근력의 부족
3. 심장박동 변동능 장애(chronotropicimcompetence)
4. 폐동맥 고혈압

답

네 가지 설명 모두 이 환자에서 재활치료 후 운동능력(exercise capacity)을 제한하는 데 중요한 역할을 할 수 있다. 불안과 과호흡은 심부전 환자에서 흔히 발견되고, 말초 근육의 위축 역시 흔하다. 또한, 호흡 근육 약화가 흔히 동반된다. 적절한 감독 관리하에서 운동 프로그램이 시행될 때 저항력 운동은 심부전 환자에서 운동 능력을 증가시키고 안전하다. 또한, 호흡 근육 강도 훈련(흡기 근육 강도 훈련)은 심한 심부전 환자에서 운동 능력을 증가시키는 데 거의 인내력 훈련(endurance training)만큼 효율적이다. 폐동맥압은 안정 시에 약간 상승되어 있으나, 이런 환자들에서 운동이 폐동맥압을 중요하게 상승시킬 수 있음은 잘 알려져 있다. 이는 폐동맥 고혈압이 VE/VCO_2 기울기 변화(이 환자에서는 38까지 증가)에 중요한 역할을 할 수 있다는 것을 시사하는 표지이다. 운동부하 심장초음파는 운동 시 폐동맥압의 정량화와 환자의 증상에 대한 일부 설명을 가능하게 한다. 심장박동 변동능 장애는, 특히 두 개의 인공 기계판막으로 인해 상대적으로 고정된 심박출량을 가진 환자에서, 환자의 호흡곤란에 중요한 역할을 할 수 있다.

13.2
사례 보고 (계속)

DDDR 심장박동기가 삽입되고 기본 분당 60회로 프로그래밍되었으며, 강도 및 인내력 훈련이 시작되었다. 또한, 환자는 호흡 조절 운동에 대해 심리학자에 의해 개인 면담을 받았다. 재활 치료 6주 후 시행된 반복적인 자전거 운동 검사상 최대산소섭취량은 17mL/kg/min까지 약간 호전되었다. 재활 치료 효과가 부족한 이유는 무엇인가?

	재활 전	재활 후
최대심장박동수	59/min	70/min
최대부하	90 W	100 W
최대산소섭취량(VO_2 max)	16.5 mL/kg/min	17 mL/kg/min
최대 RER	1.26	1.21
무산소성 한계점	60 W	70 W
VE/VCO_2 slope	38	35
호흡 예비력	35 L	30 L

1. 추가적인 대상 부전
2. 기저 우울증
3. 심박동기 증후군
4. 심장박동 변동능 장애

답

심장박동 변동능 장애는 심박동기 삽입 후에도 지속되었다. 최저 박동수는 분당 60회이고 활동 감지가 최저 수준에서 맞추어져 있어, 심장 박동수는 운동하는 동안 의

미심장하게 증가되지 않았다. 자전거 탈 때의 최대심장박동수는 분당 70회였고, 심박동기 분석상 기저 박동수에서 95%의 박동을 보였다. 심박동기 감지기는 몸이 유의하게 움직일 때 운동에 더 자주 반응하기 때문에 트레드밀(treadmill)에서의 운동이 시행되었고 그 결과 박동수가 분당 76회까지 증가한 것을 볼 수 있었다. 활동 감지기의 민감도를 증가시키는 심박동기 재프로그래밍이 되었고, 환자는 자전거와 트레드밀에서 검사를 받았다. 최대심장박동수는 현재 자전거를 탈 때는 분당 98회, 트레드밀 검사 시는 분당 115회까지 상승되었다. 환자는 현재 훈련 강도를 상당 부분 증가시킬 수 있었고 제어운동검사는 운동 능력을 의미있게 증가시켰다(최대산소섭취량 23 mL/kg/min). 이뇨제 치료는 감소되었고 수 주 후 중단되었으며, 환자는 6주 이상의 재활 치료 후 업무에 복귀하였다.

13.3
결론

심부전 증상을 보이는 환자에서의 재활 치료는 실제로 종합적인 다면접근법(multidisciplinary approach)이 요구된다. 급성폐종, 수면무호흡, 체중감소 및 악액질 등으로 입원한 환자에서 몸 컨디션 저하, 육체활동에 대한 두려움, 외상 후 스트레스 모두 이 환자들에서 삶의 질 감소에 기여하기 때문이다. 인내력 훈련 및 운동 강도 훈련, 호흡 운동, 교육, 심리적 지지로 구성된 프로그램이 요구된다.

심박동기의 삽입이 심장재활 치료의 일상적 적응증으로 고려되지는 않을지라도, 이런 증례는 활동적인 환자들에서 운동 프로그램 시행 도중 흥미롭고 중요한 정보가 수집될 수 있음을 보여 주고 있다. 단지 안정 시 자료만 흔히 고려되는 정기적인 심박동기 추적 관찰과는 달리 재활 치료 프로그램은 심박동기 프로그래밍 시 미세 조정할 수 있

심박동기에서 가능한 활동 감지
진동 센서 (vibration sensor)
가속 센서 (acceleration sensor)
미세 환기 센서 (minute ventilation sensor)
최고 심내막 가속 (peak endocardialacceleration)
QT 센서 (QT sensor)

는 기회를 제공한다. 그러므로, 심장재활 치료 프로그램을 시작할 때 운동에 대한 심박동기의 반응을 분석하기 위해 자전거와 트레드밀에서의 최대 운동능 검사가 심박동기 의존 환자에서 시행되어야 한다.

References

1. Coman J, Freedman R, Koplan BA, et al. A blended sensor restores chronotropic responsemore favorably than an accelerometer alone in pacemaker patients: the LIFE study results. *Pacing ClinElectrophysiol*. 2008;31(11):1433-1442.
2. Erol-Yilmaz A, Tukkie R, De Boo J, Schrama T, Wilde A. Direct comparison of a contractilityand activity pacemaker sensor during treadmill exercise testing. *Pacing ClinElectrophysiol*. 2004;27(11):1493-1499.
3. Haennel RG, Logan T, Dunne C, Burgess J, Busse E. Effects of sensor selection on exercisestroke volume in pacemaker dependent patients. *Pacing ClinElectrophysiol*. 1998;21(9):1700-1708.
4. Carmouche DG, Bubien RS, Kay GN. The effect of maximum heart rate on oxygen kinetics andexercise performance at low and high workloads. *Pacing ClinElectrophysiol*. 1998;21(4 Pt 1):679-686.
5. Candinas R, Jakob M, Buckingham TA, Mattmann H, Amann FW. Vibration, acceleration,gravitation, and movement: activity controlled rate adaptive pacing during treadmill exercisetesting and daily life activities. *Pacing ClinElectrophysiol*. 1997;20(7):1777-1786.

말초혈관질환을 동반한 환자에서의 재활운동

14

Jean-Paul Schmid

14.1 임상 양상

75세 남자 환자가 간헐적인 파행증상(intermittent claudication symptoms) 때문에 체계적인 운동훈련 프로그램과 위험인자 조절을 위해 심장재활 클리닉에 내원하였다. 그는 양 하지의 Fontaine classification IIa(표 14.1)의 말초 혈관 질환(PAD)을 3년 동안 앓아 왔으며 좌측 대퇴 동맥 상부에 심한 협착 병변을 가지고 있으며 현재까지 보존적 약물 치료 중이다. 초기에는 증상이 왼쪽에 국한되었으나 1년 전부터 우측에도 증상이 발생하여 좌측보다 더 악화된 상태이다.

말초 혈관 질환(PAD)을 가진 환자에서 위험 인자 조절과 더불어 체계화된 운동 프로그램을 시행하는 근거는 무엇인가?

- 간헐적 파행이 있는 환자에서 감독하 운동 훈련 프로그램이 초기 치료 전략으로 권고된다(Class I, Level of Evidence: A).
- 최소 12주간 주당 적어도 세 번 이상 30~45분간의 감독하 운동훈련을 시행해야 한다(Class I, Level of Evidence: A).
- 간헐적 파행이 있는 환자에서 초기 치료 전략으로서 감독되지 않는 운동 프로그램의 유용성은 아직 확증되지 않은 상태이다(Class IIb, Level of Evidence: B).

12년 전, 환자는 다혈관 관상동맥 질환을 진단받았으며 관상동맥 우회로술을 시행하였다(left internal mammarial artery – left anterior descending artery graft and venus

표 14.1 말초 혈관 질환의 분류

I	진찰상 이상소견: 무증상, 운동 시에도 무증상
II	간헐적인 파행: 운동 시 증상
IIa	통증 없이 걸을 수 있는 거리 > 200미터
IIb	통증 없이 걸을 수 있는 거리 < 200미터
III	휴식 시 통증: 대부분 밤에 자세를 바꾸거나 기상하면 호전되는 통증
IV	말단 병변, 괴저

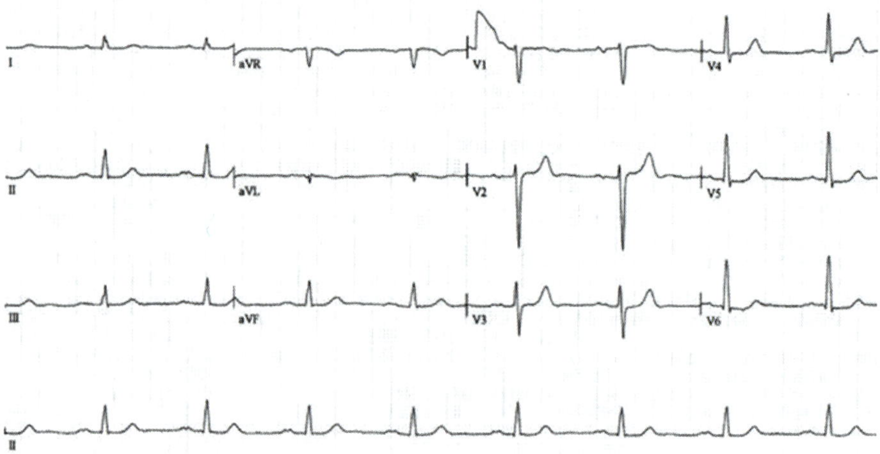

그림 14.1 휴식 시 심전도. 동리듬 심박수 분당 60회

graft on the right coronary artery, circumflex artery, the first diagonal of the left anterior descending artery). 안정 시 심전도는 〈그림 14.1〉과 같았다. 심초음파상 좌심실은 구심성비대(concentric hypertrophy)와 더불어 좌측 외벽으로 벽운동감소(hypokinesia)를 보였고 좌심실 구출률 48%로 좌심실수축기 기능의 감소를 보였다. 환자는 최근 흉통 등의 증상을 호소하지 않았으며 3년 전 시행한 운동 부하 검사상 양성 소견을 보였으나 임상적으로는 음성으로 판단된다. 환자는 왼쪽 무릎관절염(arthrosis)으로 5년 전 연골절제술을 시행하였고 15년 전 고관절염으로 우측 고관절치환술을 시행한 상태이다.

심혈관계 위험인자들: 30년 이상 치료해 온 고혈압, 12년 전부터 이상지질혈증 진단

받고 투약 중, 40갑 년 흡연한 후 12년 전 흡연 중단.

혈액검사상 혈당 94mg/dL, 총 콜레스테롤 190mg/dL, 저밀도콜레스테롤 130mg/dL, 고밀도콜레스테롤 35mg/dL, 중성지방 105mg/dL이었다.

현재 투약 상태: 아스피린(Aspirin) 100mg/day, 리시노프릴/하이드로클로로사이아자이트(Lisinopril/Hydrochlorothiazid) 20mg/12.5mg/day, 네비볼롤(Nebivolol) 10mg/day, 심바스타틴(Simvastatin) 40mg/day 복용 중.

14.2
임상적 접근

75세 남자 환자로서 현재 전반적인 상태는 양호하며, 비만 기준에 해당된다(172cm, 90kg, BMI 30.4kg/m^2). 환자는 전형적인 간헐적 파행을 호소하면서 우측 종아리에 쥐가 나는 통증이 있었고 통증 없이 걸을 수 있는 평지 거리는 200~300미터 사이였으며 오르막길에서는 50~100미터에도 증상이 발생하였다.

심폐 청진상 정상 소견을 보였고, 양측 팔혈압은 130/75mmHg, 맥박은 분당 60회였고 우측 고관절 운동은 제한이 있었다. 경동맥, 쇄골하동맥, 장골-대퇴동맥, 신장혈관에 혈관잡음은 청진되지 않았으며 복부대동맥 촉진도 정상 소견을 보였다.

말초혈관질환이 있는 환자에서 임상적인 접근에서 가장 중요한 점은 무엇인가?

- 하지 근육에 운동성 제한이나 보행장애(근육피로, 저림, 감각이상, 통증)의 병력이 있는가?
- 주요 통증 부위가 어디(둔부, 허벅지, 발)인가?
- 다리나 발에 잘 낫지 않는 상처가 있는가?
- 다리나 발에 국한된 안정 시 통증이나 서 있거나 누운 자세 등과 관련성이 있는가?
- 근육량, 강도 및 내구력(endurance)이 저하 소견이 있는가?
- 양측 팔혈압, 말초혈관과 대동맥의 촉진, 혈관잡음이나 다리에 결손은 관찰되지 않는지?
- 발목 상완지수(Ankle-brachial index, ABI) 측정(그림 14.2)
- 신체 기능은 어떤지?

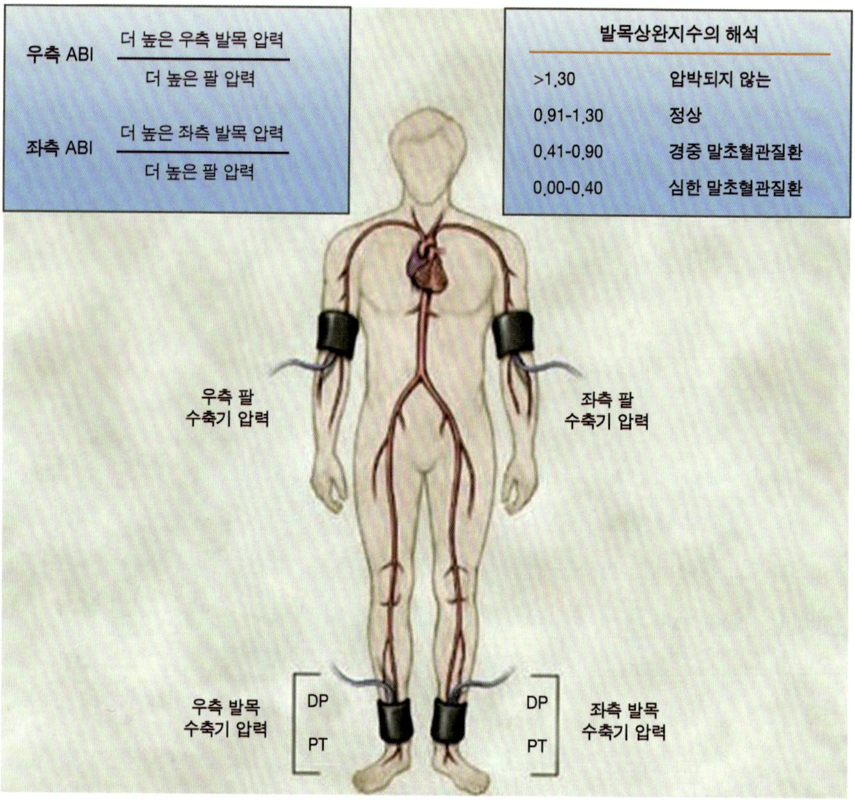

그림 14.2 발목상완지수(ABI) 의 측정: 양팔 수축기 혈압과 발등동맥(dorsalis pedis, DP), 뒤경골동맥(posterior tibial, PT) 의 혈압 측정 수치를 통하여 결과를 얻음

환자의 대퇴동맥은 잘 촉지되었지만 우측에서 약간 감소되는 양상을 보였다. 하지에서는 좌측 뒤경골 동맥(posterior tibial artery)만 미약하게 촉지되었고 기타 소견 및 피부병변 등은 없이 정상소견을 보였다.

엄지발가락에서 측정한 오실로그램(oscillogram)상 중등도의 이상소견 및 맥파형의 감퇴가 보였고 상승 및 하강 시간이 동일했으며 중박골(dicrotic notch)이 사라졌다. 발목상완지수(ABI)상 우측은 0.77, 좌측은 0.92였다(그림 14.3).

발목상완지수는 어떻게 측정되며 병적인 기준은 어떻게 되는가?

발목상완지수 측정(그림 14.2)에서는 수축기 혈압이 양쪽 팔, 양측 발목의 발등동맥(dorsalis pedis)과 뒤경골동맥을 통해 측정된다.[1] 양팔 혈압 중 높은 쪽, 양측 발목 혈압

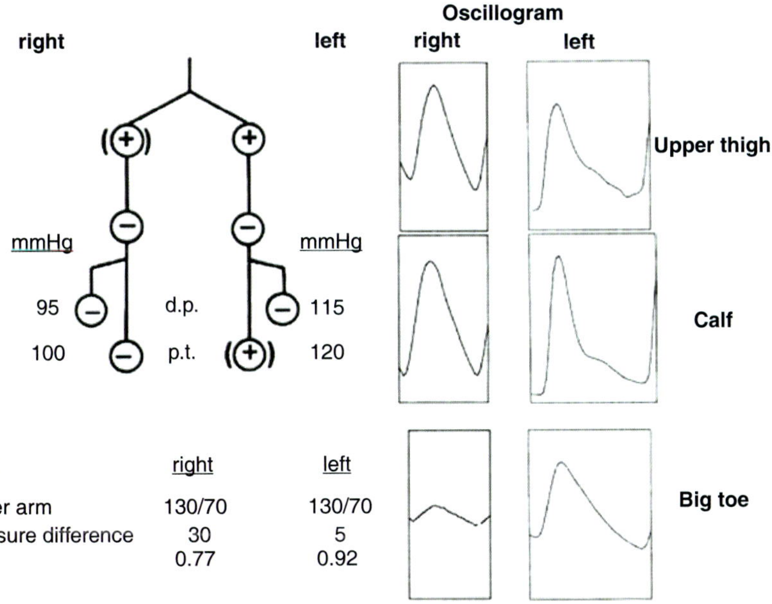

Rest	right	left
Upper arm	130/70	130/70
Pressure difference	30	5
ABI	0.77	0.92

그림 14.3 간헐적 파행을 호소하는 75세 환자의 발목상완지수의 측정과 동맥 맥박량 혈량 측정법(오실로그램)

정상
- Sharp upstroke
- Scooped or flat interval between peaks
- Possible dichrotic notch

경미한 이상
- Sharp upstroke
- No flat period or scooping between peaks
- no dicrotic notch

중증도 이상
- Flat peak
- Equal upslope and downslope time
- no dicrotic notch

심한 이상
- Flat peak
- Equal upslope and downslope time
- no dicrotic notch
- Low amplitude

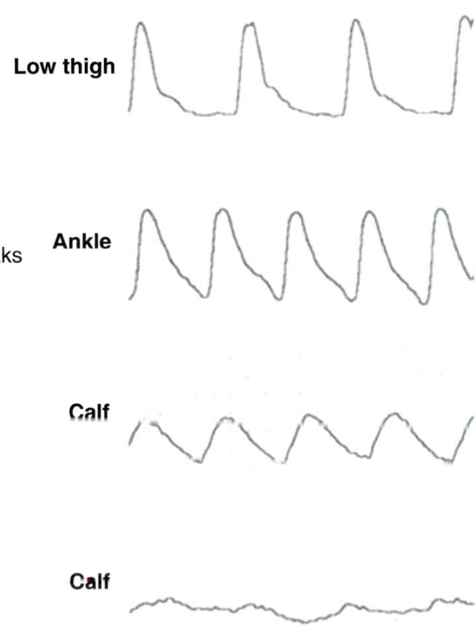

그림 14.4 맥박량 혈량측정법. 혈관병의 중증도에 따른 맥박량 기록 모양[11]

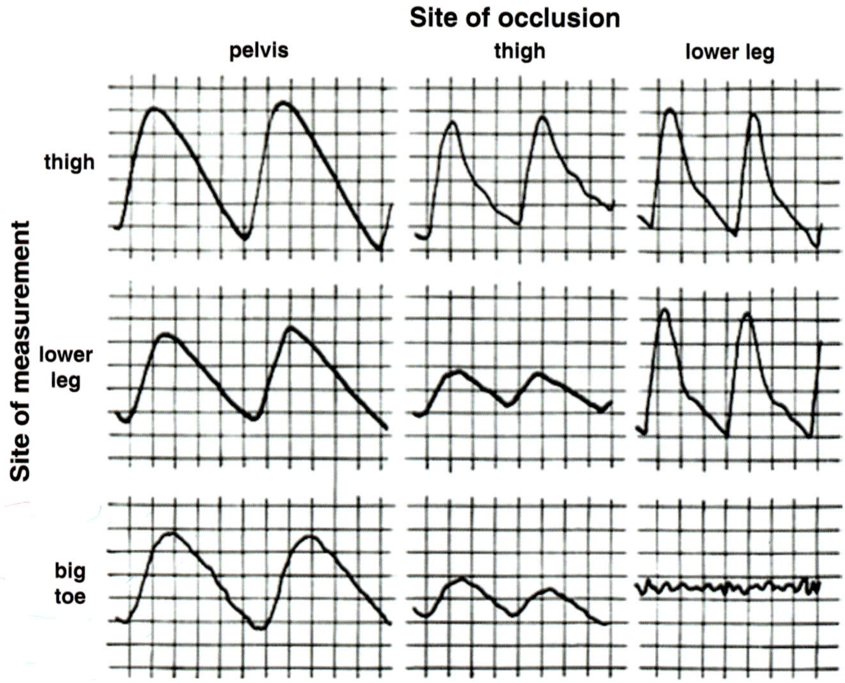

그림 14.5 맥박량 혈량측정법: 맥박량 혈량측정법에 의한 폐쇄 부위 결정

중 높은 것을 선택한다. 좌우 발목상완지수의 결과는 선택된 발목혈압을 높은 쪽 팔혈압으로 나눠서 얻게 된다.[2] 발목상완지수의 범위는 앞서 제시된 수치와 같으며, 1.3 이상인 경우에는 하지 혈관의 석회화로 압축이 안 된다는 것이다. 이러한 경우에는 실제 혈압을 얻을 수 없고 말초혈관질환을 위한 추가적인 검사를 필요로 한다. 파행이 있는 환자는 전형적으로 발목상완지수값이 0.41에서 0.90이며 심각한 하지 허혈(critical leg ischemia)은 0.40 이하로 정의한다.

하지의 분획적 맥파 분석은 파형과 신호 크기(signal amplitude)를 기초로 측정된다. 해부학적 병변 부위의 파형 변화 및 혈역동학적 병변의 중증도의 표준화된 기준으로 진단에 사용되고 있다. 맥박량 기록 검사(Pulse volume recordings, PVR)는 가압대(cuff)로 표준 용량의 공기를 주입하여 측정한다. 가압대로 주입되는 공기의 양은 정맥 순환을 폐색시킬 수 있지만 동맥 순환은 유지될 수 있도록 해야 한다. 가압대 아래의 하지의 분획 혈류량의 변화는 맥박형(pulsatile) 혈압으로 해석되고 이는 변환기(transducer)에 의해 측정되어서 맥박형 혈압의 형태로 변환된다.

정상적인 PVR은 동맥파형과 유사하여 예리한 정점을 가지는 수축기 상승곡선

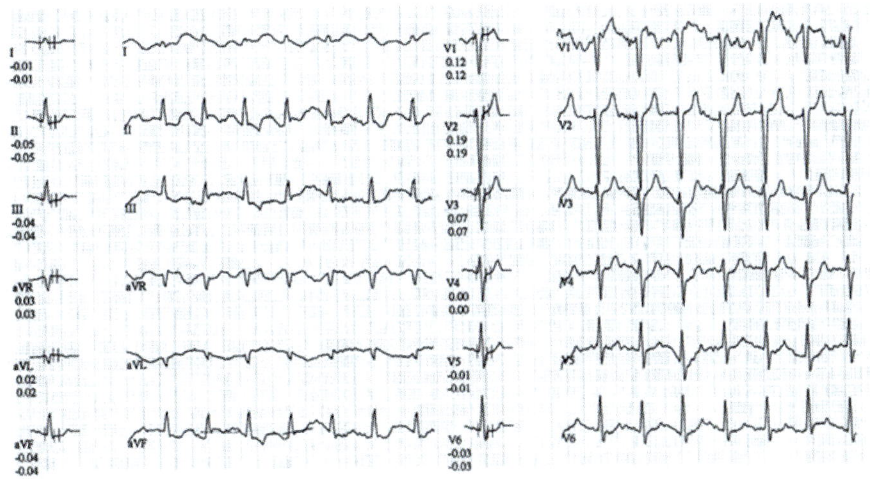

그림 14.6 증상 제한적인 운동부하검사의 최대운동량 때의 심전도

(upstroke)과 현저한 중박골(dicrotic notch)을 보이는 하강곡선(downstroke)을 보인다. 만약 혈역동학적으로 중요한 병변이 있을 경우 동맥의 좁아진 부위 때문에 에너지 소실이 발생하고 PVR의 파형 변화로 나타나서 혈관 협착을 반영하게 된다. 변화의 정도에 따른 병변의 중증도는 〈그림 14.5〉에 나타나 있다.

14.3. 심폐능력

심폐기능과 운동으로 유도 가능한 허혈증상을 조사하기 위해서는 자전거에 의한 증상-조절 운동부하검사(15W/min ramp protocol)가 유용하게 사용될 수 있다. 환자가 102W의 운동을 수행하면 예측된 운동량의 74%에 해당하게 된다. 혈압은 130/75mmHg에서 190/80mmHg까지 상승하고 맥박은 분당 60회에서 117회까지 상승한다(예측치의 80%). 심근부담도(Rate pressure product, RPP)는 22,230이었다. 운동을 중단한 이유는 우측 종아리 통증이었으며 임상적으로나 심전도상으로는 음성 소견을 보였다(그림 14.6).

고정된 속도(3.2 km/h) 및 경사(10%)로 시행한 운동부하검사에서 통증 없이 걸은 거리는 134m였고 우측 종아리 파행으로 중단된 최대 거리는 210m였다.

말초혈관 환자에서 이러한 심폐기능의 검사와 운동부하검사의 유용성은 무엇이며 어떤 검사가 가장 적절한 검사가 될 것인가?

말초혈관 환자에서의 운동검사의 역할은 다음과 같이 정리될 수 있다.

1. 잠재되어 있는 관상동맥질환을 배제하면서 증상, 심전도상 ST-T파, 부정맥, 맥박 및 혈압의 반응을 추적 관찰할 수 있다.
2. 안정 시 발목상완지수가 정상인 경우 말초혈관질환을 진단하는 데 도움이 된다.
3. 하지동맥질환 및 간헐적 파행이 있는 환자의 증상 제한의 정도를 객관적으로 기록할 수 있다.
4. 파행의 중재시술의 반응으로 얻어지는 기능적인 호전을 객관적인 기록으로 기록할 수 있다.
5. 운동과 관련된 하지 증세를 가진 개인들에서 가성 파행(pseudoclaudication)과 파행을 감별하는 데 도움이 된다.
6. 운동의 안전성을 기술하고 운동치료를 공식적으로 계획하기 전에 파행 환자들을 위한 운동처방을 개별화할 수 있는 객관적 자료를 제공할 수 있다.

미국 심장학회(ACC/AHA) 가이드라인에서는 말초혈관질환을 가지고 있는 환자를 다룰 때 운동검사에 관하여 다음과 같이 권고하고 있다.

- 운동부하검사는 파행의 기능적 제한의 정도와 그 치료의 반응을 가장 객관적인 증거로 제시하기 위해 권장된다(Class I, Level of Evidence: B).
- 모터로 작동되는 운동부하검사를 통해 표준화된 운동 프로토콜(고정적 혹은 단계적)은 통증 없이 걸을 수 있는 거리와 최대 보행거리를 확실하게 재현할 수 있어야 한다(Class I, Level of Evidence: B).
- 운동 전후의 발목상완지수 측정을 통한 부하검사는 가성 파행 등의 비동맥성 파행과 동맥혈관성 파행(가성 파행)을 감별하는 데 진단적으로 유용한 자료를 제공할 수 있기 때문에 권장할 수 있다(Class I Level of Evidence B).
- 운동부하검사는 운동훈련(하지혈관질환 환자의 재활치료 시)을 수행하고 심폐기능을 결정하고, 비혈관적 운동 제한성을 산정하고 운동의 안전성을 기술하기 위해 간헐적 파행환자들에게서 필수적으로 수행되어야 한다(Class I, Level of

Evidence: B).

- 6분 보행 검사는 파행증상의 기능적 한계점과 치료에 대한 반응을 보기 위하여 특히 노인 환자나 운동부하검사를 수행하기 어려운 환자들에게 고려해 볼 수 있으며 객관적인 자료를 제공해 줄 수 있다(Class IIb, Level).

환자는 정기적으로 특별한 합병증 없이 일주일에 3번 12주 동안 운동훈련 프로그램에 참가하였다.

그렇다면 파행을 보이는 말초혈관질환 환자의 재활운동치료에서 주요한 요소는 무엇인가?

- 각 5~10분간의 주기적 준비운동(warm-up)과 정리운동(cool-down)
  - 운동의 종류
  - 운동부하와 트랙 보행이 가장 효과적
  - 다른 형태의 심혈관질환을 가진 환자에서는 서항성 훈련이 유용하며, 전반적인 신체단련을 위해 이러한 훈련은 견딜 수만 있다면 보조적으로 시행될 수 있으나 보행운동을 대치할 수는 없다.
- 강도
  - 운동부하검사에서 최초의 운동 정도는 파행이 3~5분 이내에 유도될 수 있는 속도와 강도로 시작한다.
  - 중등도로 파행이 발생할 때까지 운동을 하게 되면 증상이 없어질 때까지 서서 혹은 앉아서 잠시 쉬도록 한다.
- 지속 시간
  - 운동-휴식-운동의 방식을 운동 훈련 내내 반복되도록 한다.
  - 처음에는 간헐적인 보행으로 35분 정도 유지하고 5분씩 증가시키면서 50분까지 증가시킨다.
- 빈도
  - 일주일에 3~5회의 운동부하나 트랙 보행을 시행한다.
- 직접 감독의 역할
  - 환자의 보행 능력이 향상될수록 운동의 정도는 운동부하의 강도와 속도를 조절하면서 파행에 의한 통증의 자극이 항상 운동 중에 확인될 수 있도록 한다.

— 보행능력이 향상되고 맥박이 빨라지면서 심장 증상과 징후가 발생할 가능성이 있다. 이런 증상들이 나타나면 적절하게 진단과 치료가 진행되어야 한다.

운동 시작 후 6주가 지나서 환자는 임상적으로 유용했다고 했고, 프로그램을 마쳤을 때 400~500미터의 보행이 휴식 없이도 가능하게 되었다. 표준화된 운동부하검사에서 통증 없이 보행 가능한 거리는 134미터에서 198미터까지, 최대 보행거리는 210미터에서 324미터까지로 연장되었다.

운동훈련을 통해 어느 정도까지 향상을 기대할 수 있는가?

여러 임상시험을 통해 규격화된 운동훈련 프로그램의 긍정적인 효과가 증명되어져 왔다.[5] 운동은 최대 운동부하 보행 거리를 향상시킬 뿐만 아니라 건강 관련 삶의 질 향상과 지역사회를 근간으로 한 심폐능력(예를 들어 제한된 거리나 시간 동안의 보행능력) 또한 호전시킨다. Girolami 등[6]은 무작위 배정 임상시험의 메타 분석을 통해 운동을 통해 최대 보행거리가 179m(95% 유의구간: 60-298m) 증가한다고 보고하였다. 이러한 향상의 정도는 실제 평지에서의 보행 거리 향상으로 전환되어야 한다. 다른 메타 분석에서, Gardner 등[7]은 파행 환자에서 운동훈련이 통증 없이 걸을 수 있는 시간을 180% 향상시켰으며 최장 보행 시간을 120% 호전시켰다고 보고하였다. 코크런 연구(Cochrane Collaboration)에 의한 메타 분석에서는 무작위 시험만을 고려한 결과에서 운동으로 인해 평균적으로 최장 보행 시간이 150%(범위 74~230%) 향상된다는 결론이 나왔다.

운동 프로그램에 대한 시간에 따른 반응은 아직 완전히 정립되지 않았다. 임상적 유용성은 초기 운동 시작 후 4주 내에 보이고 최소한 참여자들에게 6개월 이상 지속된다.[8] 주당 3회의 감독하에 6개월 이후에도 운동하였을 때 만약 추가적으로 12개월까지 유지요법에 참여하는 경우 보행 거리 향상은 지속된다.[9]

말초혈관질환은 다혈관 동맥경화질환의 일부이다. 동맥경화성 혈전증에 대한 전체적 통합적인 접근을 통한 치료와 예방이 필수적이다. 운동 프로그램 이후에도 혈압조절이 130/80mmHg로 조절되어야 하며, 각 운동의 시작 때 매번 확인되어야 한다. 지질 조절을 향상시키기 위하여 기존의 심바스틴(simvastatin)은 로수바스타틴(rosuvastatin)과 에제티미브(ezetimibe)로 대치하였다. LDL-C은 1.9mmol/L(75mg/

dL), HDL-C은 1.1 mmol/L(40mg/dL), 중성지방은 1.1 mmol/L(100mg/dL)로 조절되었다. 보행거리의 향상은 환자의 일상생활의 질을 향상시켰고 그는 기꺼이 운동 프로그램을 지속하는 노력을 계속하고 있다.

말초혈관질환 환자에서 위험인자 조절에 대한 권고는 무엇인가?

- 흡연
  - 말초혈관질환을 다루는 의사들은 강력한 금연에 대한 노력을 가장 중요한 치료적 요소로 생각하고 노력을 지속해야 한다.
  - 말초혈관질환을 가진 환자 중 흡연을 하는 환자는 반드시 금연하여야 하며 행동조절 치료, 니코틴 대체 요법이나 부프로피온(bupropion)/바레니클린(vareniclin) 등과 같은 금연에 대한 포괄적인 치료가 제공되어야 한다(Class I, Level of evidence B).
- 육체 활동
  - 운동 활동은 걷기 같은 운동을 30분 이상 주 3회 이상 통증이 거의 최고조에 이를 때까지 하도록 권고된다.
  - 병원이나 의원의 감독하에 이루어지는 운동훈련 프로그램은 표준화된 운동 자극으로서 안전한 환경에서 효과적으로 모든 환자에게 이루어져야 한다(Class I, Level of evidence A).
  - 감독하에 이루어지는 운동훈련은 최소한 30~45분 동안 수행되어야 하며 최소 12주 동안 일주일에 최소 3번 이상 이루어져야 한다(Class I, Level of evidence A).
  - "집에 가서 걸으세요"라는 일상적인 조언의 유용성을 뒷받침할 어떠한 자료도 없으며 감독되지 않는 운동 훈련의 유용성도 아직 확실하지 않은 상태이다(Class IIb, Level of evidence B).
- 지질 조절
  - 말초혈관질환 환자에서 지질 조절의 적정화는 사망률과 혈관사건의 감소를 가져오고 간헐적 파행증상을 호전시키며 심폐능력을 향상시킨다.
  - 혈청 LDL-C 농도는 100mg/dL(2.6mmmol/L) 미만을 일반적으로 하되(Class I, Level of evidence B) 고위험군에선 목표 LDL을 70mg/dL(1.8mmmol/L) 미만으로 한다(Class IIa, Level of evidence B). 고위험군으로 분류되는 환자는 (a) 다양

한 주요 위험인자들(특히 당뇨)를 가진 환자, (b) 심각하고 조절이 어려운 위험인자(특히 흡연)가 있는 경우, 그리고 (c) 대사증후군의 여러 가지 위험인자가 있는 경우가 해당된다.

— 스타틴(statin) 치료는 초기에 시작되어야 하고 니아신(niacin)과 피브레이트(fibrate)는 낮은 HDL(〈40mg/dL 혹은 1.0mmol/L 이하)이나 높은 혈청 중성지방 수치(〉150mg/dL 혹은 1.7mmol/L)를 보이는 환자에서 주요한 역할을 할 수 있다.

- 고혈압
  — 말초혈관질환 환자는 최근의 권고안에 따라 고혈압 치료를 받아야 한다. 혈압 목표를 140/90mmHg 아래, 혹은 당뇨나 만성신부전 등의 질환인 경우 130/80mmHg 아래로 두고 조절한다(Class I, Level of evidence A).
  — 관류혈압(perfusion pressure)의 일방적인 저하는 파행증상을 악화시킬 수 있다.
  — 베타 차단제는 파행 증상을 악화시키거나 말초혈관질환에서 통증이 없는 보행거리에 영향을 주지 않는다.[10]

References

1. Hiatt WR. Medical treatment of peripheral arterial disease and claudication. *N Engl J Med.*2001;344(21):1608-1621.
2. Orchard TJ, Strandness DE Jr. Assessment of peripheral vascular disease in diabetes. Reportand recommendations of an international workshop sponsored by the American Diabetes Association and the American Heart Association September 18–20, 1992 New Orleans, Louisiana. *Circulation.* 1993;88(2):819-828.
3. Hirsch AT, Haskal ZJ, Hertzer NR, et al. ACC/AHA 2005 Practice Guidelines for the management of patients with peripheral arterial disease (lower extremity, renal, mesenteric, and abdominal aortic): a collaborative report from the American Association for Vascular Surgery/Society for Vascular Surgery, Society for Cardiovascular Angiography and Interventions, Society for Vascular Medicine and Biology, Society of Interventional Radiology, and the ACC/AHA Task Force on Practice Guidelines (Writing Committee to Develop Guidelines for the Management of Patients With Peripheral Arterial Disease): endorsed by the American Association of Cardiovascular and Pulmonary Rehabilitation; National Heart, Lung, and Blood Institute; Society

for Vascular Nursing; TransAtlantic Inter-Society Consensus; and Vascular Disease Foundation. *Circulation*. 2006;113(11):e463-e654.

4. Stewart KJ, Hiatt WR, Regensteiner JG, Hirsch AT. Exercise training for claudication. *N Engl J Med*. 2002;347(24):1941-1951.
5. Nehler MR, Hiatt WR. Exercise therapy for claudication. *Ann Vasc Surg*. 1999;13(1):109-114.
6. Girolami B, Bernardi E, Prins MH, et al. Treatment of intermittent claudication with physical training, smoking cessation, pentoxifylline, or nafronyl: a meta-analysis. *Arch Intern Med*.1999;159(4):337-345.
7. Gardner AW, Poehlman ET. Exercise rehabilitation programs for the treatment of claudication pain. A meta-analysis. *JAMA*. 1995;274(12):975-980.
8. Gibellini R, Fanello M, Bardile AF, Salerno M, Aloi T. Exercise training in intermittent claudication. *Int Angiol*. 2000;19(1):8-13.
9. Gardner AW, Katzel LI, Sorkin JD, Goldberg AP. Effects of long-term exercise rehabilitation on claudication distances in patients with peripheral arterial disease: a randomized controlled trial. *J Cardiopulm Rehabil*. 2002;22(3):192-198.
10. Radack K, Deck C. Beta-adrenergic blocker therapy does not worsen intermittent claudication in subjects with peripheral arterial disease. A meta-analysis of randomized controlled trials. *Arch Intern Med*. 1991;151(9):1769-1776.
11. Gerhard-Herman M, Gardin JM, Jaff M, Mohler E, Roman M, Naqvi TZ. Guidelines for noninvasive vascular laboratory testing: a report from the American Society of Echocardiography and the Society for Vascular Medicine and Biology. *Vasc Med*. 2006;11(3):183-200.

찾아보기

심장재활을 위한 운동과 생활요법

초판 발행 2013년 12월 26일
초판 2쇄 2014년 4월 21일

엮은이 요제프 니바우어
옮긴이 임도선 외
펴낸곳 고려대학교출판부
www.kupress.com
kupress@korea.ac.kr
136-701 서울특별시 성북구 안암로 145
02-3290-4230, 4232
Fax 923-6311

찍은곳 (주)동하인쇄공사

ISBN 978-89-7641-823-4 93510

값 35,000원